大人の発達障害を的確にサポートする!

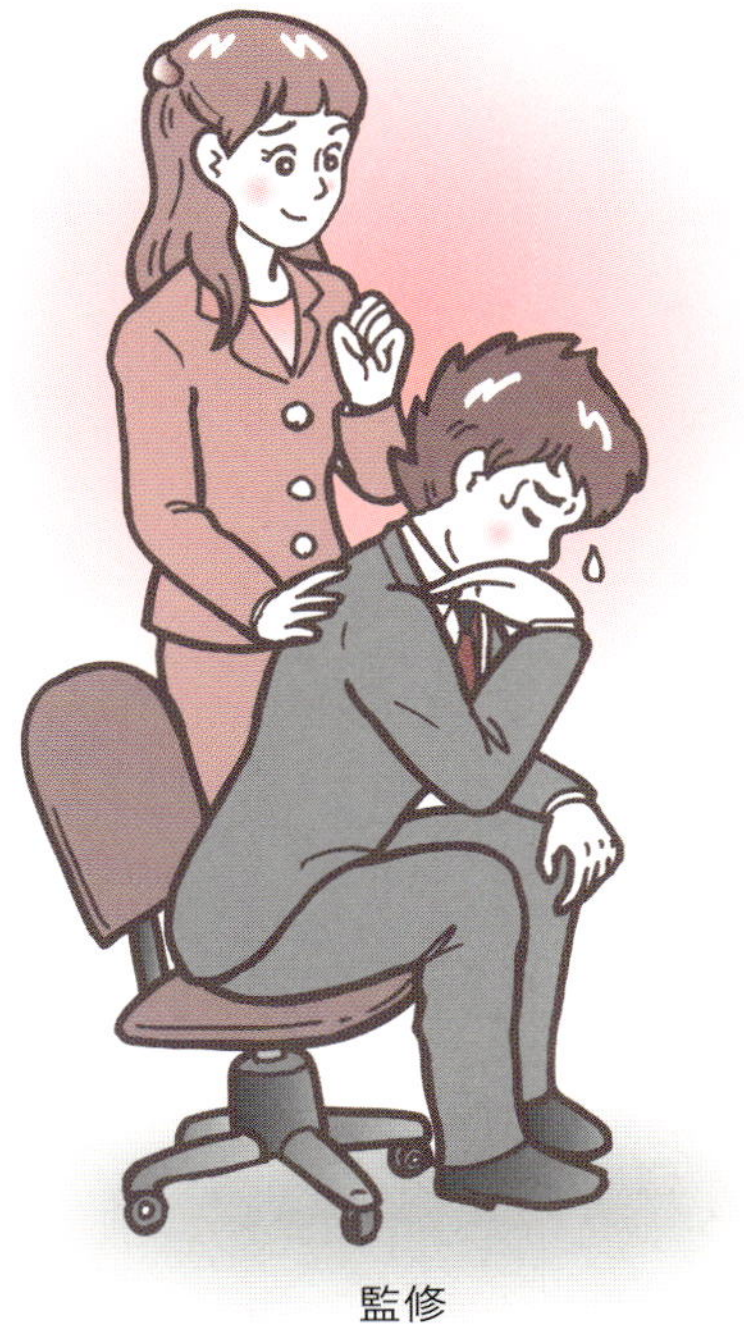

監修
福島学院大学大学院 教授
心療内科医
星野仁彦

日東書院

はじめに

物事の優先順位がわからない、やるべきことを先延ばしにする、仕事のミスが多い、時間に遅れる、約束を守らない、忘れ物が多い、人の話を聞かない、人の気持ちがわからない、人づき合いがうまくできない、場の空気が読めない、キレやすい、落ち着きがない、後先考えずに行動する、片づけられない……、そんな「ちょっと変な人」や「ちょっと困った人」が、あなたのまわりにもいませんか？

もし、そういう人がいれば――あるいは、あなた自身がそうであれば――、その原因として「大人の発達障害」を疑ってみる必要があるかもしれません。

発達障害とは、注意力に欠け、落ち着きがなく、ときに衝動的な行動を取る「注意欠如・多動性障害（ＡＤＨＤ）」、対人スキルや社会性などに問題がある「自閉症」や「アスペルガー症候群（ＡＳ）」などを含む「自閉症スペクトラム障害（ＡＳＤ）」、ある特定の能力（読む、書く、計算など）の習得に不都合のある「学習障害（ＬＤ）」などの総称です。

発達障害という言葉は、近年だいぶ世の中に認知されてきました。メディアに取り上げられることも増え、いまでは医療界だけでなく、教育、心理、福祉など幅広い分野で注目を集めるようになっています。

たとえば２００５年４月に発達障害者の自立と社会参加を目指す「発達障害者支援法」が施行され、07年４月には特別支援教育が学校教育法に盛り込まれ、08年には保育所保育指針が40年ぶりに改訂されました。また近年は、大学でも発達障害のある学生への支援態勢を強化する動きがでています。

これらは、生まれつき、あるいは乳幼児期になんらかの理由（遺伝、妊娠中・出産時の異常、乳幼児期の病気など）で脳の発達が損なわれ、本来であれば成長とともに身につくはずの言葉や社会性、感情のコントロールなどが未発達、未成熟、アンバランスになるために起こると考えられています。ひと言でいえば、脳の発達が凸凹なのです。

人は社会人になると、学生時代とは比べ物にならないほど、高度で複雑な社会性やコミュニケーション能力が求められるようになります。ビジネスは腹の探り合いですから、社交辞令のひとつでも言えなかったら話にならないし、相手の表情やしぐさ、言葉使いや声のトーンなどから胸の内を推し量り、こちらの有利にことを運ぶような交渉術も要求されます。ときには意に添わないこともやらなければなりませんし、いやな上司や苦手な同僚、取引先などともつき合っていかなければなりません。

これは発達障害の人にとって、とてつもない難題であり、多くの場合、社会にでるとすぐに仕事や人間関係などで大きな悩みを抱えるようになります。学生時代にはたいして問題にならなかったことが一気に顕在《けんざい》化し、周囲との軋轢《あつれき》を生む場面が増えるからです。

発達障害が見過ごされ、適切な治療などを受けることなく大人になったために、社会にうまく適応できず、苦しんでいる人はたくさんいます。合併症をひき起こし、さらに苦しい状況に追い込まれるケースも少なくありません。大人の発達障害は適切な薬物療法やカウンセリングなどを受ければ、普通に生活が営めますし、その特性を生かして社会に貢献できるのです。

それは60年余におよぶ発達障害者としての私自身の体験からも、精神科医としての臨床経験からも、確信を持って言えることです。大人の発達障害は治療可能です。そのためには、まず発達障害を正確に知ることが必要です。

本書が発達障害児・者と彼らをサポートする方々の一助になれば、望外の喜びです。

平成24年10月　星野 仁彦

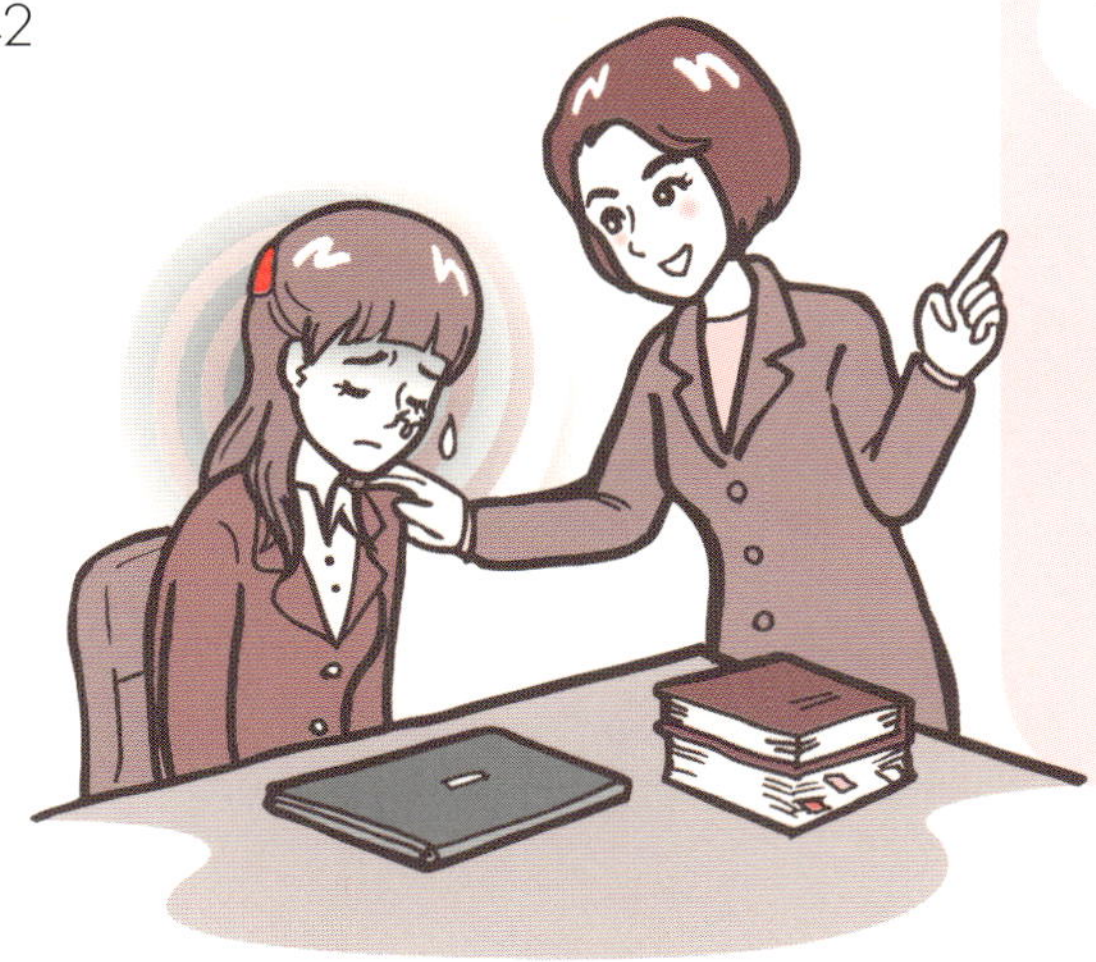

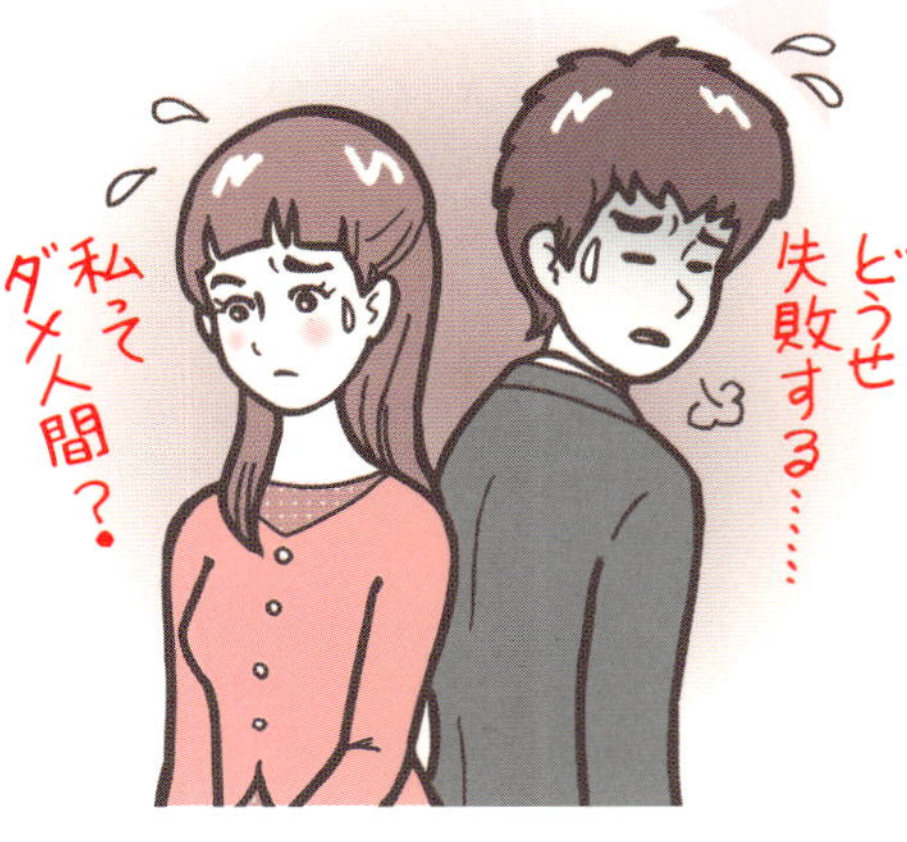
どうせ失敗する……
私ってダメ人間？

第3章 職場やまわりの人に溶け込めないのはなぜでしょう？

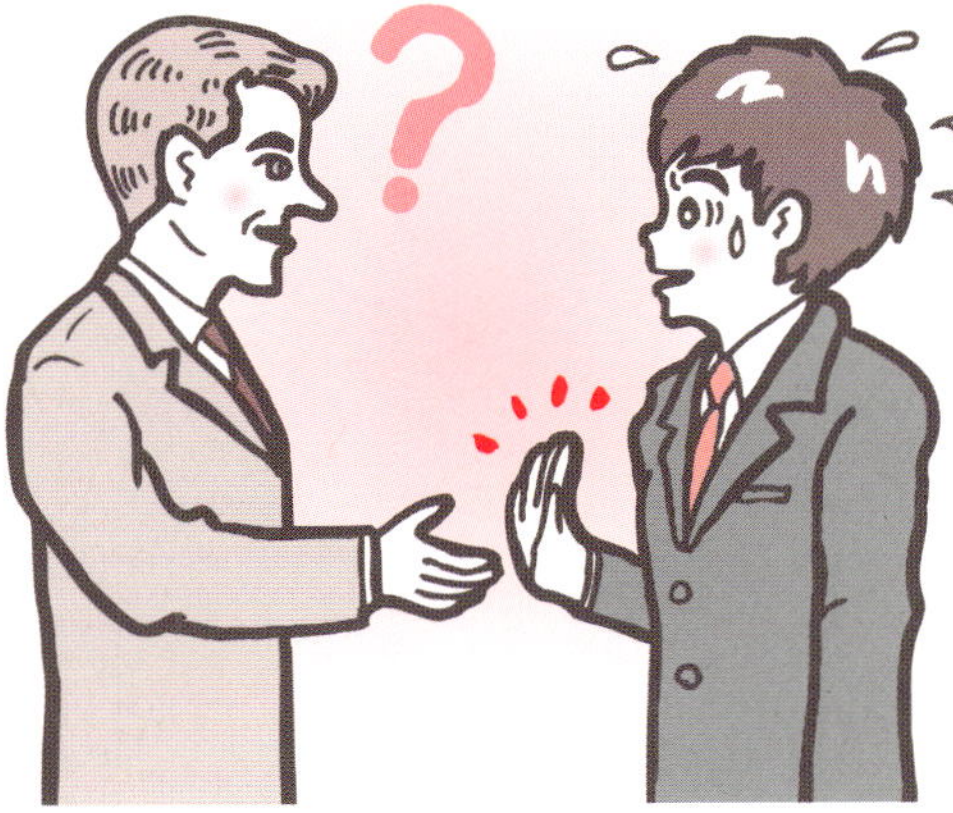

第4章 社会で孤立せずに自立して生きましょう 71

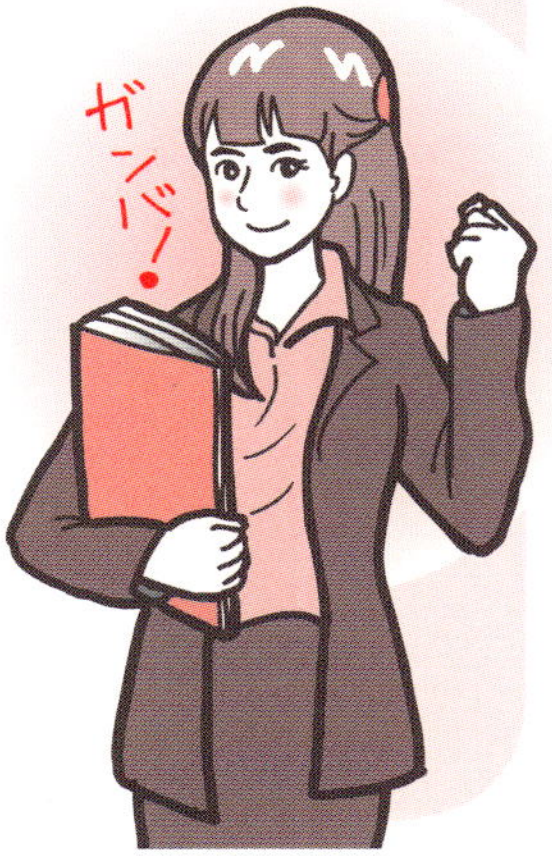

＊この本の登場人物＊

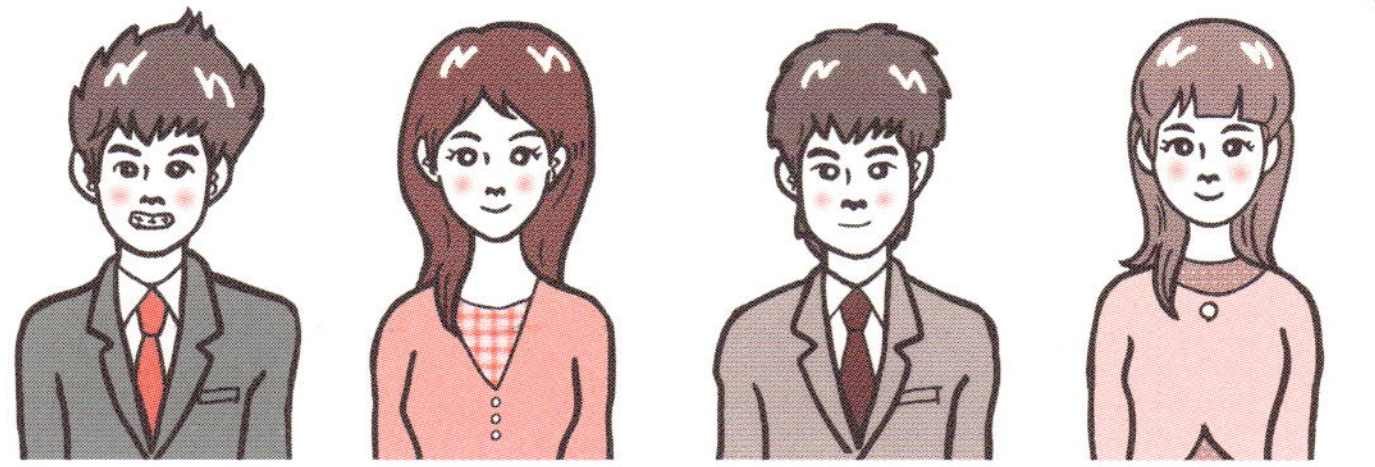

片づけられない Aさん

仕事でいつも期日が守れない Bさん

忘れ物ばかりする Cさん

いつも遅刻してしまう Dさん

第1章

「大人」の発達障害とはなんでしょう？

場の空気が読めない。
約束や時間が守れない。
片づけや家事ができない。
忘れ物やミスが多い。
お酒やギャンブルにハマりやすい……。
こうした症状がある人は
「大人の発達障害」かもしれません。

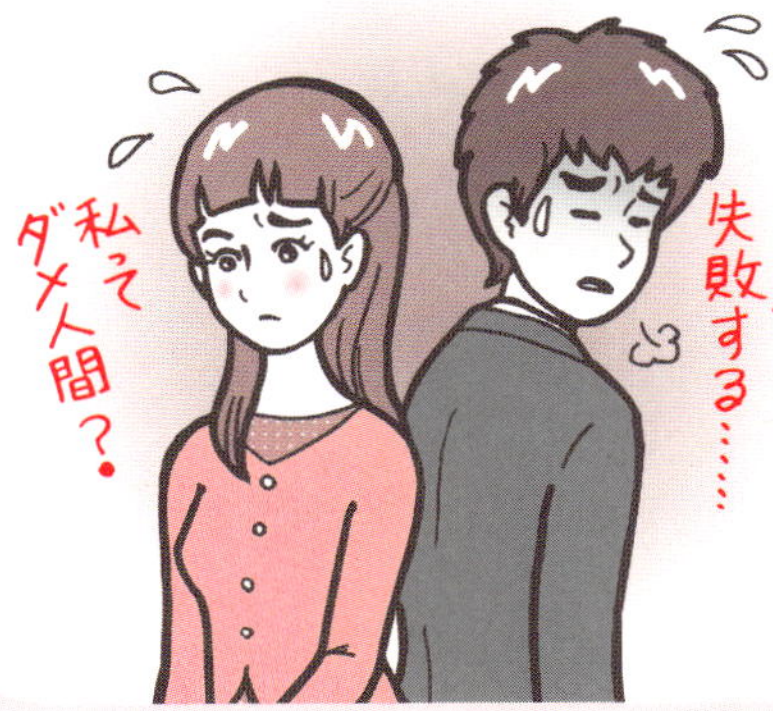

大人の発達障害って聞いたことがありますか？

発達障害とは？

ADHD（注意欠如・多動性障害）

アスペルガー症候群

ASD（自閉症スペクトラム障害）

LD（学習障害）

などの総称

大人でも発達障害の症状は見られます

発達障害というと子どもだけの病気だと思っている人が多いでしょう。しかし、発達障害は大人になっても症状が残ることがわかってきました。

発達障害（第2章で詳しく説明します）は珍しいものではなく、各種の統計で15歳未満の子ども全体の6.3パーセント、1クラスにひとりからふたりは存在するといわれています。それほど発達障害を持つ人がいるのに、大人の発達障害はこれまで、発見されにくいという現実がありました。

大人の発達障害が発見されにくい理由

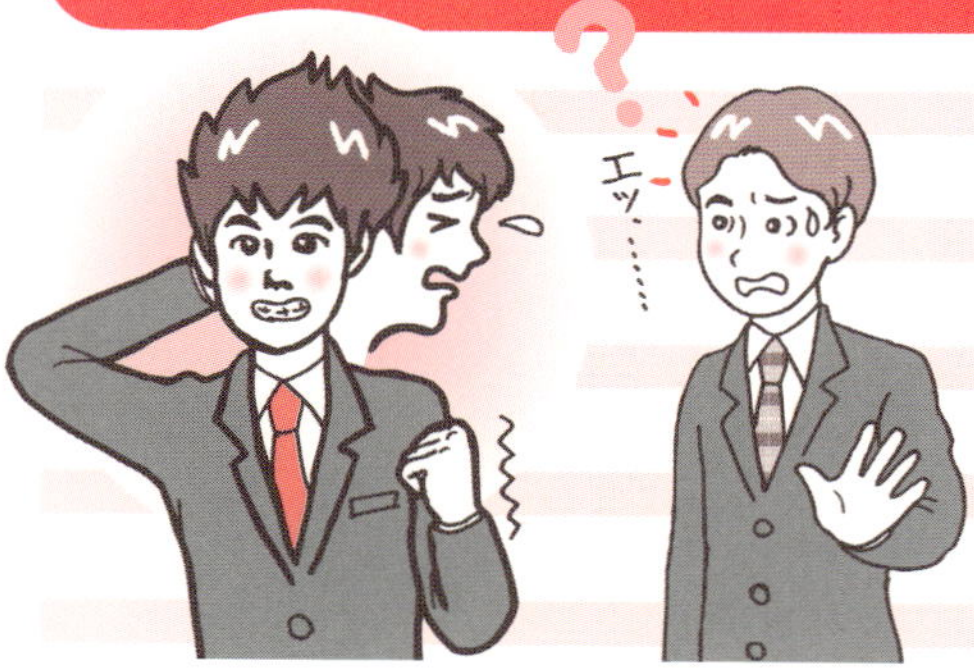

1
性格や個性の問題だと誤解されやすい。

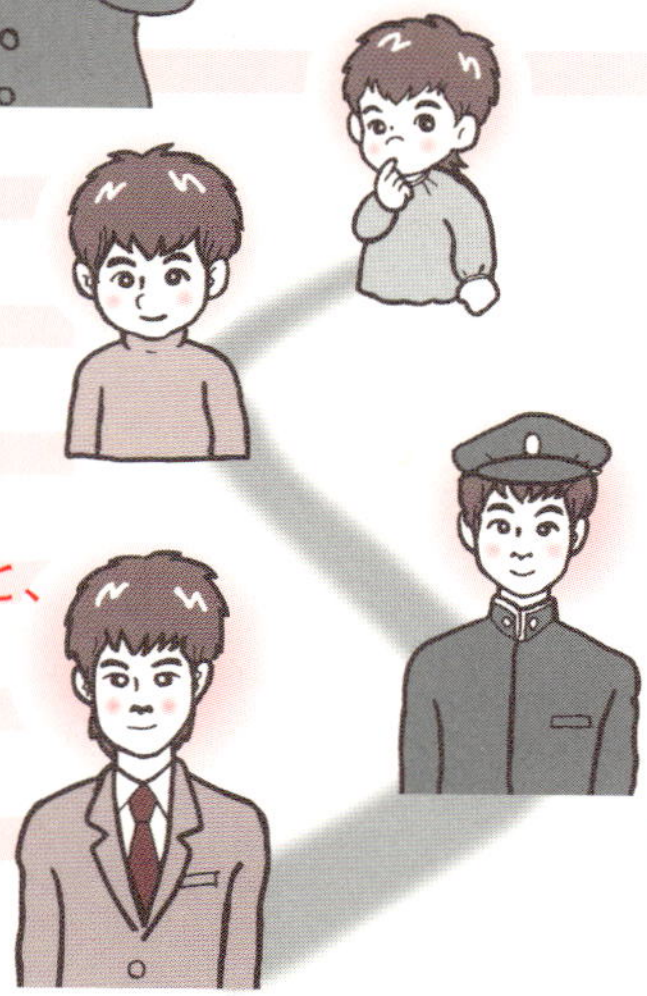

2
症状や病態の変化が大きいためわかりにくい。幼児期、学童期、思春期、青年期、成人期と、発達するにつれて症状が変化する。

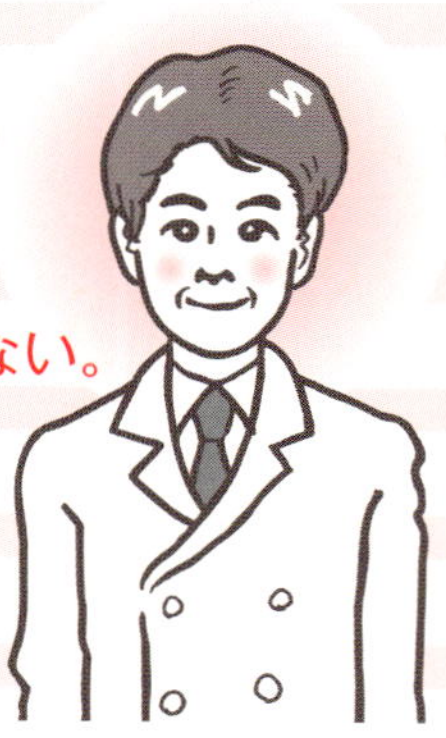

3
専門医が極めて少ない。

主な合併症
（第４章で詳しく説明します）

- うつ病
- 不安障害
- 強迫性障害
- 社交不安障害
- パニック障害
- 心的外傷後ストレス障害
- 不安神経症
- 人格障害
- 行為障害
- 睡眠障害
- チック・トゥレット障害
- アルコール依存症
- 買い物依存症
- ギャンブル依存症
- 恋愛依存症
- 仕事依存症
- 薬物依存症
- ニコチン依存症

など

大人の発達障害の判別が難しいのはなぜでしょう？

大人の発達障害でもっとも多いのはＡＤＨＤです。その特性は「不注意」「多動性」「衝動性」の３つ。それらは一般の人からすると、性格や個性の問題のように思われるかもしれません。

「空気が読めない」「片づけられない」「忘れ物が多い」「キレやすい」「人の話が聞けない」などの症状はだれにでもありそうな「短所」ともいえます。しかし、職場や学校に適応できないほどの場合は、社会活動に影響する問題となるのです。

大人の発達障害には合併症が起きることが多く、なんの症状なのか判別が難しいことがあります。しかし、大事なのは合併症の治療以前に、発達障害を専門的な視点で発見し、治療していくことです。現在の日本には、子どもの発達障害を診断して治療ができる医師が、極めて少ないのです。

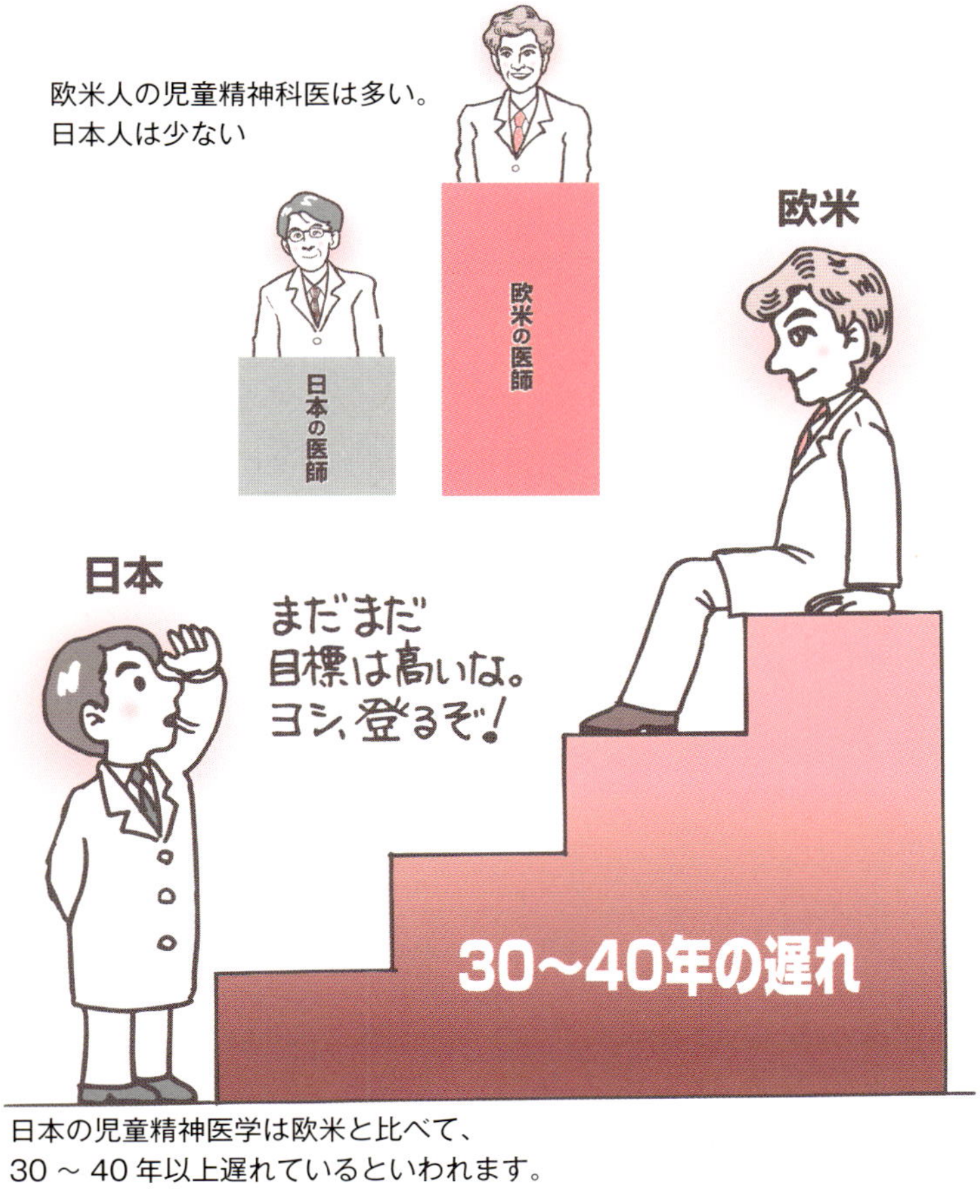
欧米人の児童精神科医は多い。
日本人は少ない
欧米の医師
日本の医師
欧米
日本
まだまだ
目標は高いな。
ヨシ、登るぞ！
30～40年の遅れ

日本の児童精神医学は欧米と比べて、30 ～ 40 年以上遅れているといわれます。

子ども時代に見過ごされてきた理由

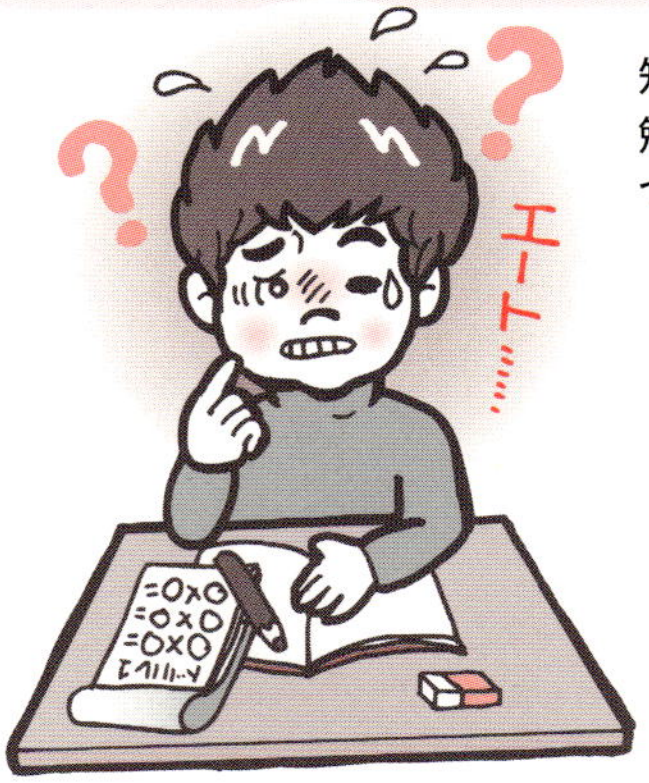

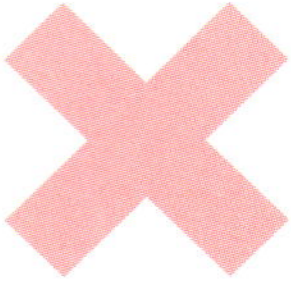

知能に遅れがあって
勉強に
ついていけない。

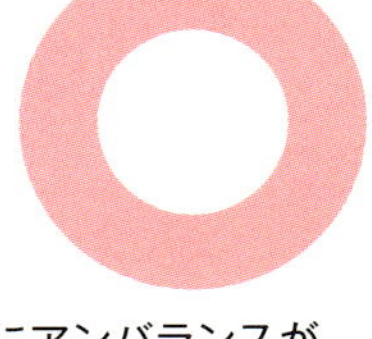

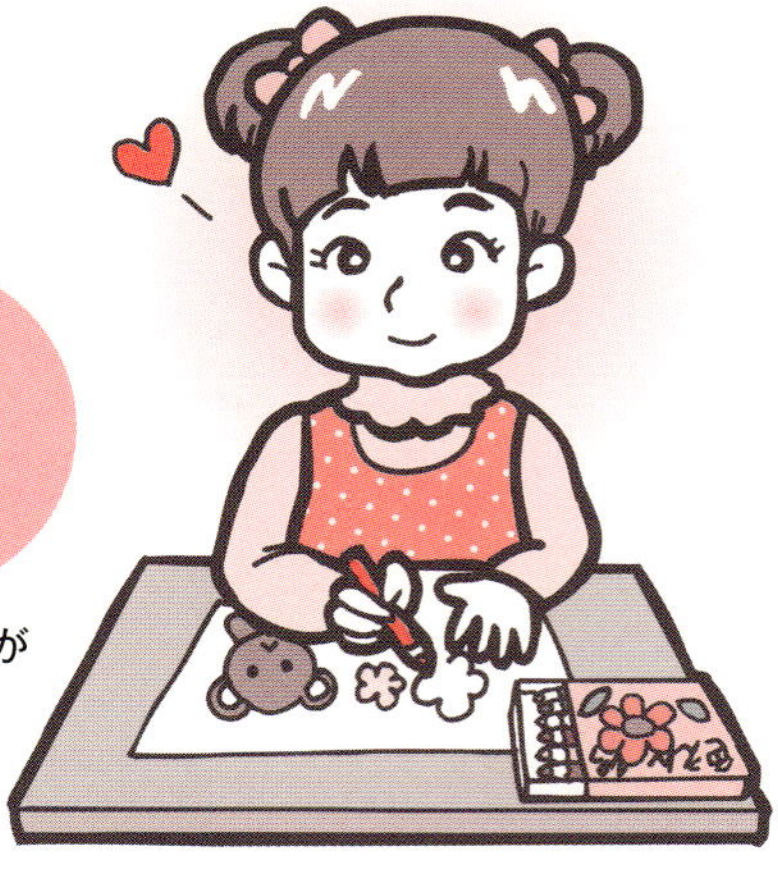

能力にアンバランスが
あるだけで、
知能に遅れはない。

なぜ小さいときに発見されなかったのでしょうか？

発達障害の子どもはクラスに数人ほど存在する割合なのに、実際にはその多くが普通学級に在籍しています。そして、障害の程度が軽い場合、授業に遅れることはなく、中には成績が優秀な子どももいます。「障害」という言葉を聞くと、知能の遅れや体の不自由を連想する人が多いため、成績が悪くないと、障害に気づかれないのです。

「ちょっと変」「ちょっと困る」というその行動だけが、「アイツ、変わっているな」と思われるだけですまされてしまい、その結果、そのまま高校、大学と進学し、社会生活を送っていく中でなんらかの問題を抱えることになるのです。

親や教師が発達障害を受け入れないのはなぜでしょう

人づき合いが苦手でも、成績が低くなければ、親も教師も潜在的な問題に気づかないことが多いのです。また、発達障害の子どもはストレスに弱く、いじめにあったり不登校になりやすかったり、うつ病や睡眠障害を併発することがあります。そうした症状（合併症）が現れると、目の前の問題が気になってしまい、大元の発達障害が見過ごされてしまうのです。

もともと日本の社会は、集団の中で同じような行動することがよいとされ、多くの人が世間体を大切にするため、子どもの障害を受け入れようとしない側面もあります。ですから、大きな問題が起こらない限り、周囲も本人も発達障害に気づかずに社会へでていくケースが多いのです。

「障害」という言葉が誤解と違和感を生じさせます

大人の発達障害とは？

「障害」という偏見や誤解を招く原因になっています

ADHDは日本語で「注意欠如・多動性障害」、LDは「学習障害」と訳されています。その「障害」という言葉が、多くの人に誤解を生んでいます。そもそもADHD・Attention Deficit Hyperactivity Disorderの「ディスオーダー」という単語を「障害」と訳してしまったことが誤解の原因です。

本来「日常生活を行う上での多少のハンディ」という意味合いでディスオーダーという用語を用いていたはずなのに、「障害」と訳してしまったため、極端な問題であると連想されることになったわけです。そして、注意欠如、多動性などの言葉が、行動面に問題があるという誤解を、さらに生んでしまいました。

しかしADHDは、行動面だけに問題があるのではなく、社会性、学習面、認知機能、運動機能などの発達が未熟な状態をいいます。そうした症状が、社会適応上のハンディになりやすいのです。

発達障害

▼

わかりにくく見えにくい障害

▼

怠け者、変わり者、自分勝手、わがまま……などと思われる

▼

周囲の人から誤解される

▼

理解者、協力者が得にくい

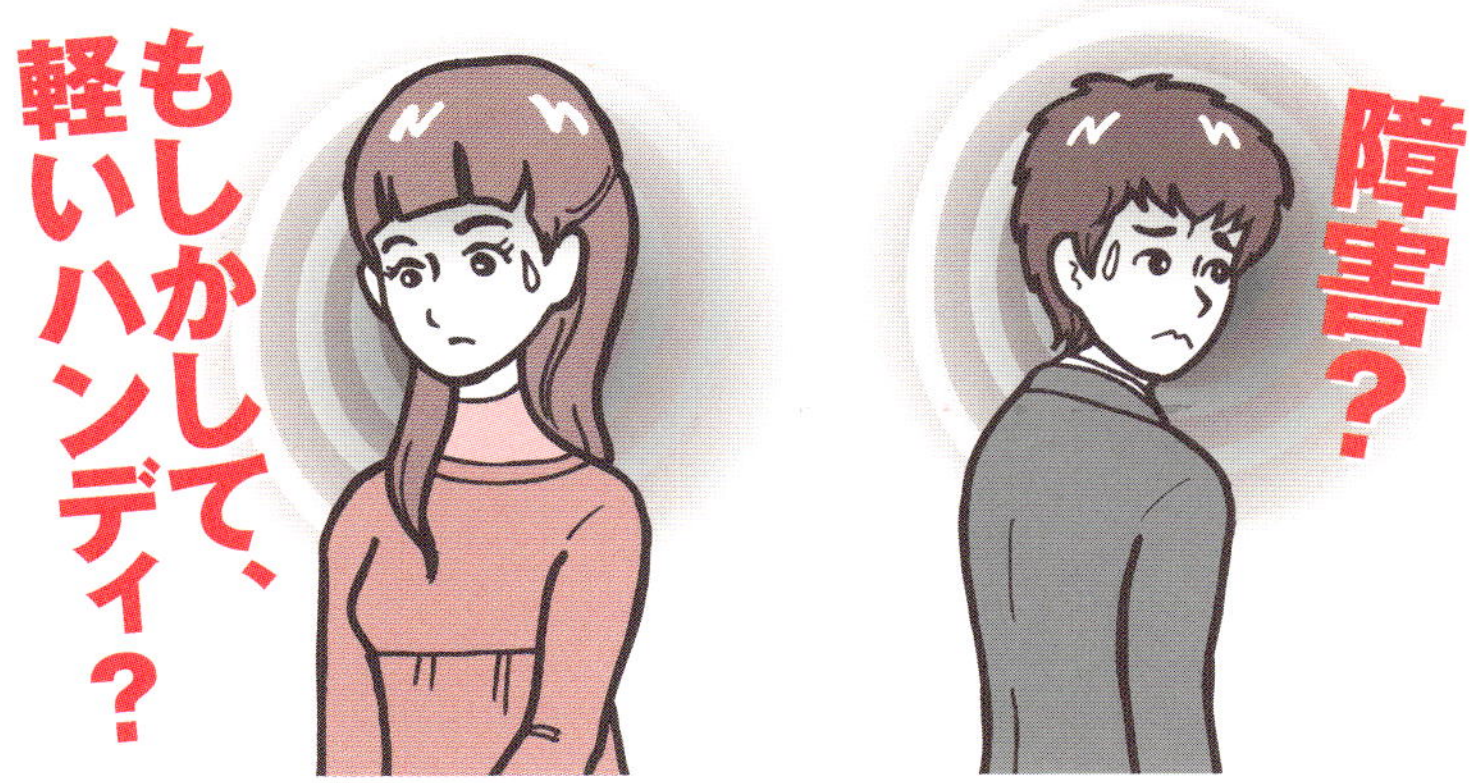

「発達アンバランス症候群」という考え方について

大人の発達障害とは？

その能力には未熟な面とすぐれた面があります

学会や研究会のたびに、発達障害のことを「発達アンバランス症候群」と呼ぶべきだという声が増えています。

ＡＤＨＤ、アスペルガー症候群、自閉症などの子どもの脳は、定型発達児や知的障害児と比べて能力がアンバランスであり、よくできること、できないことが極端です。中には大変すぐれた能力を示すこともあって、その能力は成人しても持続することがわかっています。

治療や指導を受けるほど深刻ではなくても、ある分野だけが「なんとなくうまくいかない」と感じている人は多いでしょう。そうした場合、トラブルを起こさないようにするコツを身につけておくと、個性を発揮できるようになっていきます。

発達アンバランス症候群と呼ぼう

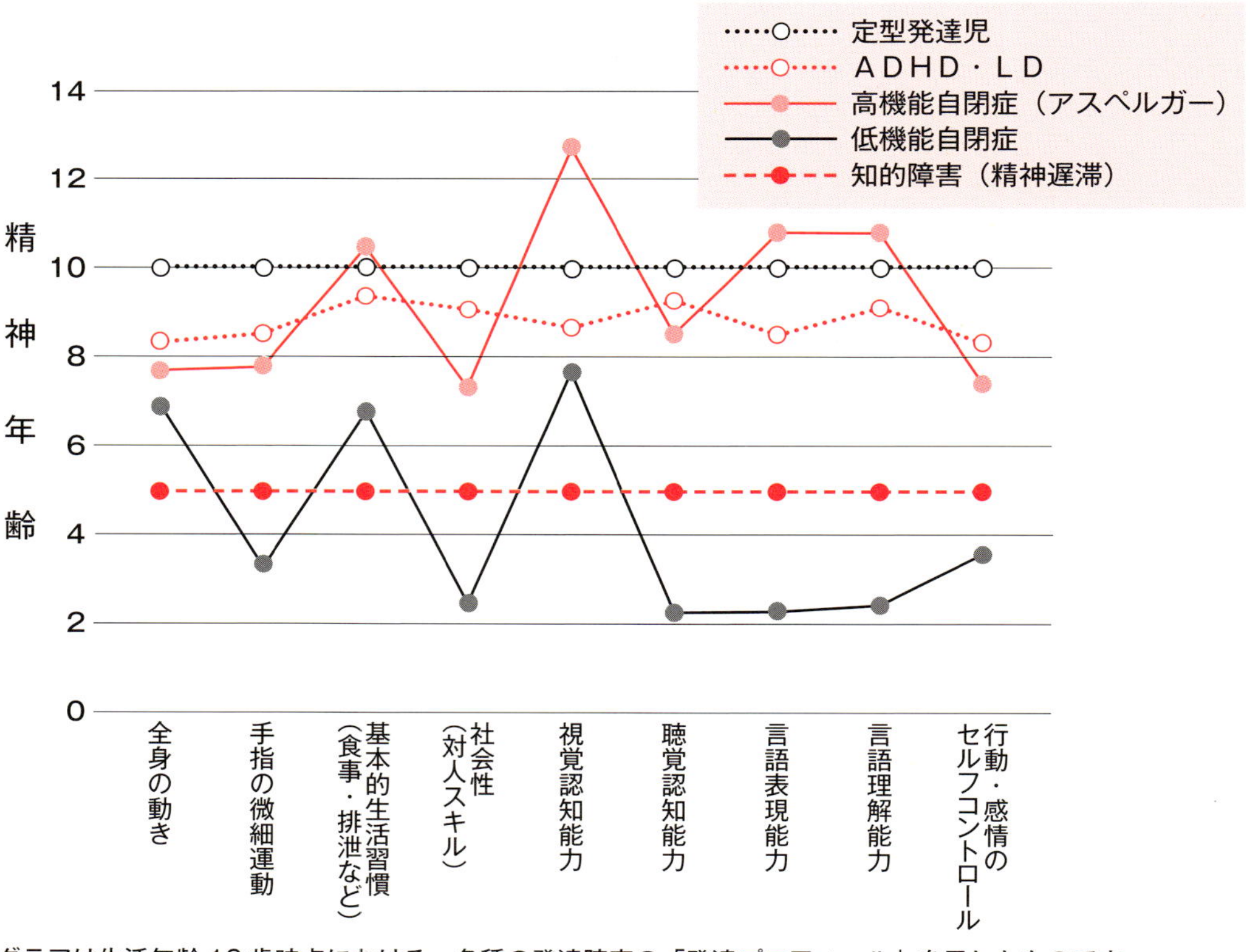
定型発達児
ＡＤＨＤ・ＬＤ
高機能自閉症（アスペルガー）
低機能自閉症
知的障害（精神遅滞）
精神年齢
14
12
10
8
6
4
2
0
全身の動き
手指の微細運動
基本的生活習慣（食事・排泄など）
社会性（対人スキル）
視覚認知能力
聴覚認知能力
言語表現能力
言語理解能力
行動・感情のセルフコントロール

グラフは生活年齢10歳時点における、各種の発達障害の「発達プロフィール」を示したものです。項目によって、未熟な面だけでなく、すぐれた側面があることがわかります。

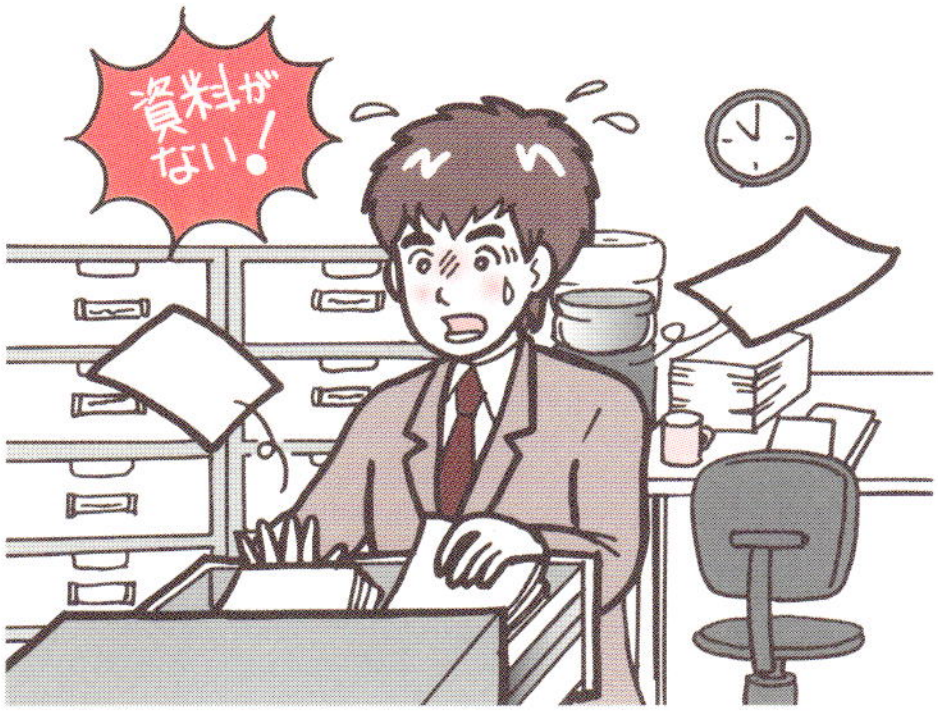

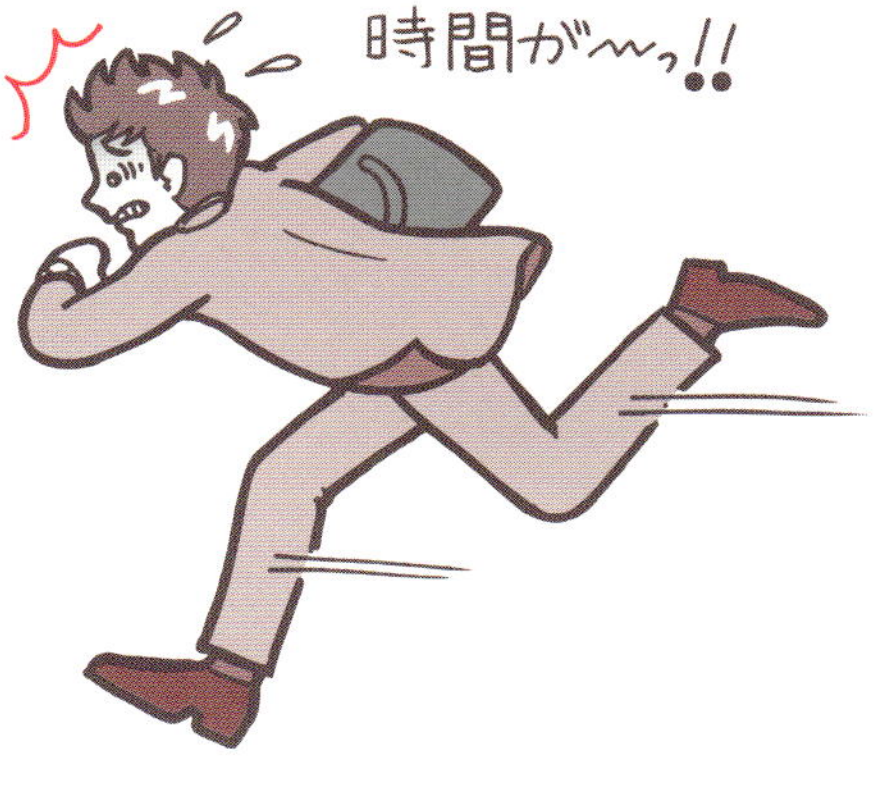

●大人になってから発達障害に気づくのはなぜでしょう？●

学生のうちは友だちがいなくても、ひとりで好きなことに没頭していれば時間が過ぎました。しかし、社会にでるとそういうわけにはいきません。仕事となるとひとりではできませんし、興味のないことでも集中してこなさなければなりません。高度で複雑な社会の中で対人関係を築いていかなければならないのです。

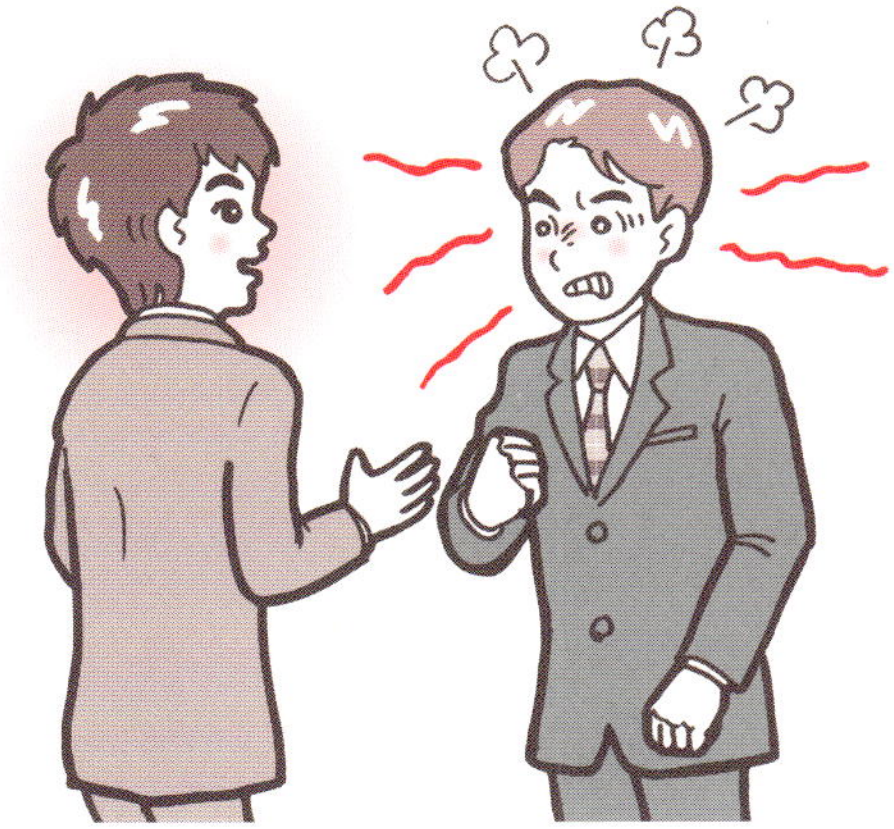

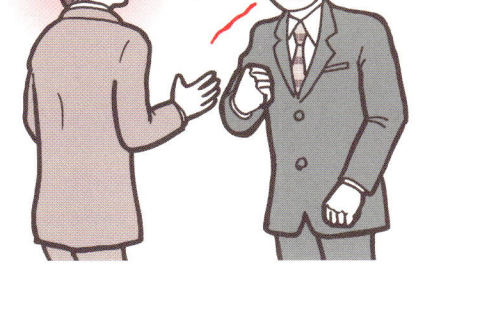

社会性やコミュニケーション能力などに問題がある発達障害の人は、いくら成績がよかったとしても仕事や人間関係に支障がでます。そこで、大人になってから発達障害に気づくことが多いのです。

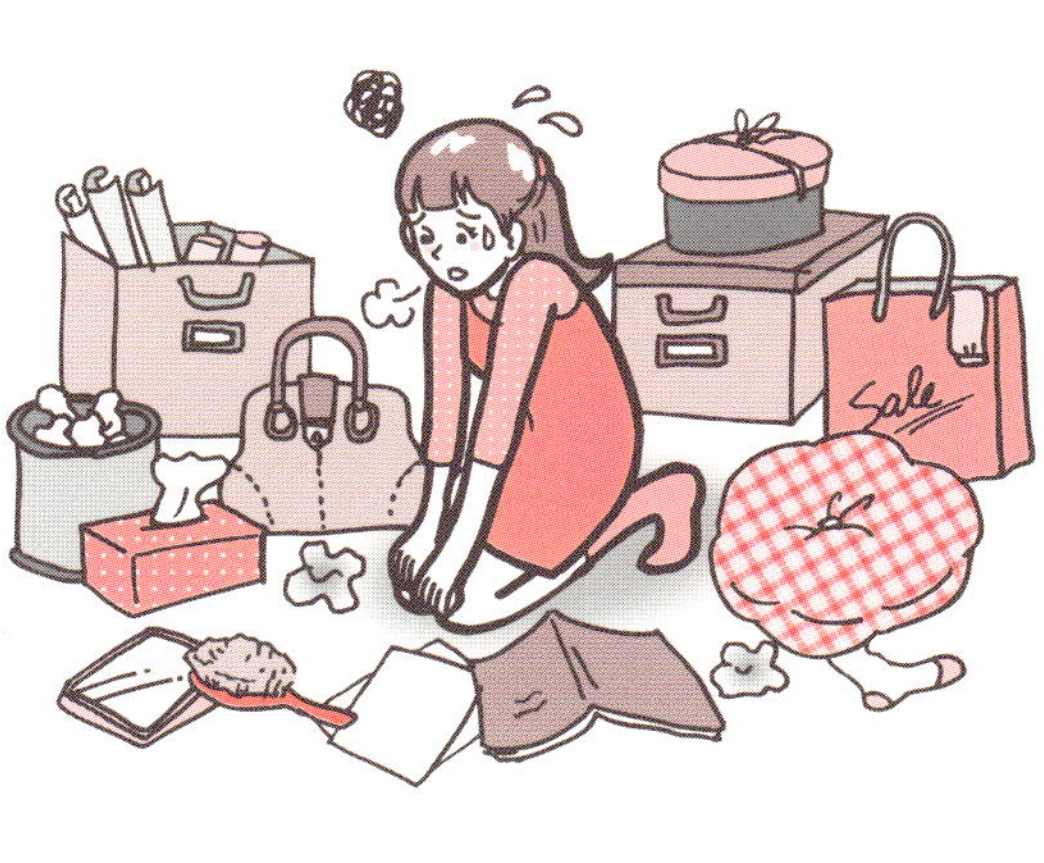

発達障害に気づかず、仕事や人間関係で大きな悩みを抱えて苦しんできたという人は、社会に適応するためのコツを覚えるといいでしょう。たとえば「しまった！」「うっかり」の連続であれば、まめにメモをすることをおすすめします。1日のスケジュールは何度も確認し、忘れやすいことはカレンダーに書いたり、日記をつけたりすると失敗することが減っていくでしょう。

「ちょっとヘンな人」だと思われているのはどうしてでしょう

大人の発達障害とは？

「ちょっとヘンな人」

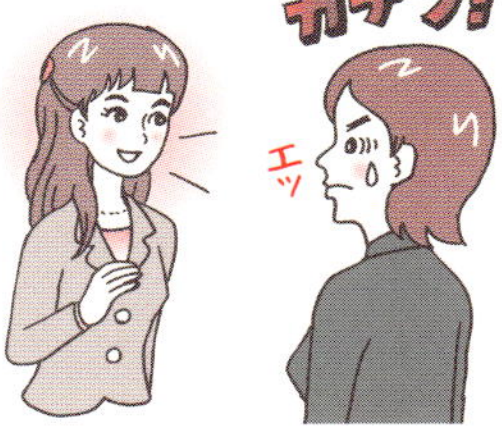
カチン!
エッ

相手の気持ちがわからない。

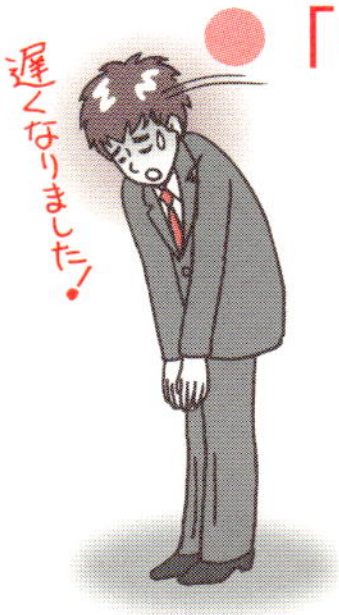
遅くなりました!

約束の時間が守れない。

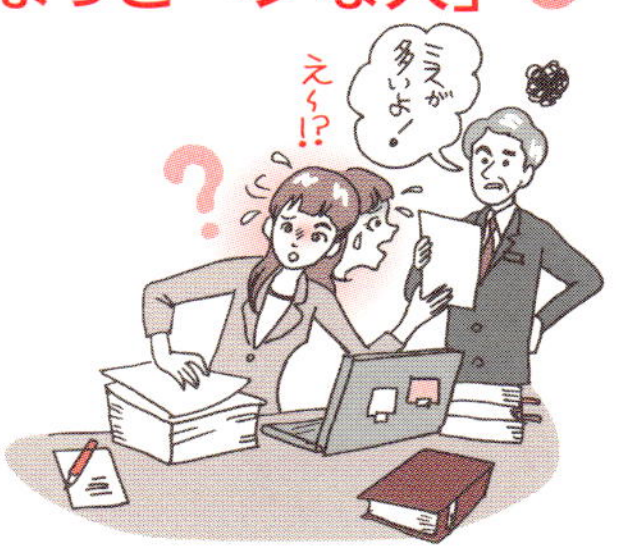
ミスが多いよ!
え~!?

仕事上でミスが多い。

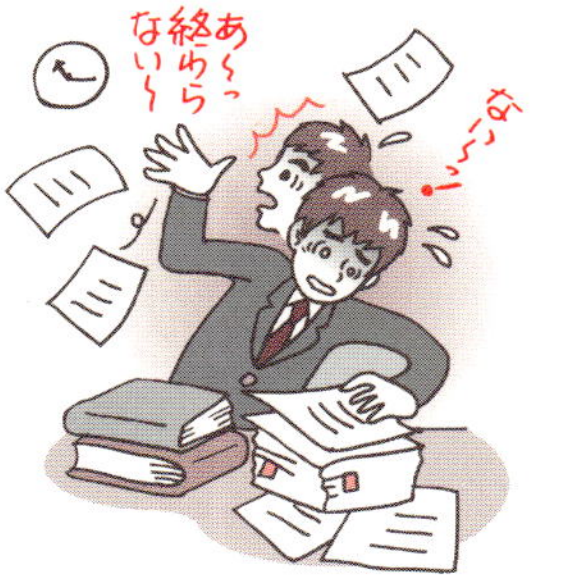
あ~っ終わらない~
な~~!

やるべきことが終わらない。

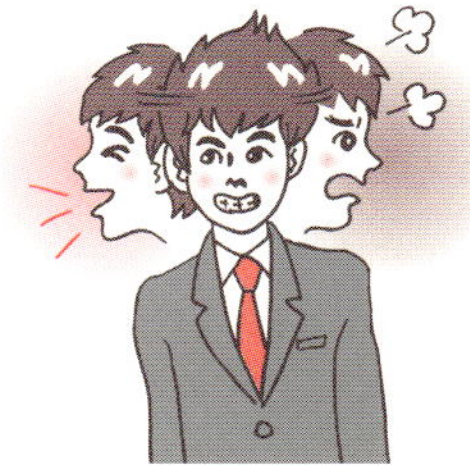

落ち着きがない。

どうしていつもそうなの？といわれるのはなぜでしょう

つい、首をかしげたくなるような言動をするのは、自分が周囲の人からどう思われているのかがわかっていないからです。

また、「困った人だ」と思われるのは、注意力に欠けた行動、落ち着きのない態度、衝動的な言動などであり、その原因は「大人の発達障害」のケースが多いのです。

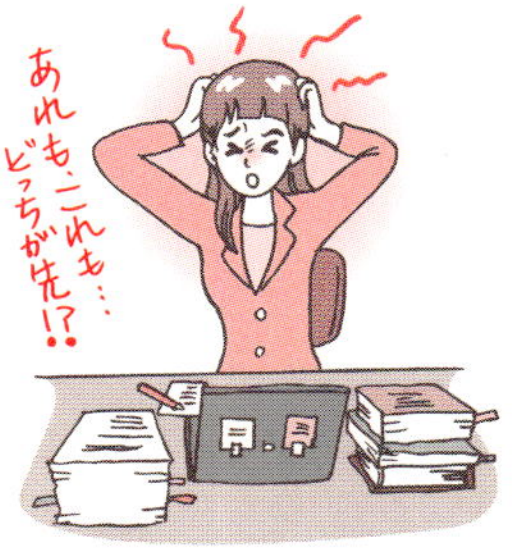
あれも、これも…どっちが先!?

物事の優先順位がわからない。

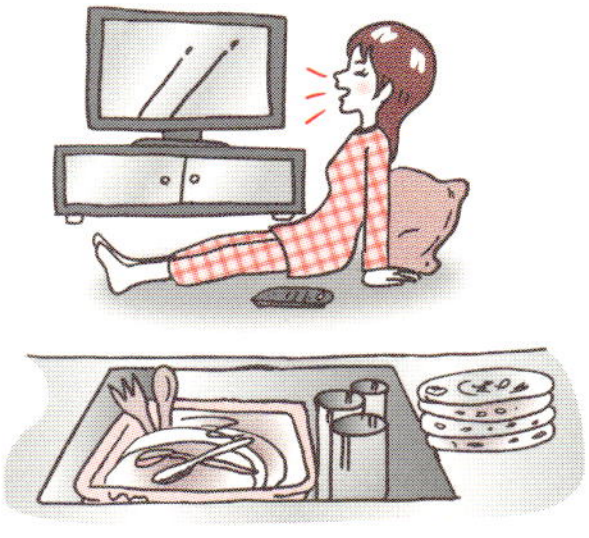

片づけられない。

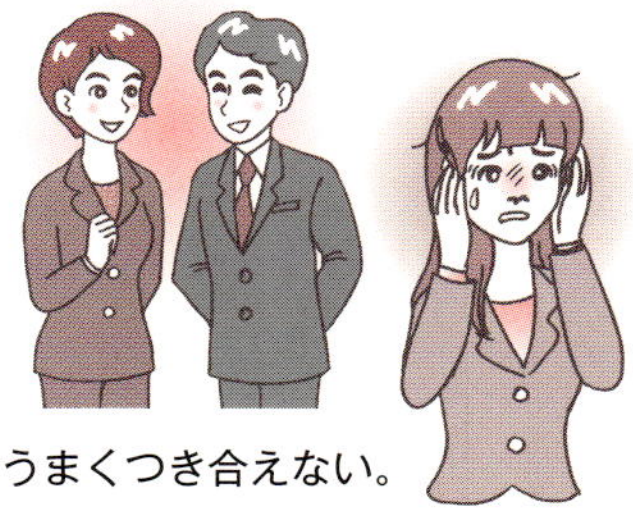

人とうまくつき合えない。

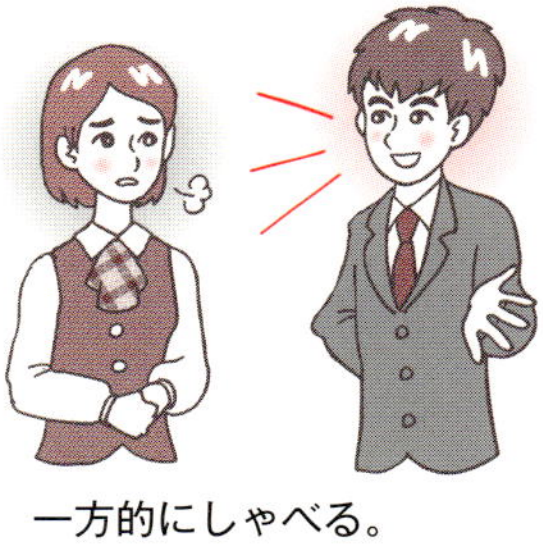

一方的にしゃべる。

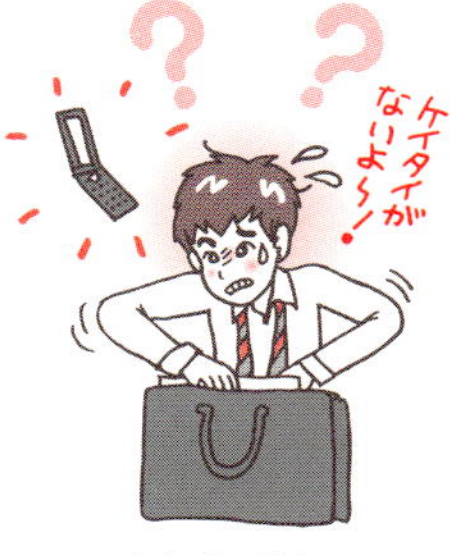
ケイタイがないよ~!

忘れ物が多い。

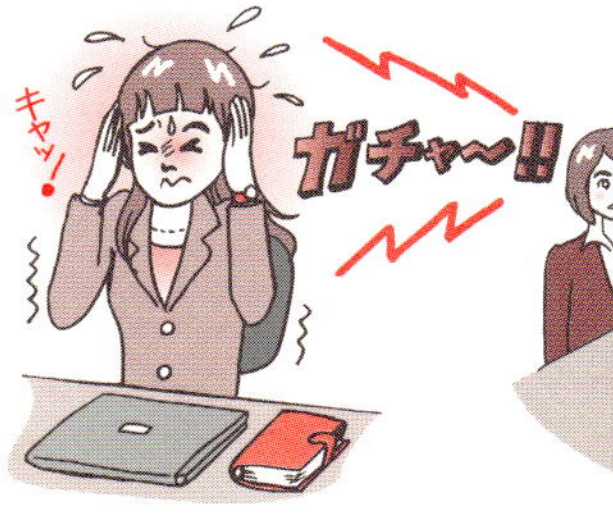
キャッ!
ガチャ~!!

大きな音が嫌い。

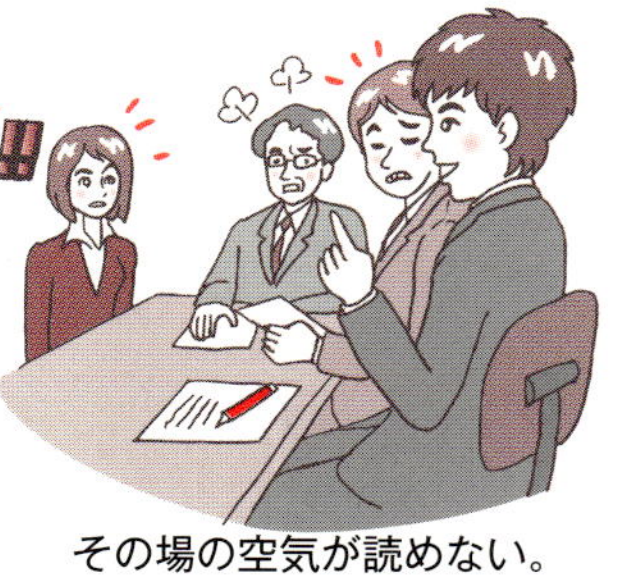

その場の空気が読めない。

大人の発達障害は治せます

大人の発達障害とは？

発達障害は何歳でも治せます

発達障害の特性に合わせて、行動のコツを実践していけば、それほど苦労せずに生活することができます。また、家族や周囲の人などの深い理解とサポートに恵まれることも大きな要素となりますが、社会に適応できるという意味では、「発達障害は治せます」といえるのです。

発達障害は性格や病気ではなく、脳の発達がアンバランスだというハンディキャップです。「うまくいかないのは障害のせいだ」と自覚をすることで、トラブルを減らすコツに注目できるようになるでしょう。

大人の発達障害は、適切な薬物療法やカウンセリングなどを受ければ、治療は十分に可能です。もちろん普通に生活できますし、特性を活かして社会の中で活躍することもできるのです。

それにはまず、発達障害を正確に知ってその特性を理解しておき、周囲の人に協力してもらうことが大事です。

発達障害は克服できる

適切な薬物療法が劇的な効果を発揮する。

幼少期から小学校低学年にかけての適切な治療が大事。

積極的に治療に望む。

まずは早めに受診する。

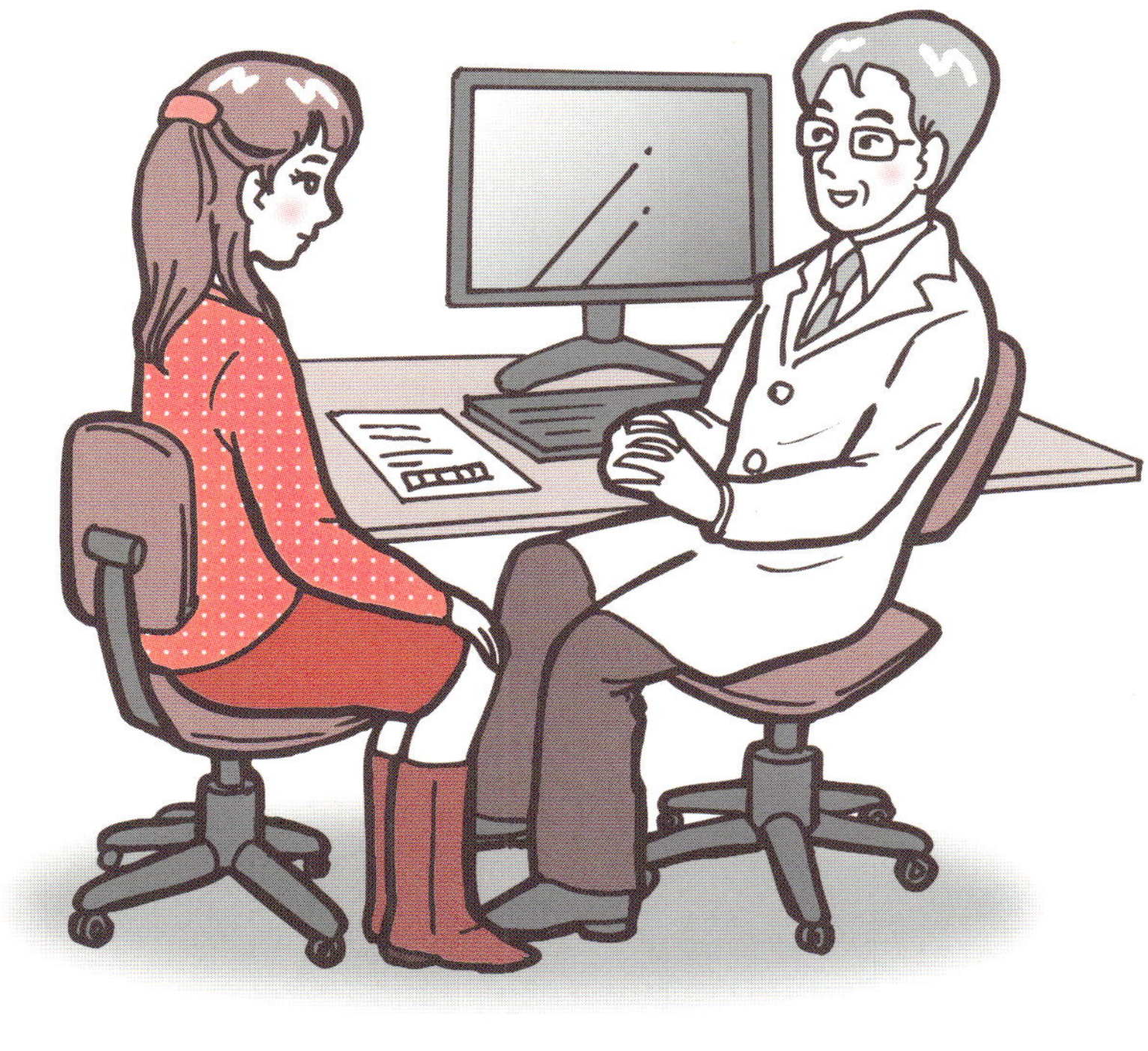

発達障害の偉人たち①

徒然草

日本初の発達障害は『徒然草』に記されています

日本で初めて報告された発達障害の人は、この高僧だとも言われています。
彼の振る舞いはアスペルガー症候群そのものですが、
独自の才能を活かした職に就き、社会に認められ、受け入れられています。

徒然草第60段（吉田兼好）

この僧都、みめよく、力強く、大食にて、能書・学匠《がくしょう》・辯舌《べんぜつ》、人にすぐれて、宗の法燈なれば、寺中にも重く思はれたりけれども、世を軽く思ひたる曲者にて、万自由にして、大方、人に従ふといふ事なし。出仕して餐膳《きょうぜん》などにつくときも、皆人の前据ゑわたすを待たず、我が前に据ゑぬれば、やがてひとりうち食ひて、帰りたければ、ひとりつい立ちて行きけり。斎《とき》・非時《ひじ》も、人に等しく定めて食はず。我が食ひたきとき、夜中にも暁にも食ひて、睡たければ、昼もかけ籠りて、いかなる大事あれども、人の言ふ事聞き入れず、目覚めぬれば、幾夜も寝ねず、心を澄ましてうそぶきありきなど、尋常ならぬさまなれども、人に厭はれず、万許されけり。徳の至れりけるにや。

訳

この僧都は、外見・容姿がよくて、力が強く、大飯ぐらいである。書道、学問、弁論、すべての分野にすぐれ、寺でも重く用いられていた。しかし、どこか世間をバカにしている曲者でもあった。

すべて好き勝手に自由にやって、人のいうことなど聞くことがない。寺の外の法事のときにも、自分の目の前にお膳があると、ほかの人のお膳が準備されていなくても、さっさと自分ひとりだけで食べてしまう。帰りたくなれば、ひとりで立ち上がってそのまま帰ったという。

寺での食事も、周囲に配慮することもなく、自分の食べたいときには、夜中でも明け方でも食事をし、食欲を我慢することがない。眠たいときには、昼間でも部屋にこもって寝てしまう。どんな大切な用事があっても自分が起きたくないなら起きない。目が冴えてくると、真夜中でも歌など詠みながら散歩をする。普通ではない有様であるが、人に嫌われることもなく、すべてのわがままは許してもらっていた。きっとこの僧侶の徳が高いからなのだろう。

第2章

大人になっても生きづらいと感じるのはどうしてでしょう？

発達障害の人が生きづらいと感じるのは、
ＡＤＨＤ、アスペルガー症候群などの症状があり、
周囲の人とうまくつき合えないからです。
また、うつ病やアルコール依存症などの
合併症を引き起こすと、
深刻な問題につながってしまいます。
適切な対応をし、自分を活かせる場所を
見つけましょう。

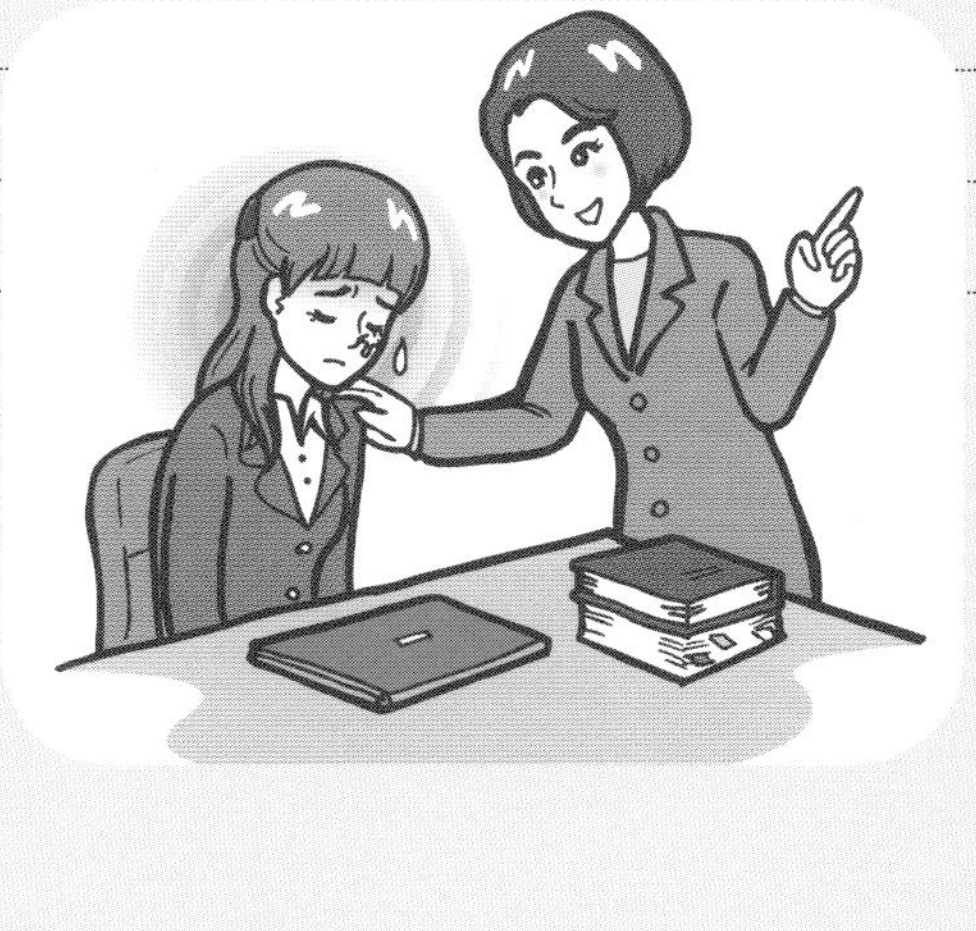

発達障害の特性を理解しましょう

発達障害は遺伝するのでしょうか

発達障害は先天的な障害で、遺伝性が高いと考えられています。中でもＡＤＨＤはかなりの発生頻度が高い障害なので、症状が表にでていなくても、日本人の10パーセント前後の人がＡＤＨＤの素因子を抱えていると考えられます。

発達障害とは、注意力が低い、落ち着きがない、衝動的な行動をするなどの特性があるＡＤＨＤ（注意欠如・多動性障害）、社会性やコミュニケーション能力などに問題があるアスペルガー症候群、特定の学習能力の習得に問題があるＬＤ（学習障害）などの総称です

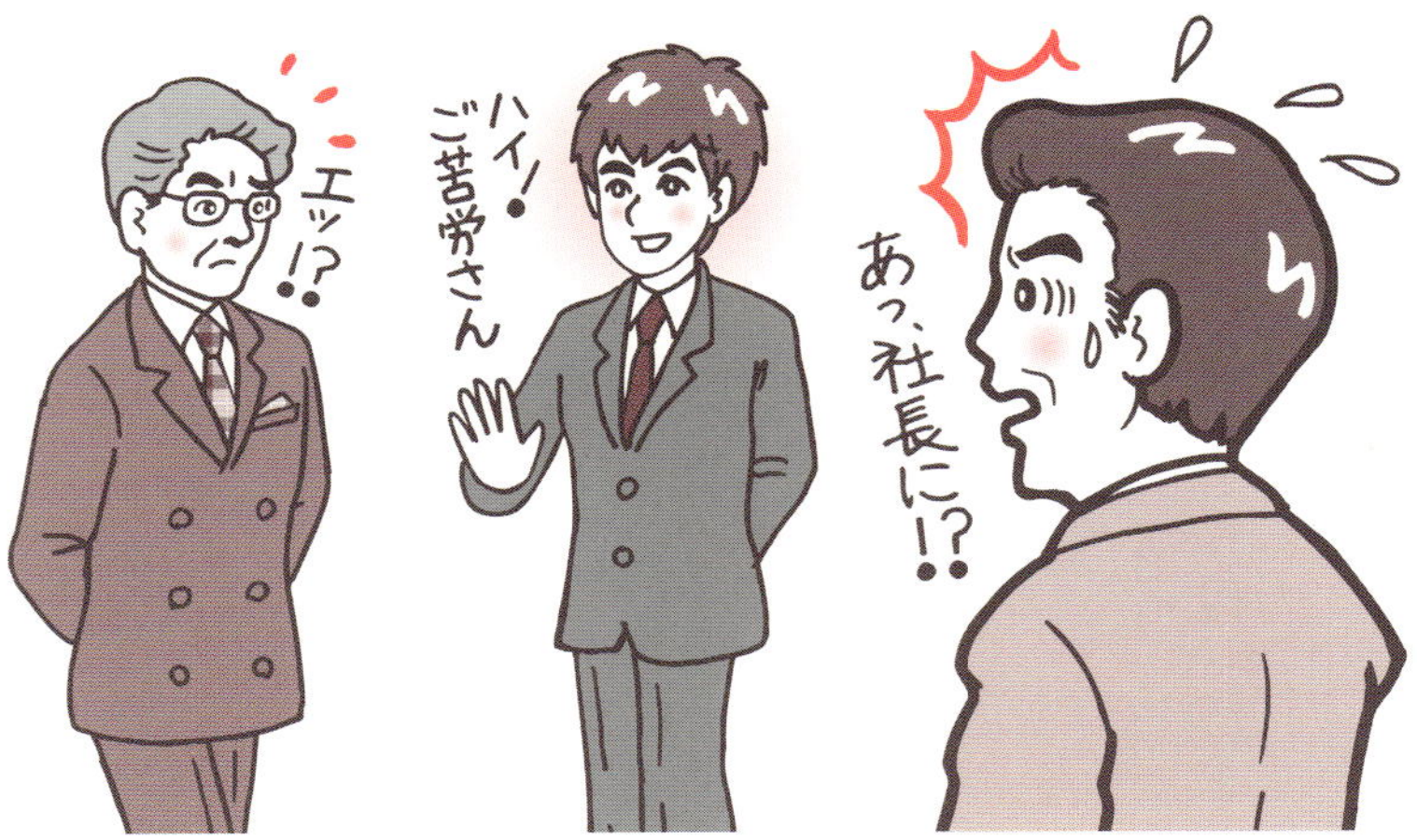
あっ、社長に!?
ハイ！ご苦労さん
エッ!?

子ども時代に気づかなかった発達障害を見極めるために

大人の発達障害では、その症状が原因で問題を起こしたりストレスがうっ積したりする人もいます。落ち込んだり急に激しく怒ったりすることもあり、合併症との判別は難しいものです。

大人の発達障害を正しく診断して治療するには、本人の訴えを聞くだけではなく、症状や生育歴を、専門医がていねいに聞き取っていく必要があります。

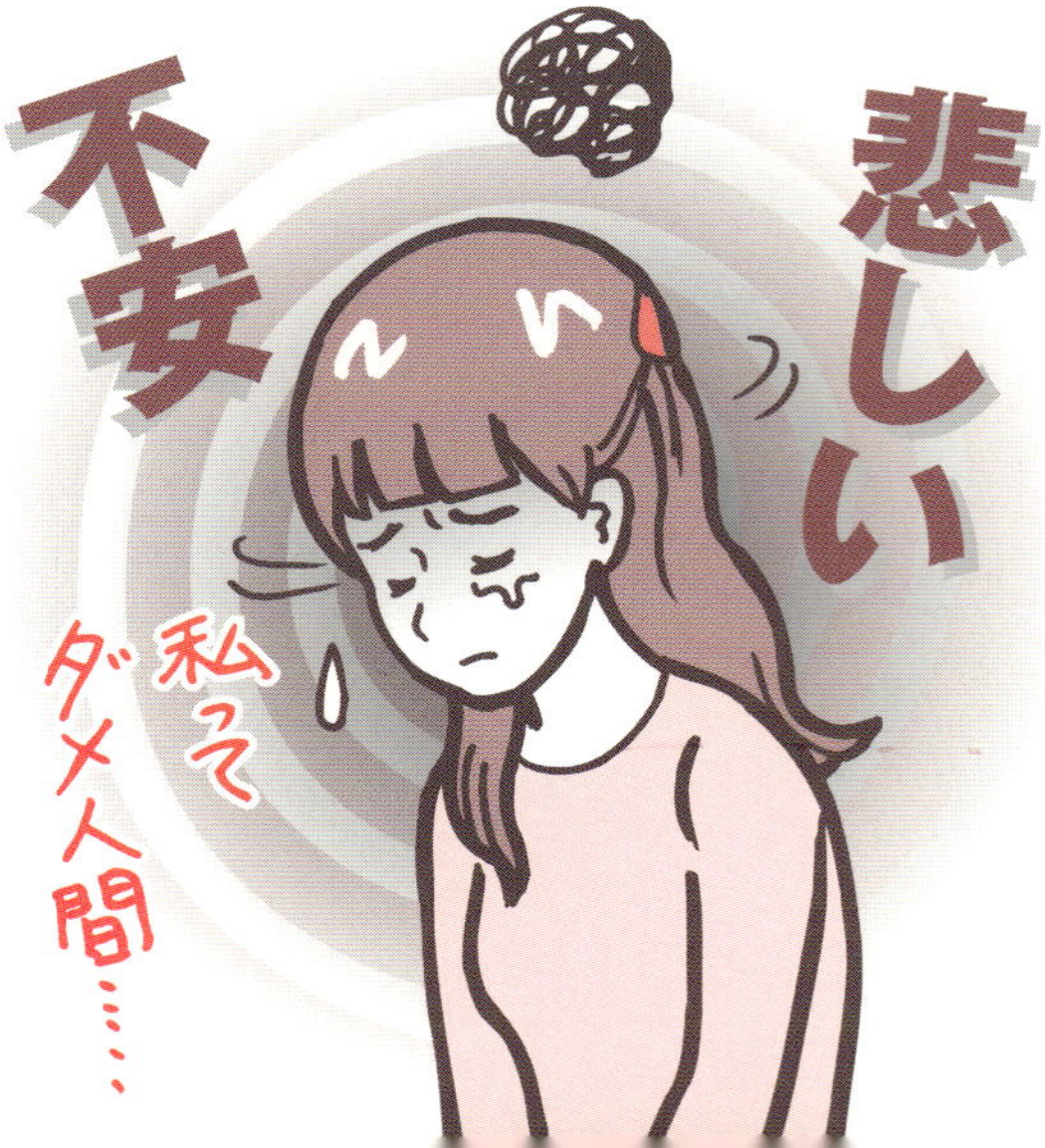
悲しい
不安
私ってダメ人間……

脳に影響を与える疾患

- 未熟児、低体重出生
- 妊娠中毒症
- 重症黄疸
- ウイルス疾患（インフルエンザ、麻疹、風疹など）
- 脳炎、髄膜炎
- 極度の栄養失調
- 頭部外傷

など

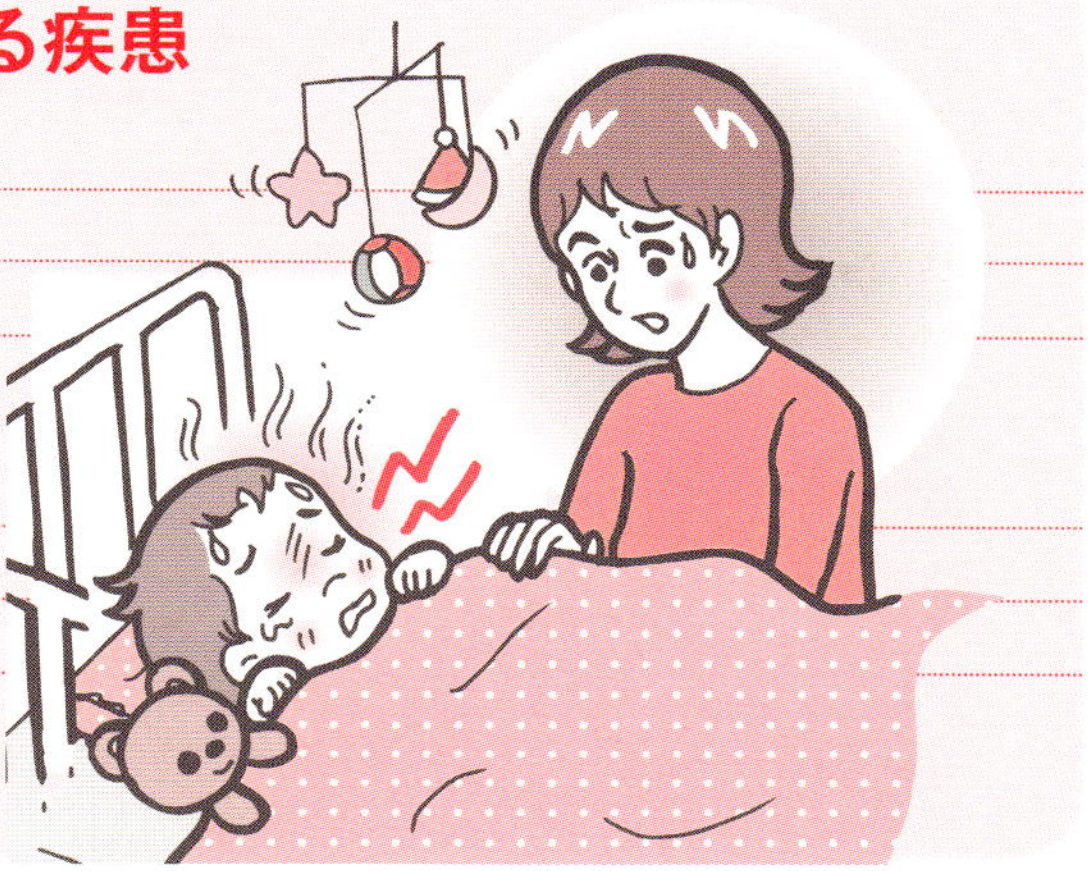

発達障害の原因はなんでしょう

発達障害の原因や病態は、実はまだわかっていません。

発症のメカニズムとしてわかっているのは、家庭環境や心的外傷体験（トラウマ）などの環境要因や心理的要因で起こるのではなく、生まれつき、もしくは、出産前後の脳機能の損傷が原因だといわれています。

脳の機能障害はどうして起こるのでしょう

ＡＤＨＤ、自閉症、アスペルガー症候群は遺伝と密接に関係しています。脳に機能障害を引き起こす原因のひとつは、遺伝的要因です。

たとえば、両親や兄弟がＡＤＨＤだと、別の兄弟も高い確率で発達障害だと考えられています。しかし、遺伝的要因があるからといって、必ず発症するとは限りません。その障害にかかりやすいという程度の遺伝だといえます。

そのほかの要因は、出産前後の周産期異常、出生後の感染症などです。

また、妊娠中、出生時、新生児期（生後4ヵ月まで）の間に、脳の発達に影響を与える疾患もあります。

さらに、妊娠中の母親の飲酒や喫煙（胎児性アルコール・タバコ症候群）、環境ホルモン（ＰＣＢ、ダイオキシンなど）による影響なども注目されています。

脳の疾患の環境的な要因

- 妊娠中の母親の飲酒や喫煙
- 環境ホルモンの影響

など

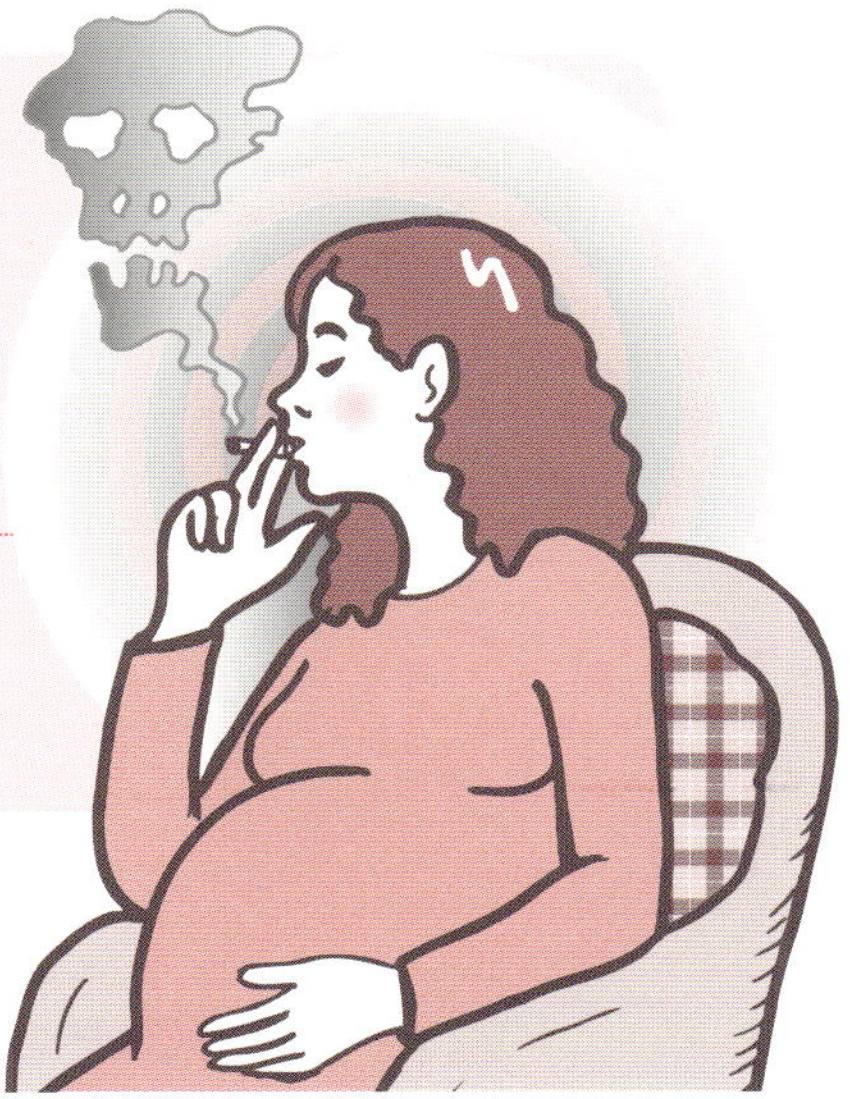

ＡＤＨＤとはどんな状態でしょう

ＡＤＨＤとはなんでしょう

大人の発達障害で問題になるのはＡＤＨＤとアスペルガー症候群です。知能や学歴が高くても、社会生活に支障がでたり集団に適応できないことがあるからです。

近年では、ＡＤＨＤの要素を持つ人は非常に多いと考えられています。たとえば、大学生の平均23パーセントに存在する、という調査結果もあるほどです。

男性の場合、職場での問題行動が目立ちます。仕事を最後まで終わらせることができず、中途半端。上司に思ったことをズバッといってしまって左遷される。約束の時間が守れない。……など、与えられた仕事がこなせない人も多いでしょう。

女性の場合は職場で忘れ物やなくし物が多い、家庭内で家事ができないなどのケースが見られます。自分の感情がコントロールできずに、子どもや夫に暴言を吐いたりする人もいるようです。過食や拒食を繰り返すのも女性に多い特性といえるでしょう。

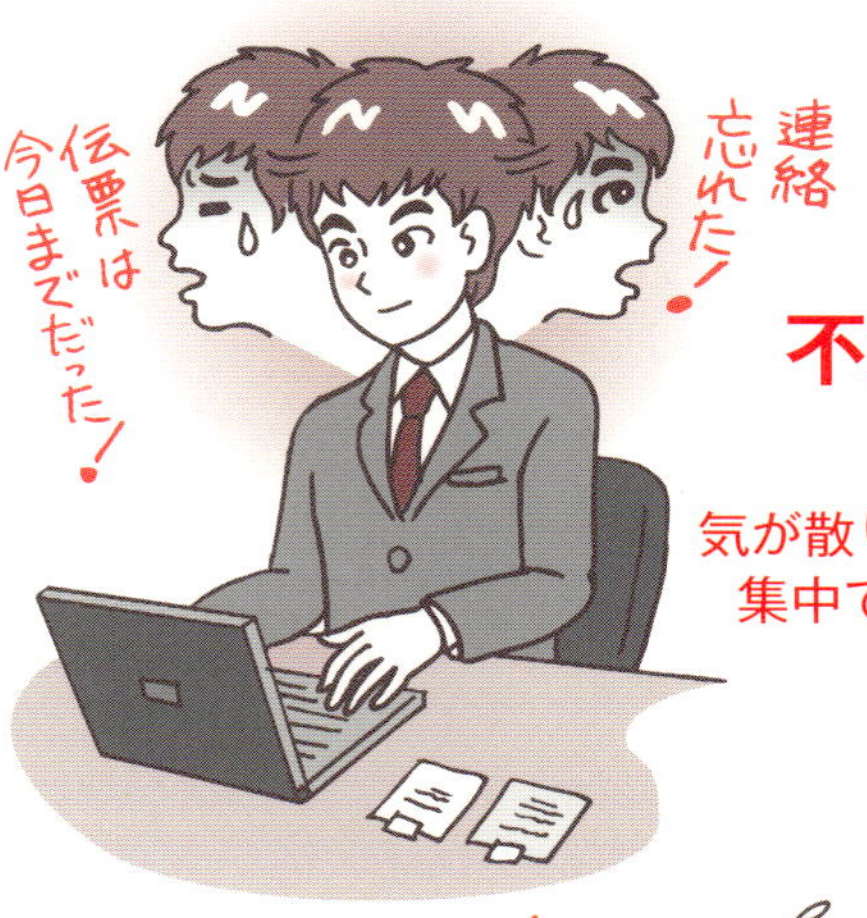
連絡忘れた！
伝票は今日までだった！

1
不注意
▼
気が散りやすくて集中できない。

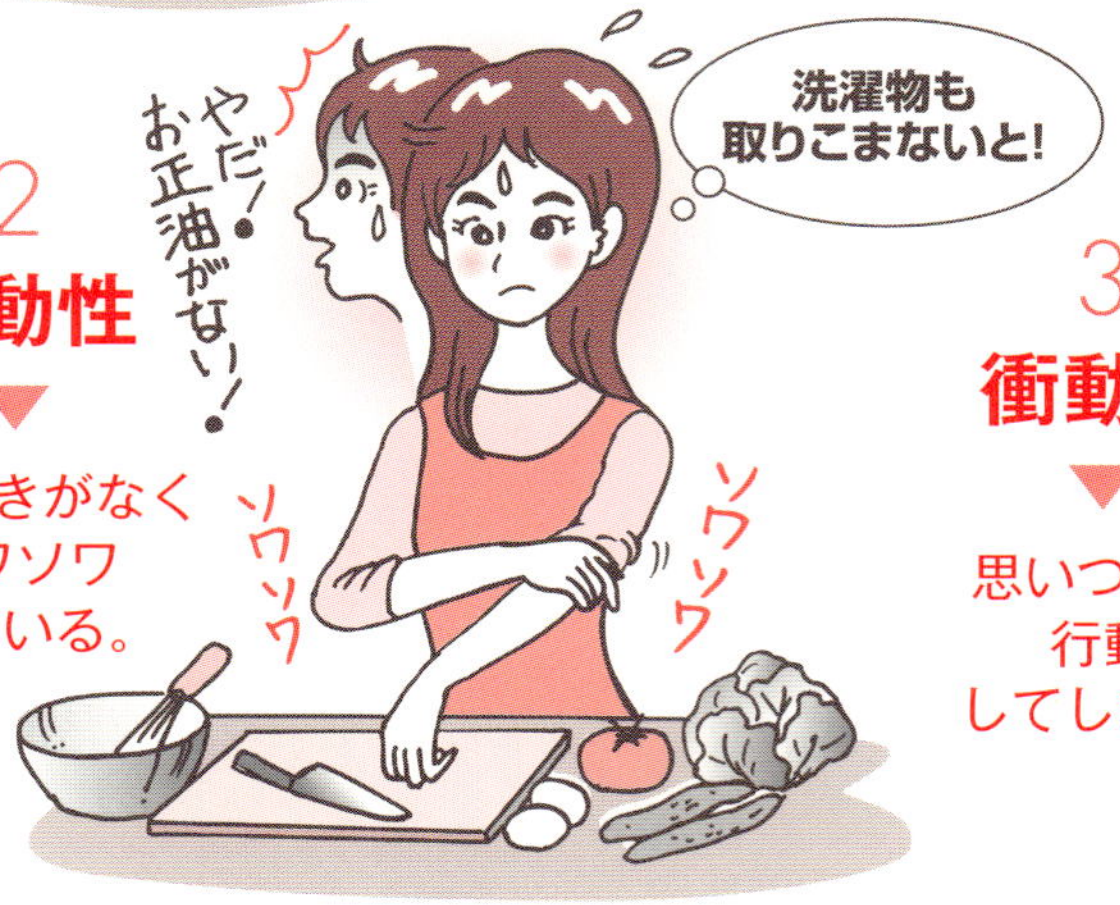
洗濯物も取りこまないと！
やだ！お正油がない！
ソワソワ
ソワソワ

2
多動性
▼
落ち着きがなくソワソワしている。

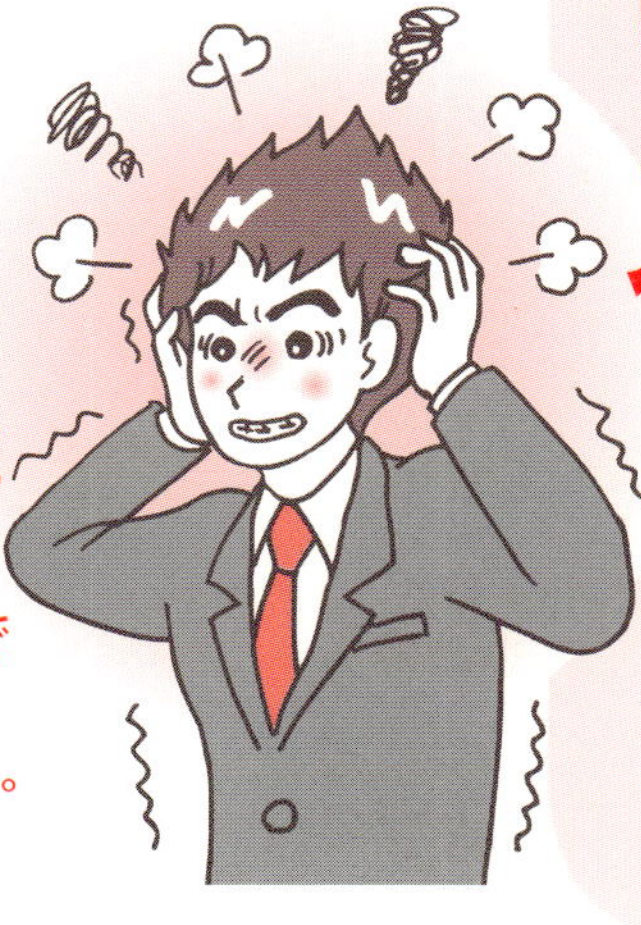

3
衝動性
▼
思いつきで行動してしまう。

- うっかりミスが多い
- 忘れ物、なくし物が多い
- やりっぱなしが多い
- 捨てられない
- 片づけられない
- 人の話を最後まで聞かない
- お金の管理ができない
- 約束の時間や期日が守れない
- 朝、起きられない
- 何をやっても中途半端
- 後先を考えないで行動する
- 気分がコロコロ変わる
- 暴力的になる
- すぐにキレる
- やるべきことを先延ばしにする
- 家事がうまくこなせない
- わけもなく落ち込む
- 貧乏ゆすりがひどい
- 空気が読めない
- 人とよくトラブルになる
- アルコール、薬、買い物、セックスに溺れる
- 地図が読めず、方向音痴
- 過食や拒食
- ハマりやすい

大人のADHDかもしれない「ちょっと困った人」

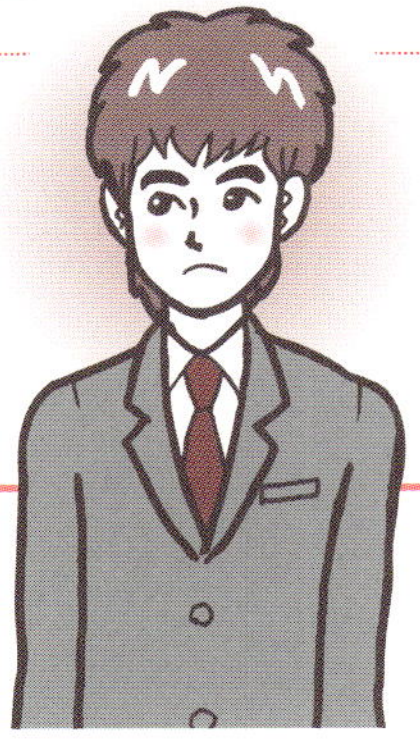

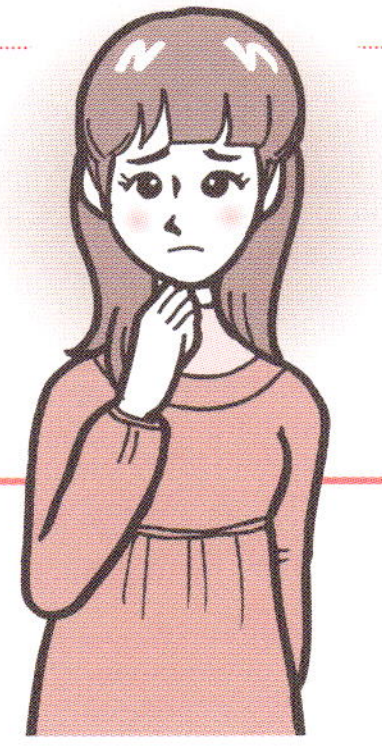

ADHDの行動特性について

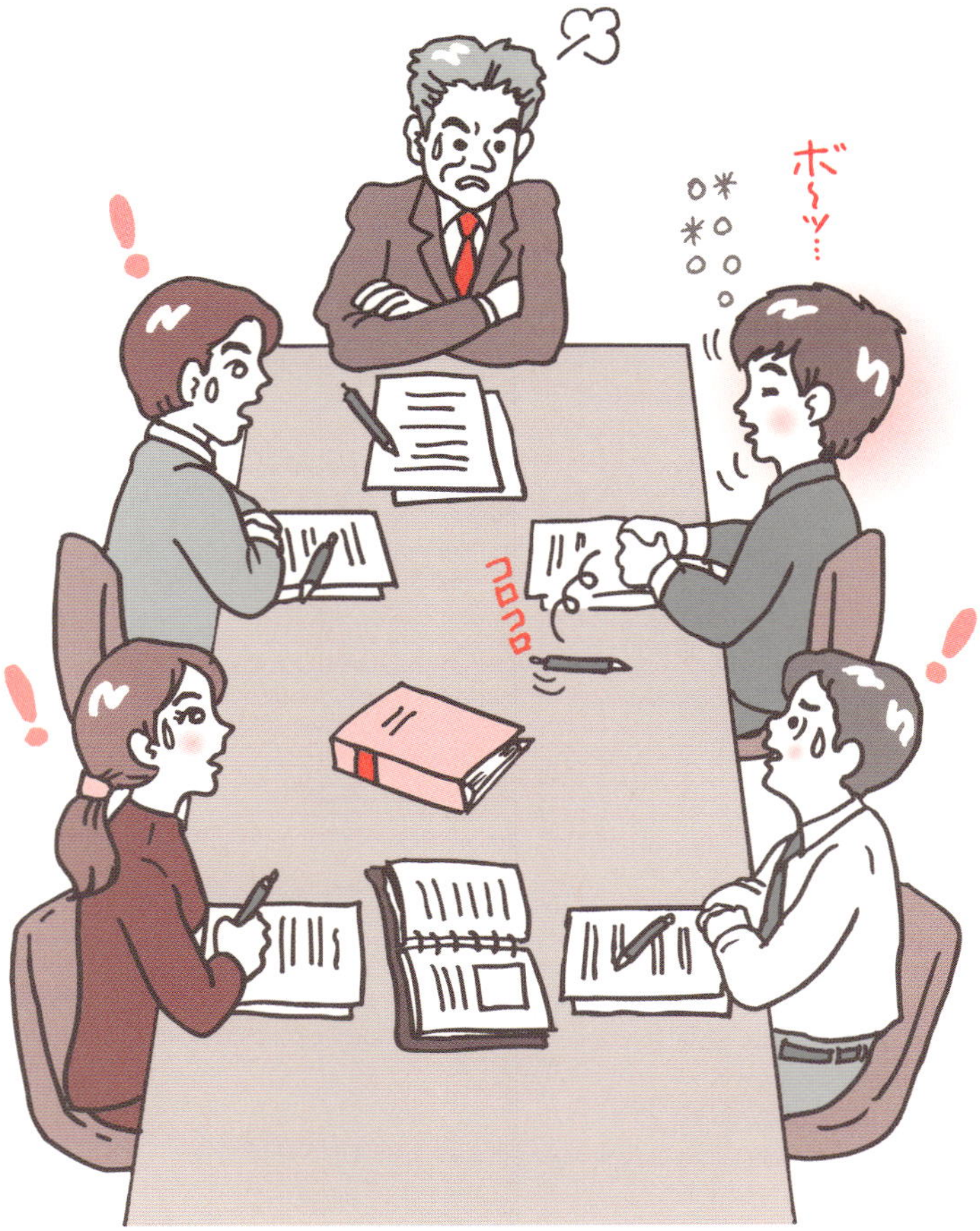

多動性はおさまっても不注意は残ります

発達障害には知能の遅れはありません。成績がトップクラスだったという人も多く、学歴が高い人もたくさんいます。

しかし、作業をするときの記憶、欲求に関わる前頭葉《ぜんとうよう》などの機能の発達がアンバランスなので感情がコントロールできません。これは、脳内の神経伝達物質であるドーパミンなどの受け渡しがうまくいかないために起こります。

ウロウロする、急に大声でどなるなどの暴れん坊の部分は、自制心が育つと少しずつおさまっていきます。大人になっても見られる問題行動は、集中力のなさ、コミュニケーション能力の低さなどです

気が散りやすくて集中できません

ＡＤＨＤの中核的な症状が不注意です。気が散りやすく、集中力が長続きしません。原因は脳の軽度の機能障害です。自分の興味がないことには覚醒レベルが低下してしまい、注意散漫になるのです。

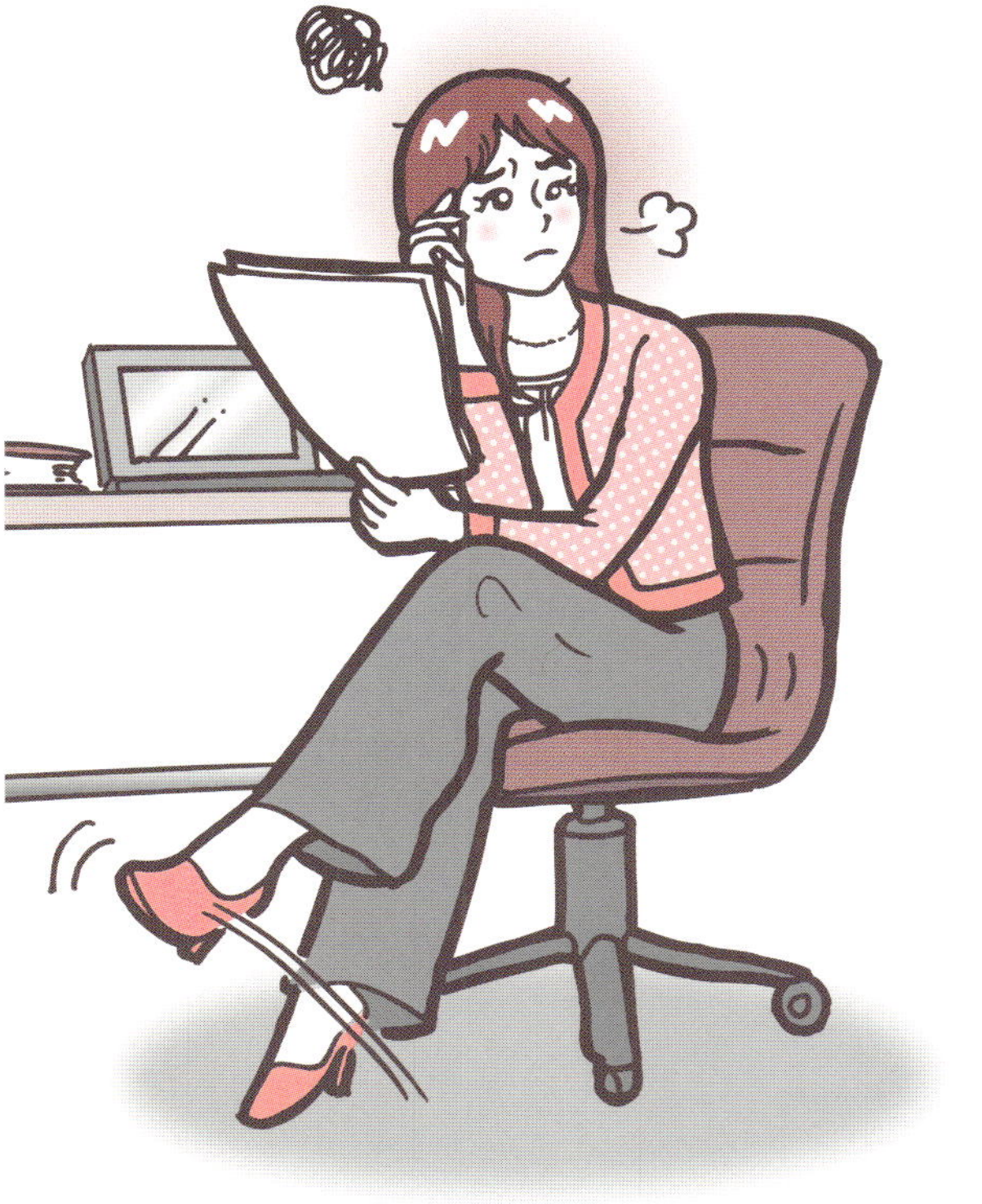

落ち着きがなく、いつもソワソワしています

学生のうちは勉強ができ、何の問題もないと思われていた人が、社会に出るとミスの連続、ということは結構あります。ADHDの人は、特に落ち着きがなく、座っているときに頻繁に姿勢を変えたり、手足を組みなおすのが目立ったりします。また、やるべきことが最後までやり遂げられず、何もかもが中途半端で上司に怒られる……という人も多いでしょう。

思いつきで行動してしまいます

何かを思いついたら、後先を考えずにパッと行動してしまいます。キレやすくてすぐに怒りが爆発してしまう人も多いでしょう。場の空気が読めず、思ったことを発言してヒンシュクを買うこともあり、しばしば相手を傷つけます。

また、ギャンブルや買い物への依存、アルコール、タバコ、カフェイン、薬物、恋愛などの嗜好に走りやすいという特性もあります。

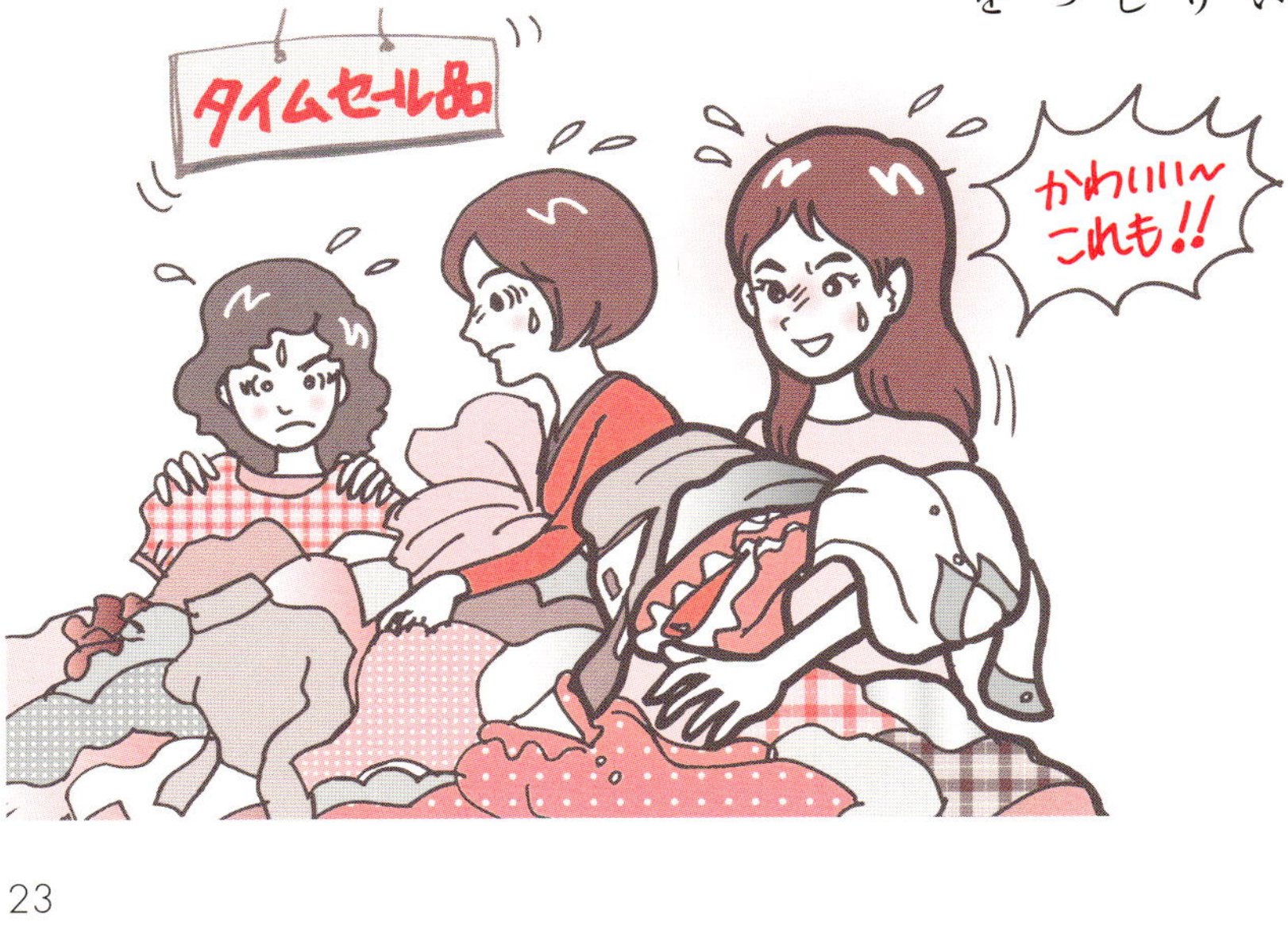

ADHDの診断基準を知りましょう

特性の現れ方

1 不注意優勢型

2 多動・衝動性優勢型

3 混合型

特性の現れ方には3つのタイプがあります

特性の現れ方には、不注意優勢型、多動・衝動性優勢型、混合型の3つがあります。

不注意優勢型はうっかり&ぼんやり型です。多動・衝動性優勢型は落ち着かなくて衝動的に行動してしまうタイプ。そして、混合型はそれらが重複しているタイプです。

社会人として問題になるのは、仕事上のミスで落ち込むことや達成感を得られない点です。劣等感や疎外感を抱きやすいため、うつ病などを併発することもあります。

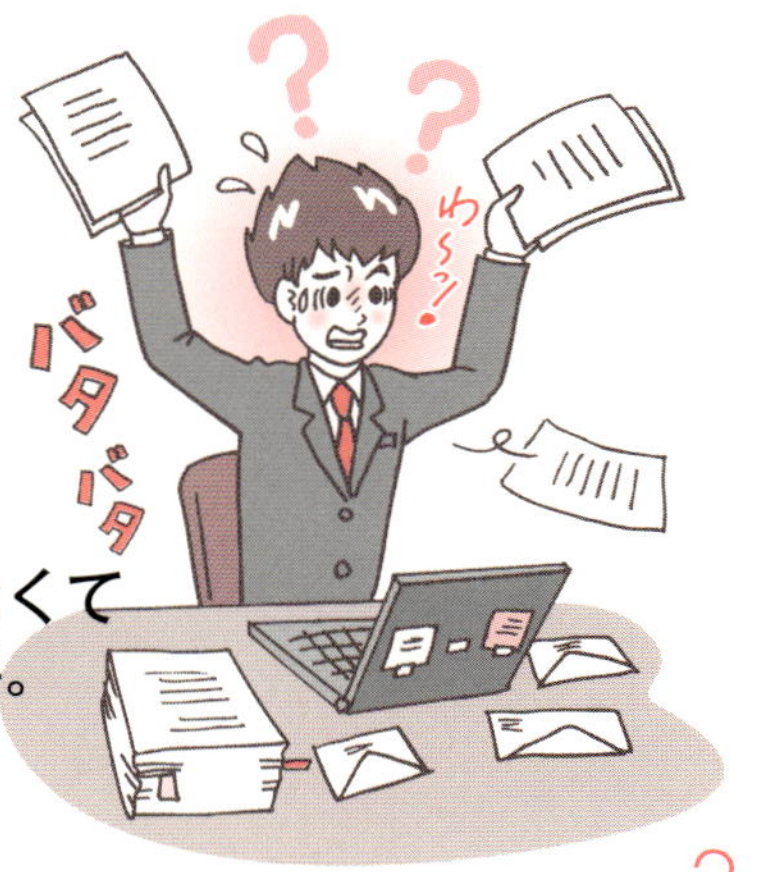

バタバタ

1

不注意優勢型

計画性がなくて管理が苦手。

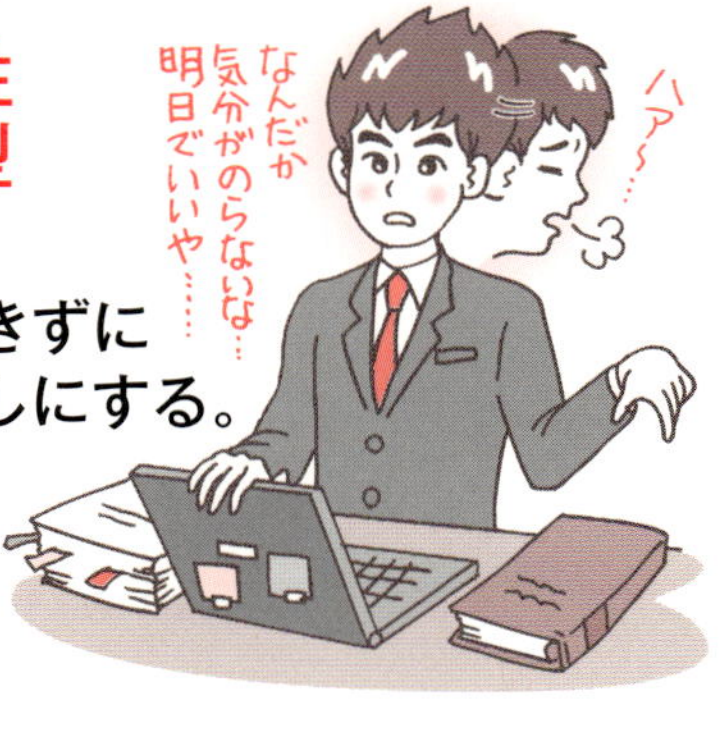

なんだか気分がのらないな…
明日でいいや……
ハア～…

2

多動・衝動性優勢型

仕事に集中できずに先延ばしにする。

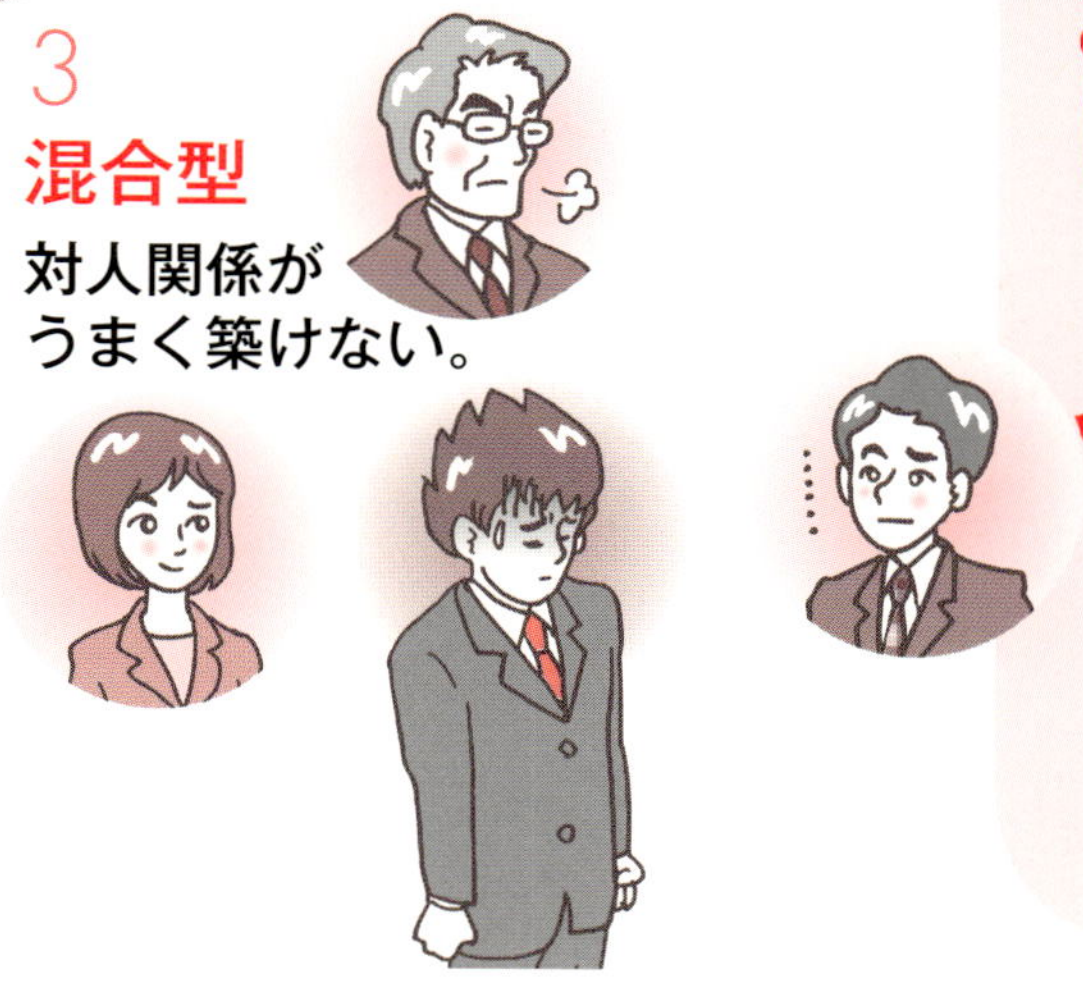

……

3

混合型

対人関係がうまく築けない。

ADHDの診断基準を知りましょう

「ハロウェルとレイティの成人のＡＤＨＤ診断基準」をわかりやすくまとめたものです。自己チェックし、点数が高い人は専門医を受診することをおすすめします。

①作業の段取りが悪く、コツコツと積み重ねていって実力を発揮することができない。
□はい　□ときどき　□あまりない

②人に合わせることができず、集団の中で孤立することがある。
□はい　□ときどき　□あまりない

③気が散りやすく、あれこれ手をつけて中途半端になってしまい、仕事が完成しない。
□はい　□ときどき　□あまりない

④優先順位がつけられず、やるべき仕事がどんどんたまっていく。
□はい　□ときどき　□あまりない

⑤後先考えずに思ったことをすぐにいってしまい、相手を傷つけることがある。
□はい　□ときどき　□あまりない

⑥ジッとしていられないことや順番を守れないことがある。
□はい　□ときどき　□あまりない

⑦退屈に耐えられず、飽きっぽくてひとつのことが長続きしない。
□はい　□ときどき　□あまりない

⑧いつも落ち着かなくてソワソワしたり、会話の最中に上の空になることがある。
□はい　□ときどき　□あまりない

⑨だれも思いつかないようなひらめき、直感、創造力には自信がある。
□はい　□ときどき　□あまりない

⑩用事が面倒に感じたり失敗を恐れたりして、先送りにすることが多い。
□はい　□ときどき　□あまりない

⑪すぐに腹を立ててキレたり、過去の失敗を悔やんで落ち込むことが多い。
□はい　□ときどき　□あまりない

⑫約束の時間や期日が守れず、周囲の人に迷惑をかける。
□はい　□ときどき　□あまりない

⑬信号や標識などを見落としたり、事故を起こすことがある。
□はい　□ときどき　□あまりない

⑭精神的に不安定なことが多く、心配事があると恐怖心を抱いてどうしようもなくなる。
□はい　□ときどき　□あまりない

⑮小さいことをクヨクヨしたりマイナス思考な面があり、ストレスに弱い。
□はい　□ときどき　□あまりない

⑯爪かみ、貧乏ゆすり、髪を抜くなどのクセがある。
□はい　□ときどき　□あまりない

⑰酒、薬物、ギャンブル、買い物、セックスなどにハマりやすい。
□はい　□ときどき　□あまりない

⑱自分はダメな人間だと感じて落ち込むことが多い。
□はい　□ときどき　□あまりない

⑲金銭管理ができず、衝動的にお金を使ったり、支払いなどを忘れてしまったりする。
□はい　□ときどき　□あまりない

⑳家族や親戚にＡＤＨＤ、うつ病、依存症、気分障害などの人がいる。
□はい　□ときどき　□あまりない

採点方法 ▶ はい＝5点　ときどき＝3点　あまりない＝1点

採点結果

50点以上
ＡＤＨＤの傾向が強いタイプ。自分の行動パターンや生活習慣の見直しをしてみましょう。トラブルが多い場合は専門医の受診をおすすめします。

75点以上
医学的にＡＤＨＤと診断されるかもしれません。専門医を受診し、診断してもらって対処していきましょう。

アスペルガー症候群とはどんな状態でしょう

アスペルガー症候群とはなんでしょう

自閉症を包括する概念には、「自閉症スペクトラム障害（ＡＳＤ）」というくくりがあります。自閉症、高機能自閉症（ＨＦ-ＰＤＤ）、アスペルガー症候群（ＡＳ）などが含まれ、その代表格がアスペルガー症候群です。ＡＤＨＤと共通する特性が多く、「三つ組の障害」があります。

知的な遅れがない分、目立ちにくい障害です

知的な発達や言葉の遅れがないため、目立ちにくいのが特徴です。逆に、知的レベルが高いケースが多く、言葉を流暢《りゅうちょう》に扱う人もいます。

定型発達の人のＩＱは85～115ですが、アスペルガー症候群や高機能自閉症の人の中には、ＩＱ130、140などの知的能力が高い人もいます。

ＡＤＨＤと違って他人を受け入れないので、社会適応が難しいことが問題になります。ひきこもりやニートになる多くの人がアスペルガー症候群だと考えられています。ほかに、感覚過敏・過鈍性、協調運動が苦手、手先が不器用などの特徴があります。

アスペルガー症候群の三つ組の障害

1 社会性の問題
→人と親しくなる気がない。

2 コミュニケーションの問題
→言葉のキャッチボールができない。

3 想像力の問題
→ひとつのことに強くこだわる。

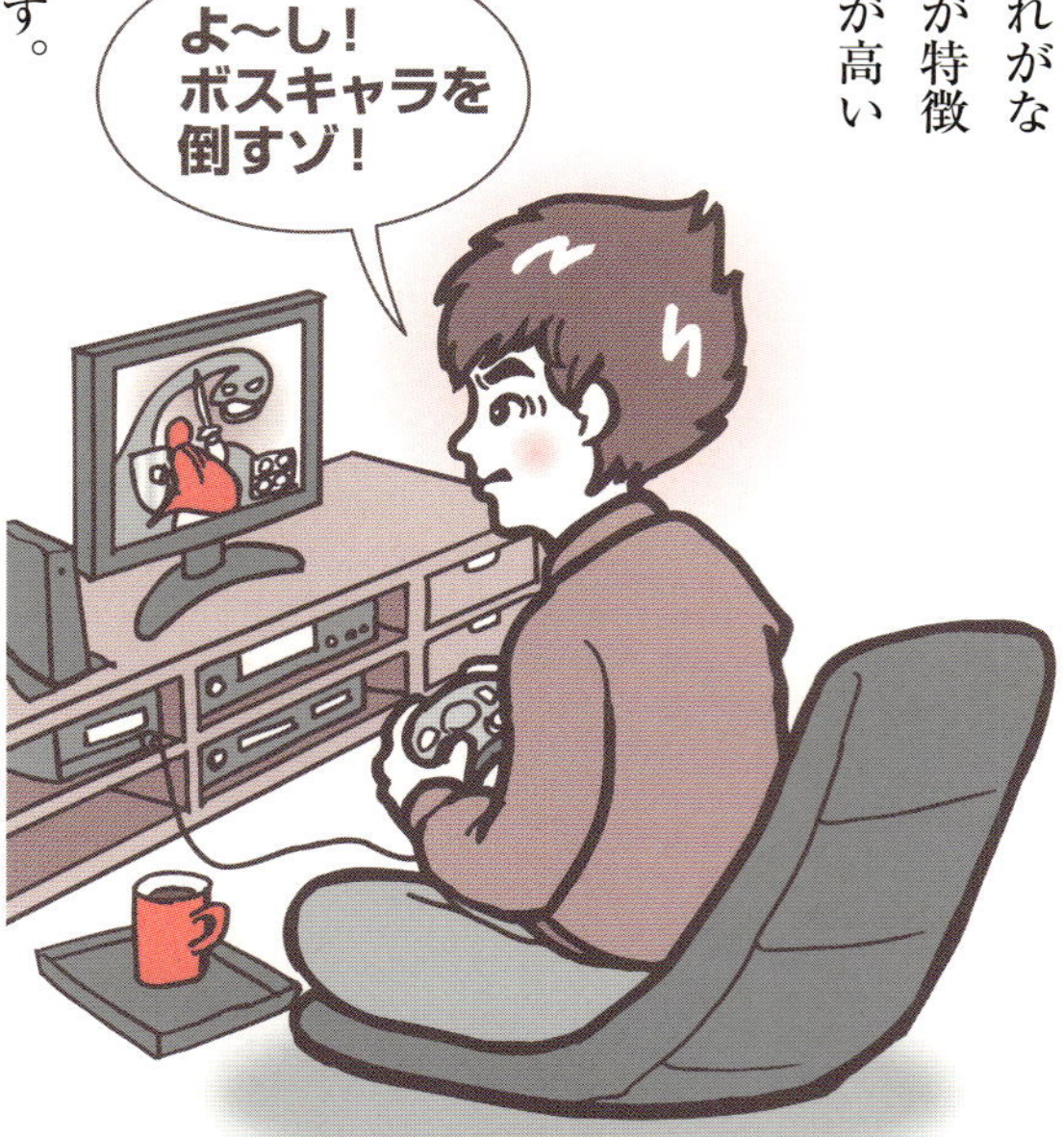

- 友だちがいない
- 会話中に視線を合わせない
- 身振り、手振りをしない
- その場に合わない言動が多い
- 暗黙のルールが理解できない
- 他人と協調できない
- 人と違った行動をする
- マナーが悪い
- 相手の気持ちがわからない
- 同じ言葉を繰り返したり、独特な言い回しをする
- 話し方に抑揚がない
- 細かいことにこだわる
- 話があちこちに飛ぶ
- 冗談やユーモアが通じない
- 興味の範囲が狭い
- 規律や規則にこだわる
- 変更や予期せぬことに弱い
- 予定が変わるとパニックになる
- 完全主義の思考が強い
- こだわりが多く、融通がきかない
- 聴覚、視覚、嗅覚、味覚、触覚が敏感、または鈍感
- 人から触られるのを嫌う
- 自傷行為を繰り返す
- 自分の体臭に気づかない
- 縄跳びやキャッチボールが苦手
- 手先が不器用

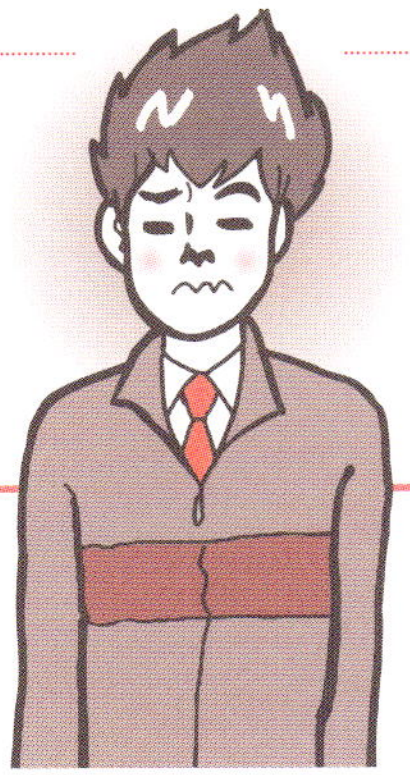

大人のアスペルガー症候群かもしれない「ちょっと不思議な人」

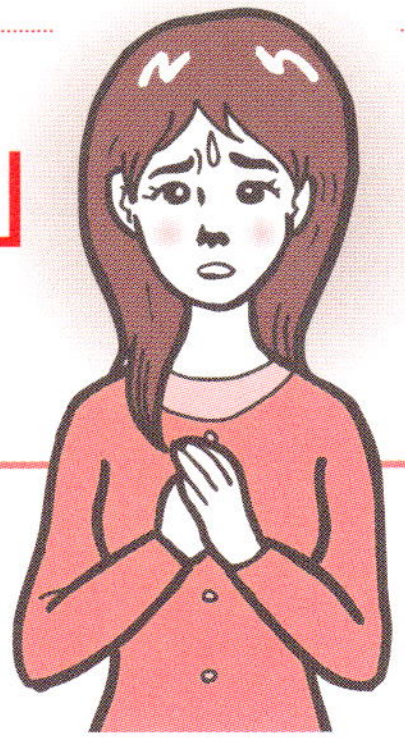

アスペルガー症候群の行動特性について

● アスペルガー症候群の３つの特性について ●

1

深い人間関係を築けない。

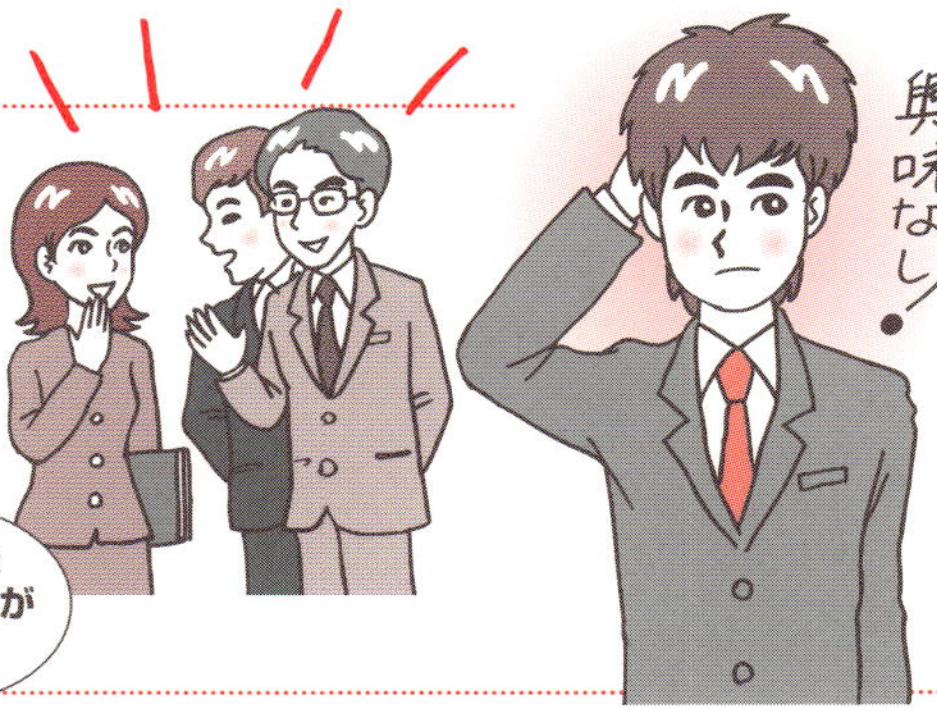
興味なし！

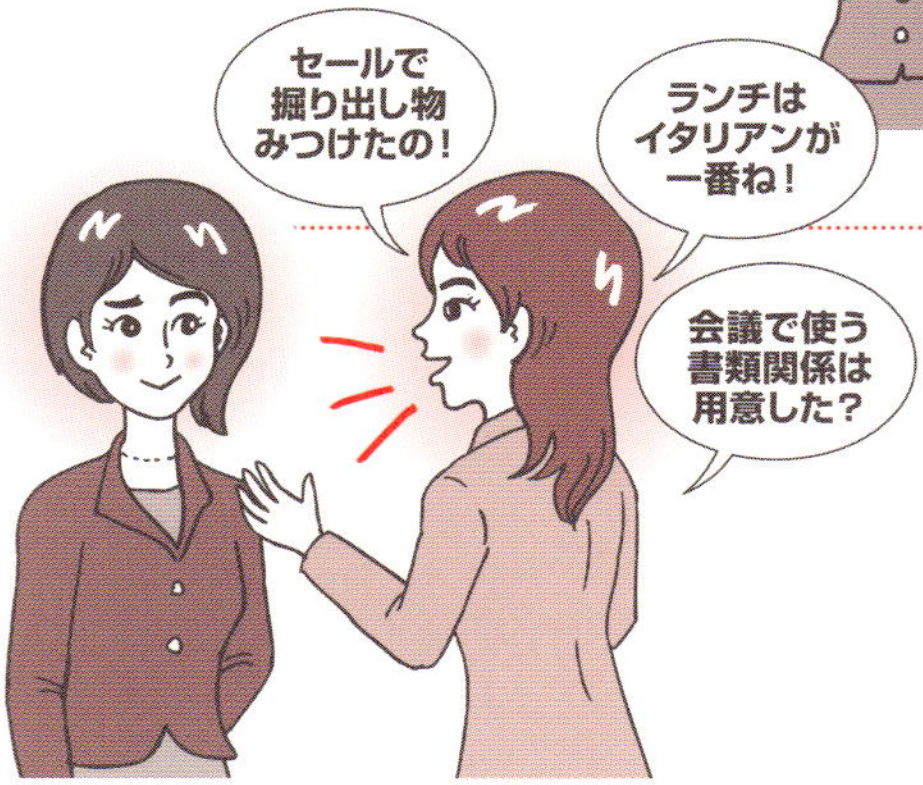
セールで掘り出し物みつけたの！
ランチはイタリアンが一番ね！
会議で使う書類関係は用意した？

2

話が一方的で内容があちこちに飛ぶ。

3

こだわりが強くいつもと違うことが受け入れられない。

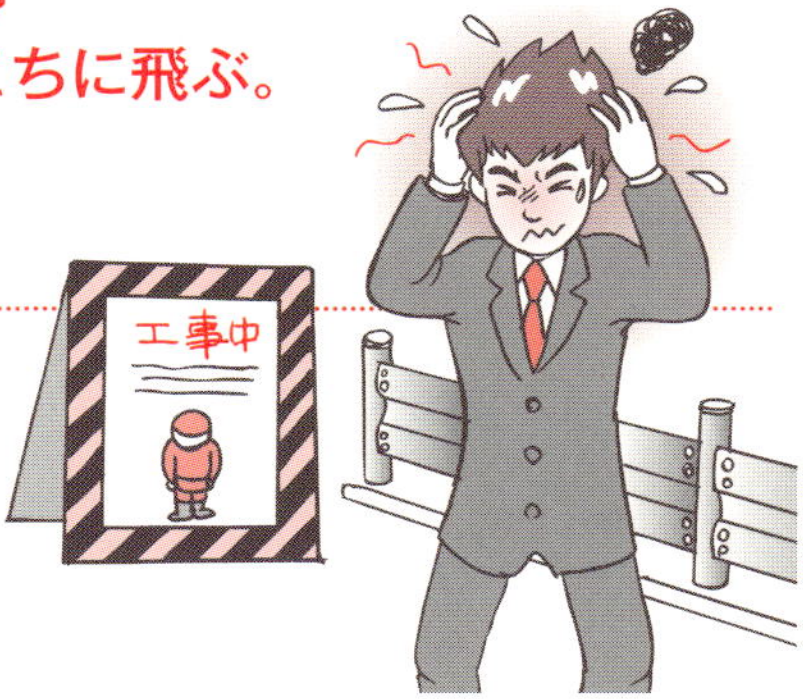
工事中

人と親しくなろうとしません

他人に対しての関心や仲間意識が非常に低く、ひとりになってしまってもまったく気になりません。場の空気を読もうという発想がないので、孤立しやすいのも特徴です。

ルールや決められたことを守らない人が許せず、ささいな間違いやあやまちをとがめたり、こだわりが強いときは警察に通報したりしてしまうこともあります。

人前でどうやって振るまえばいいのかがわからず、成長の過程で身につくはずのマナーや決まりごとが十分に理解できません。集団や組織の中での社会性にも欠ける傾向があります。

言葉のキャッチボールができません

コミュニケーションの問題を抱える人が多く、会話が一方通行で言葉のキャッチボールが成立しません。相手の話に興味や関心を示さず、自分のいいたいことだけを話す傾向があります。

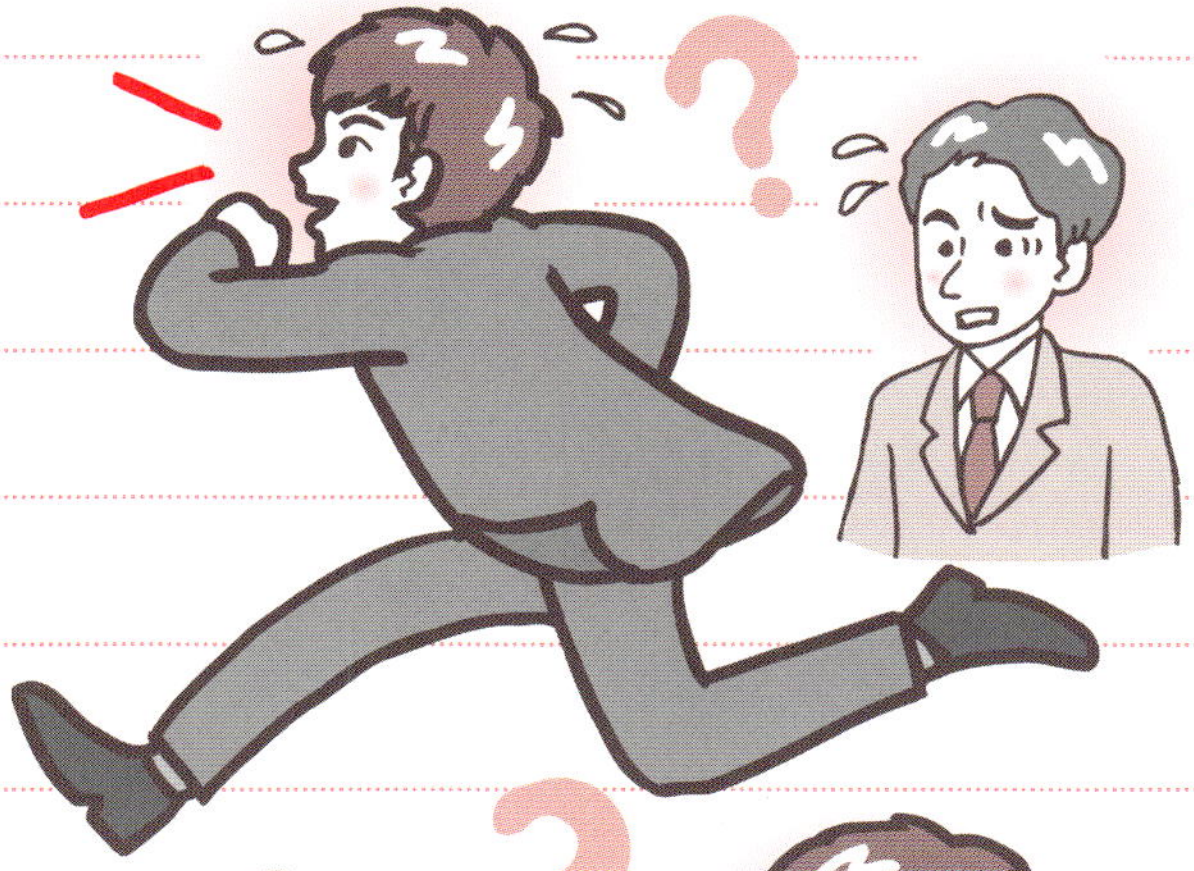

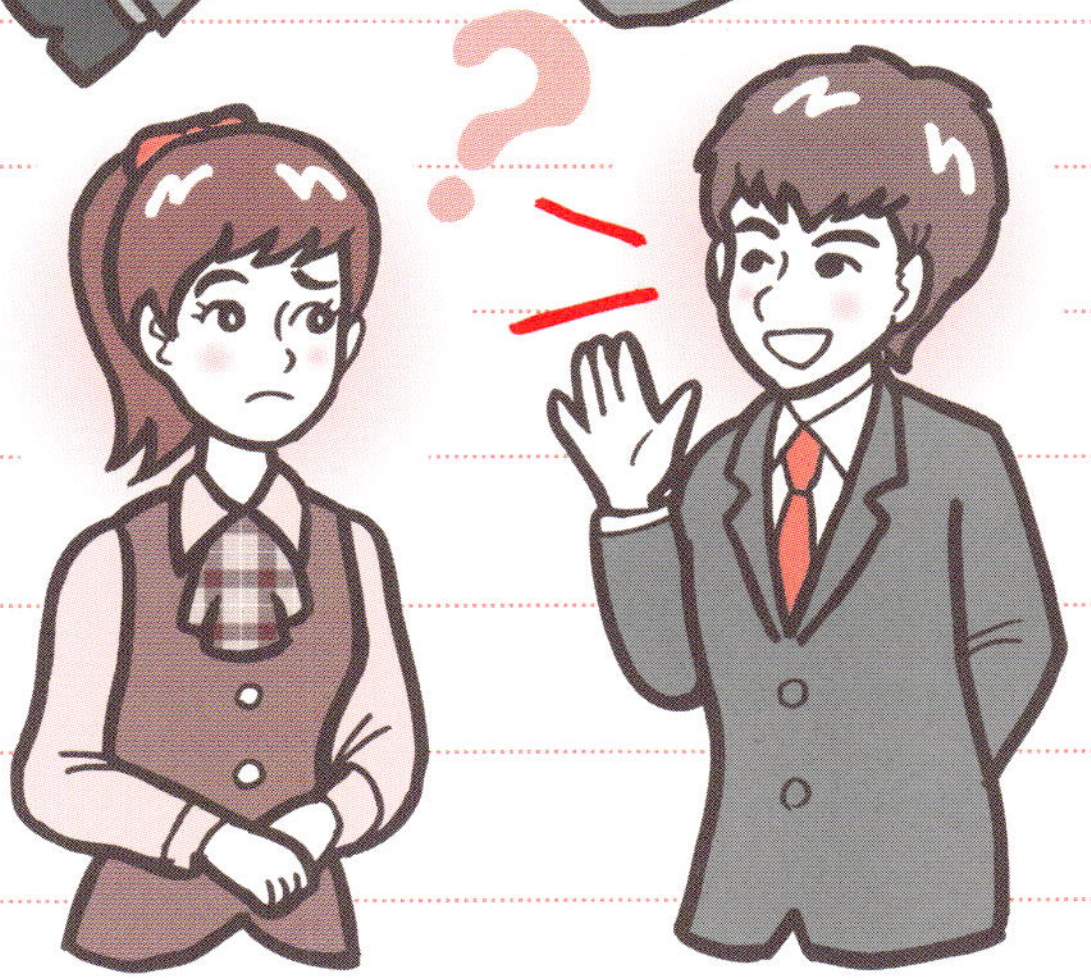

ひとつのことに強くこだわります

想像力が欠如しているため、新しいことに不安を抱きます。その反面、自分が興味があることには強いこだわりを持っています。マニアックにやり続けたり追究する人が多いでしょう。ADHDの人もこだわりを持っていますが、アスペルガー症候群の場合はそれが顕著です。こだわりがよい方向にいけばいいのですが、応用や融通がきかなくなると、まわりの人に迷惑をかけることにもなります。

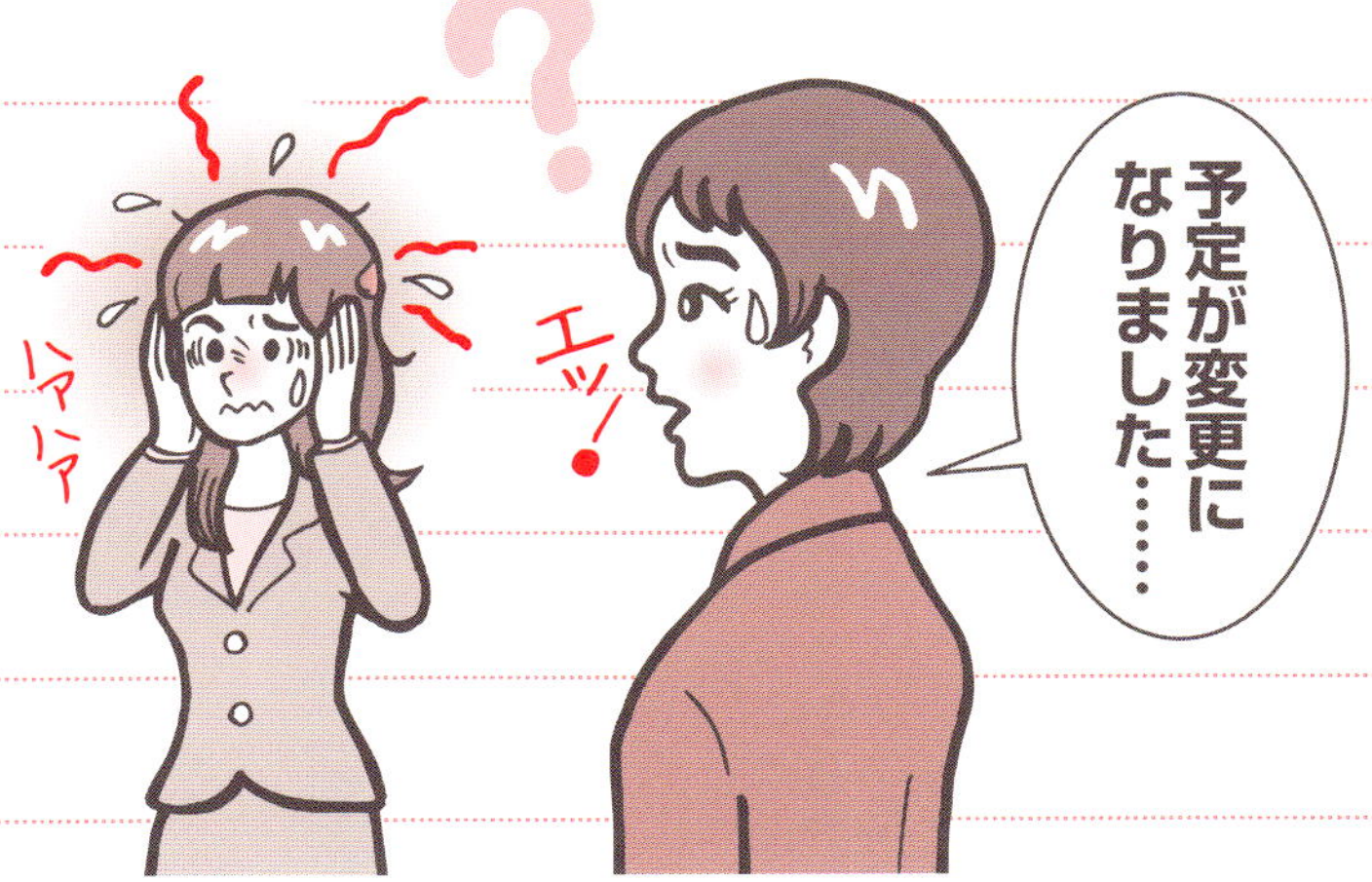

アスペルガー症候群のそのほかの特性を知りましょう

偏食や音の恐怖などがあります

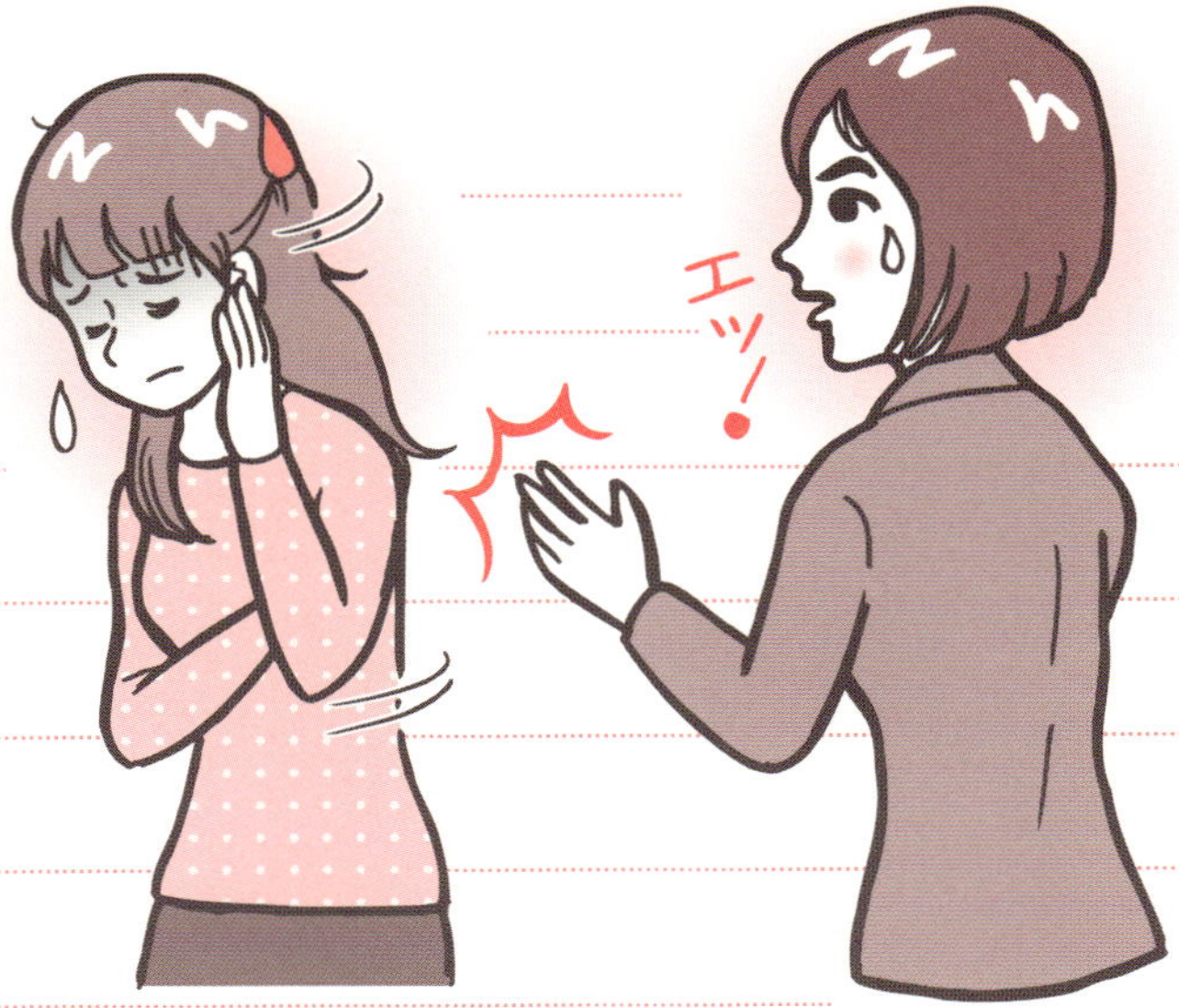

アスペルガー症候群には、聴覚、視覚、嗅覚、味覚、触覚に、異常に敏感、または鈍感な人がいます。気圧や温度の変化に過剰反応する場合もあります。

食べ物の好き嫌いが多い、人から触られるのが苦手、大きな音を極端に嫌ったり、逆に好んだりする、痛覚が鈍くて自傷行為を繰り返す、自分の体の臭いに気づかないなどの症状がある人もいます。

手先が不器用で運動も苦手です

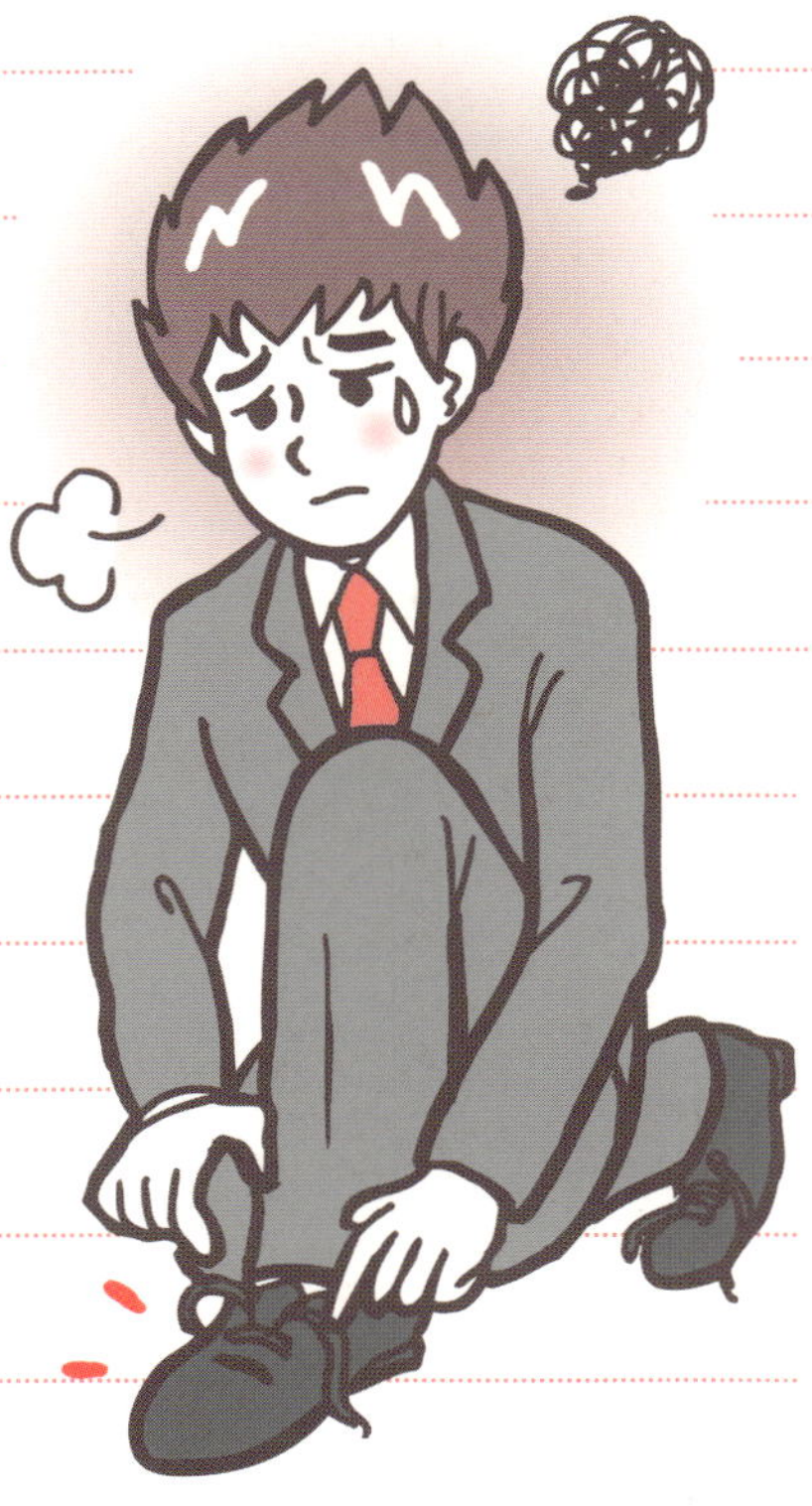

手先を使う作業が苦手だったりスポーツが不得意な人が多いでしょう。特に、箸使いやハサミが苦手、ヒモが結べない、器械体操や縄跳びが苦手などの特徴が見られます。

目と手、手と足などの協調運動に問題があり、運動全般や字を書くのが苦手な人もいます。

アスペルガー症候群の診断基準を知りましょう

イギリスの発達心理学者であるバロン・コーエンらが作成し、邦訳された「アスペルガー質問表」です。この質問表を使うと、ある程度の自己診断は可能となります。しかし、発達障害には個人差があるので、最終判断は専門医にゆだねましょう。

アスペルガー症候群 質問表（自閉症スペクトラム指数）

あてはまる項目に○をつけましょう。

①そうである　②どちらかといえばそうである　③どちらかといえばそうではない（ちがう）　④そうではない（ちがう）

		①	②	③	④
1	何かをするときには、ひとりでするよりほかの人と一緒にするほうが好きだ。				
2	同じやり方を何度も繰り返し用いることが好きだ。				
3	何かを想像するとき、映像（イメージ）を簡単に思い浮かべることができる。				
4	ほかのことがぜんぜん気にならなくなる（目に入らなくなる）くらい、何かに没頭してしまうことがよくある。				
5	ほかの人が気づかないような小さい物音に気がつくことがある。				
6	車のナンバーや時刻表の数字などの一連の数字や、特に意味のない情報に注目する（こだわる）ことがよくある。				
7	自分ではていねいに話したつもりでも、話し方が失礼だと周囲の人からいわれることがよくある。				
8	小説などの物語を読んでいるとき、登場人物がどのような人か（外見など）について簡単にイメージすることができる。				
9	日付についてのこだわりがある。				
10	パーティーや会合などで、いろいろな人の会話についていくことが簡単にできる。				
11	自分が置かれている社会的な状況（自分の立場）がすぐにわかる。				
12	ほかの人は気がつかないような細かいことに、すぐに気づくことが多い。				
13	パーティーなどよりも、図書館にいくほうが好きだ。				
14	つくり話には、すぐに気がつく（すぐわかる）。				
15	モノよりも人間のほうに魅力を感じる。				
16	それをすることができないとひどく混乱して（パニックになって）しまうほど、何かに強い興味を持つことがある。				
17	ほかの人と雑談などのような社交的な会話を楽しむことができる。				
18	自分が話をしているときには、なかなかほかの人に横から口をはさませない。				
19	数字に対するこだわりがある。				
20	小説などを読んだり、テレビでドラマなどを観ているとき、登場人物の意図をよく理解できないことがある。				
21	小説のようなフィクションを読むのは、あまり好きではない。				
22	新しい友人をつくることは、難しい。				
23	いつでも、物事の中になんらかのパターン（型や決まりなど）のようなものに気づく。				
24	博物館にいくよりも、劇場にいくほうが好きだ。				
25	自分の日課が妨害されても、混乱することはない。				
26	会話をどのように進めたらいいのか、わからなくなってしまうことがよくある。				
27	だれかと話をしているときに、相手の話の〝言外の意味〟を理解することは容易である。				
28	細部よりも全体像に注意が向くことが多い。				
29	電話番号を覚えるのは苦手だ。				
30	状況（部屋の様子やものなど）や人間の外見（服装や髪型）などが、いつもとちょっと違っているくらいでは、すぐには気がつかないことが多い。				
31	自分の話を聞いている相手が退屈しているときは、どのように話をすればいいかわかっている。				
32	同時に2つ以上のことをするのは、かんたんである。				
33	電話で話をしているとき、自分が話をするタイミングがわからないことがある。				
34	自分から進んで何かをすることは楽しい。				
35	冗談がわからないことがよくある。				
36	相手の顔を見れば、その人が考えていることや感じていることがわかる。				
37	じゃまが入って何かを中断されても、すぐにそれまでやっていたことに戻ることができる。				
38	人と雑談のような社交的な会話をすることが得意だ。				
39	同じことを何度も繰り返していると、周囲の人からよくいわれる。				
40	子どものころ、友だちと一緒に、よく〝○○ごっこ〟（ごっこ遊び）をして遊んでいた。				
41	特定の種類のものについての（車について、鳥について、植物についてのような）情報を集めることが好きだ。				
42	あること（もの）を、ほかの人がどのように感じるかを想像するのは苦手だ。				
43	自分がすることはどんなことでも慎重に計画するのが好きだ。				
44	社交的な場面（機会）は楽しい。				
45	ほかの人の考え（意図）を理解することは苦手だ。				
46	新しい場面（状況）に不安を感じる。				
47	初対面の人と会うことは楽しい。				
48	社交的である。				
49	人の誕生日を覚えるのは苦手だ。				
50	子どもと〝○○ごっこ〟をして遊ぶのがとても得意だ。				

●採点方法

項目に網かけしてあるもの（　　）は、①か②に○をつけた場合1点。残りの項目は③か④に○をつけた場合に1点として集計します。

採点結果

33点以上ならアスペルガー症候群、高機能自閉症の可能性が高いでしょう。専門医を受診し、診断してもらって対処していきましょう

そのほかの発達障害を知りましょう

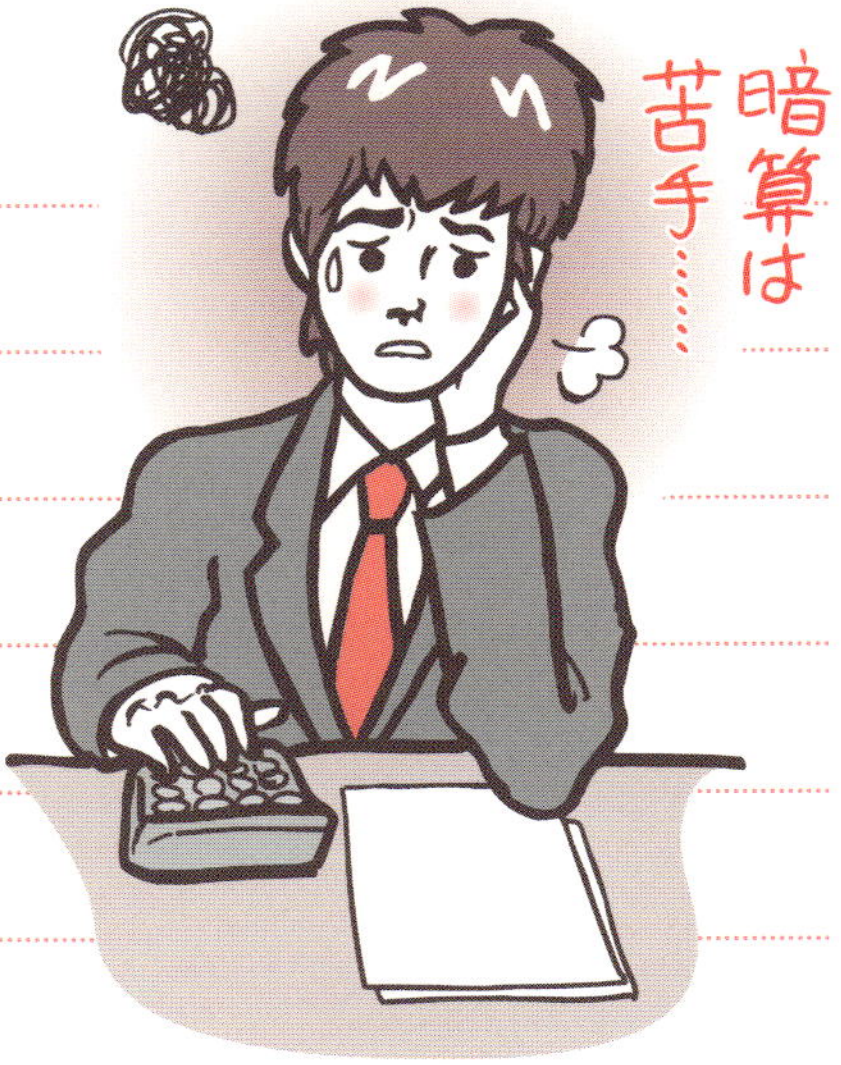

● LDとはどんな障害でしょう

学習障害のことをＬＤといいます。知的障害がないのに、文字を読むこと、書くこと、計算することなどに困難を示す障害です。

話し言葉や言語の理解に障害がある「聴覚性ＬＤ」、読み書きに障害がある「視覚性ＬＤ」、計算が困難な「算数障害」などがあり、それぞれひとつの症状があったり重複したりします。日本では読字障害がある人は、人口の２〜３パーセントほどです。

● 知的障害とはどんな障害でしょう

知的能力の発達が未熟な知的障害は、脳の中枢神経系の障害です。

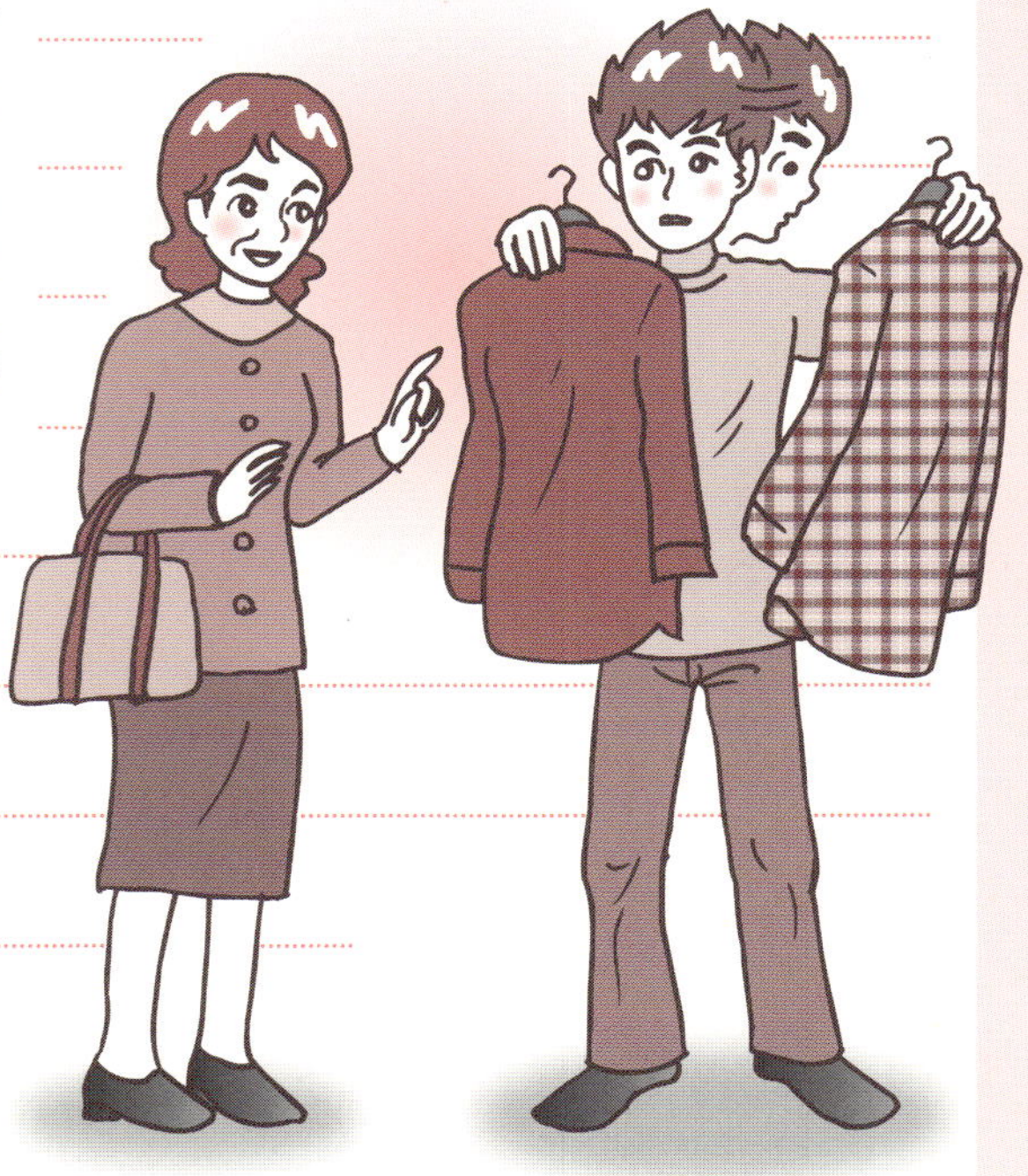

軽度の場合はＩＱ55〜69、中等度はＩＱ40〜54、重度になるとＩＱが39以下であり、成人しても自立した社会生活を送ることは困難であり、周囲の助けが必要になります。

認知能力だけでなく、言葉の理解や表出、対人スキル、生活習慣の自立などは未発達です。

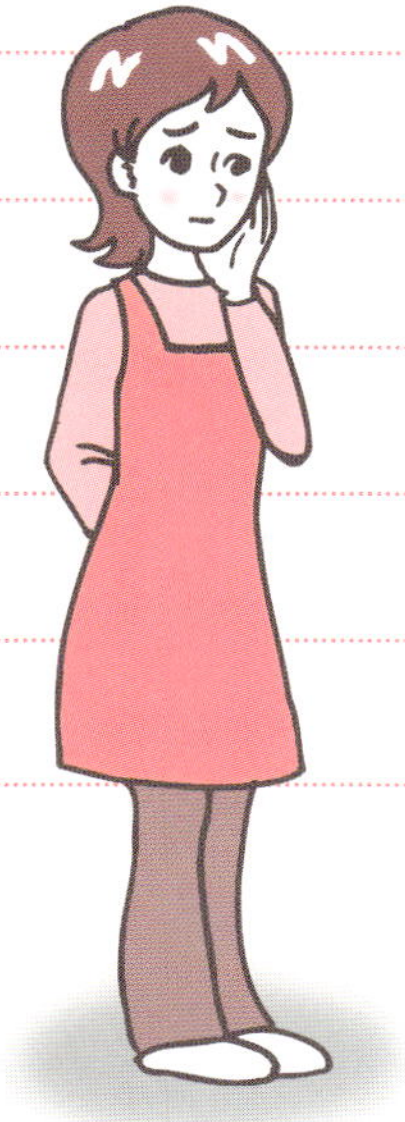

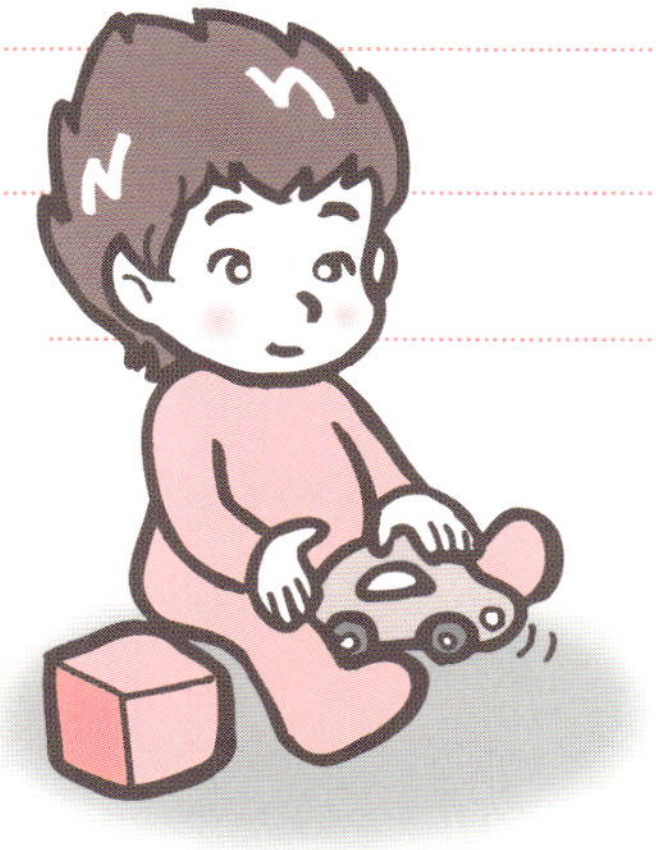

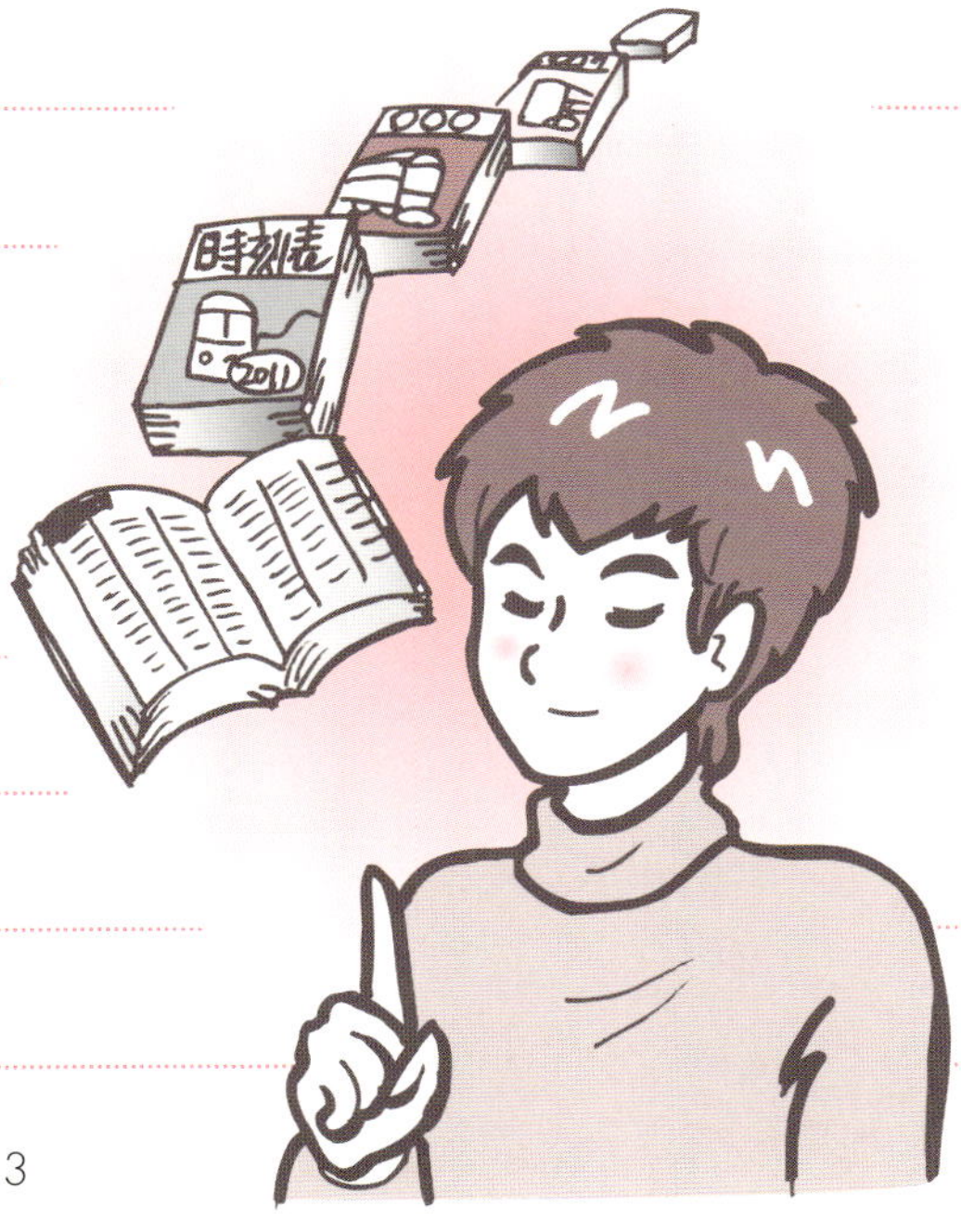

自閉症とはどんな障害でしょう

自閉症スペクトラム障害（ＡＳＤ）というのは、さまざまな自閉症をひとまとめにした概念です。

自閉症は対人関係での孤立が基本にあり、話しかけても視線が合わない、ひとり遊びが多いという問題があります。また、社会性、言語、認知、運動機能などの発達にも問題が見られます。

自閉症は「低機能自閉症」と「高機能自閉症」のふたつに分類されます。低機能自閉症はＩＱが70未満で知的障害を伴い、高機能はＩＱ70以上で知的障害はありません。

高機能自閉症とはどんな障害でしょう

高機能自閉症は、毎日決まったことを繰り返す「こだわり行動」や、こだわりが妨げられるとパニックや興奮状態になるなどの特徴があります。

また、見たものを短時間で記憶する視空間認知能力という症状もあります。

アスペルガー症候群との違いは、言葉の遅れが見られるところ。アスペルガー症候群は言葉の遅れはありません。

大人の発達障害が合併症を示しやすいのはなぜでしょう

うつ病やアルコール依存症は発達障害が原因？

発達障害は青年期以降に、いろいろな合併症を引き起こしやすいといわれます。

監修の星野先生の調査では、外来を受診した80人のADHDの人のうち、合併症のない人は11人（3.8パーセント）で、69人（86・2パーセント）が合併症を示していました（一般人口の中の発達障害者を対象としたデータではありません）。

発達障害の大人が合併症を示すと深刻な症状を示し、うつ病を併発している人がもっとも多くいました。

発達障害の人が合併しやすい病気

- うつ病
- 不安障害
- パーソナリティ障害
- 依存症
- 行為障害

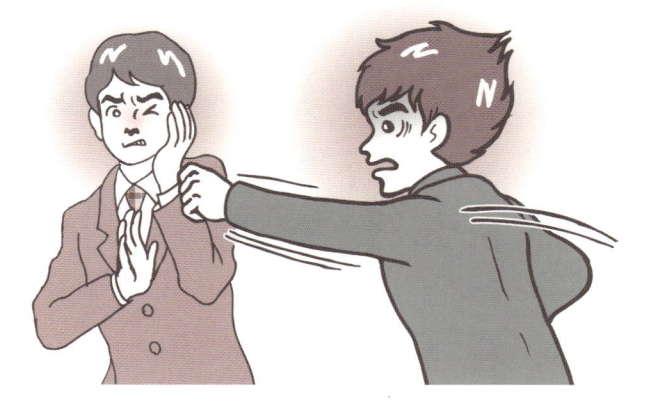

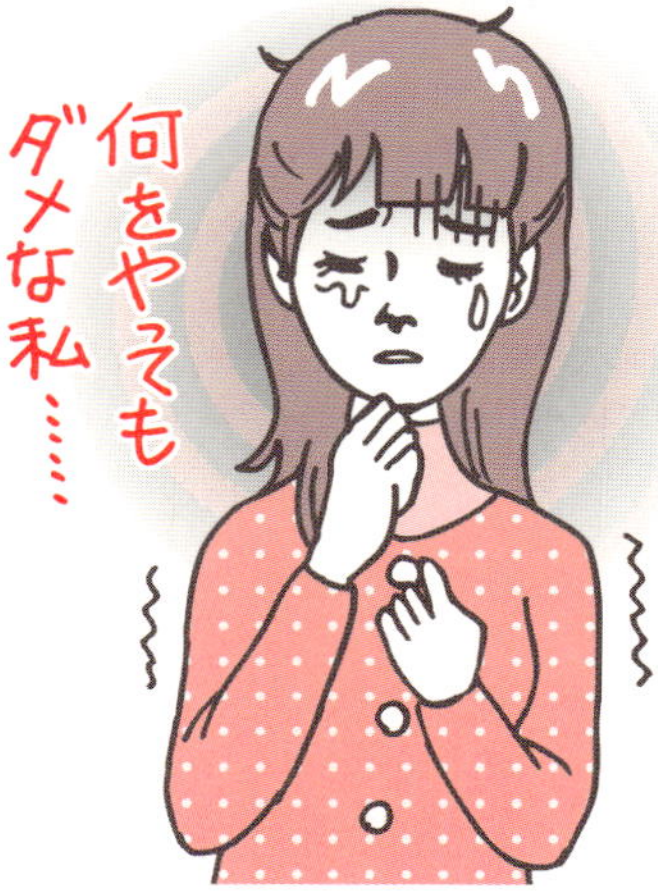
何をやってもダメな私……

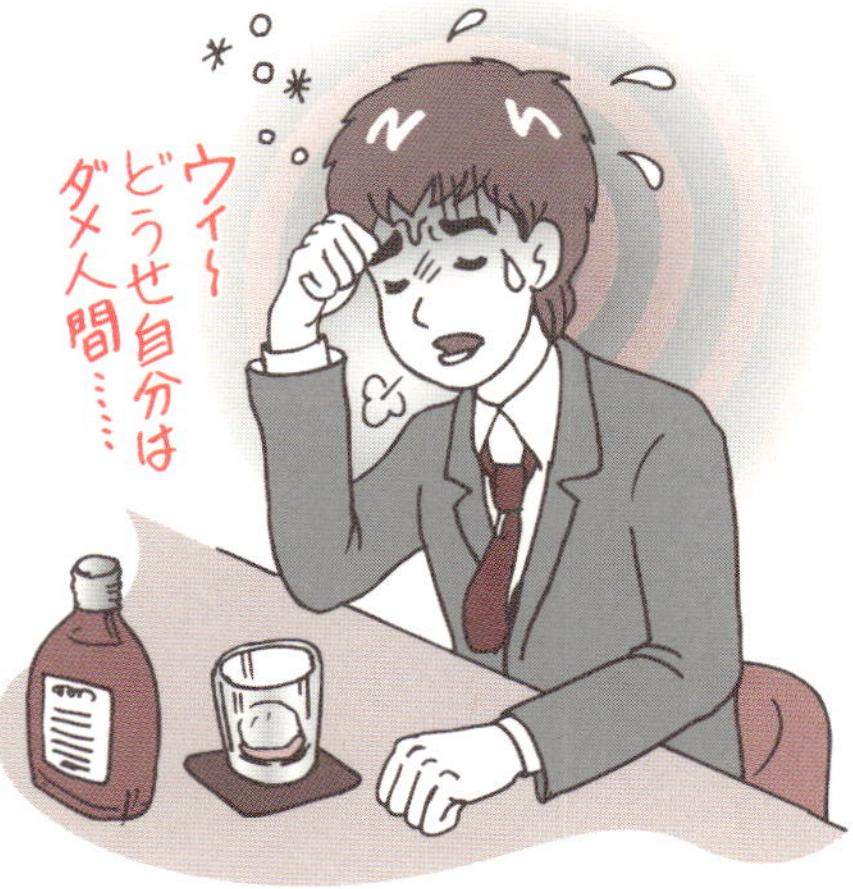
ウィ～
どうせ自分はダメ人間……

発達障害の人が合併症を起こすのはなぜでしょう

ADHD、アスペルガー症候群でも、合併症の原因は共通しています。それは次の3つです。

①心理社会的要因
②生物学的要因
③遺伝的要因

発達障害の人はストレスやプレッシャーの少ない環境で、周囲の人にサポートされるべきです。しかし、毎日のように親や教師などから叱責されたり、いじめの対象になることも多いのです。そのため合併症を起こすと考えられます。

近年の研究で、うつ病や不安障害などは、前頭葉、尾状核《びじょうかく》、大脳辺縁系《だいのうへんえんけい》などの機能障害が原因だとわかってきました。発達障害の人が、少しの心理社会的要因でも合併症になってしまうのはそのためだと考えられます。

遺伝的要因は、うつ病やアルコール依存症などに影響します。親や親族に同じ症状が見られることが多いからです。

合併症の原因

●心理社会的要因

家庭の養育環境、学校環境での安心感や信頼関係の欠如、ストレス、心理的トラウマ体験など

●生物学的要因

脳の機能障害

●遺伝的要因

近い血縁関係者からの遺伝

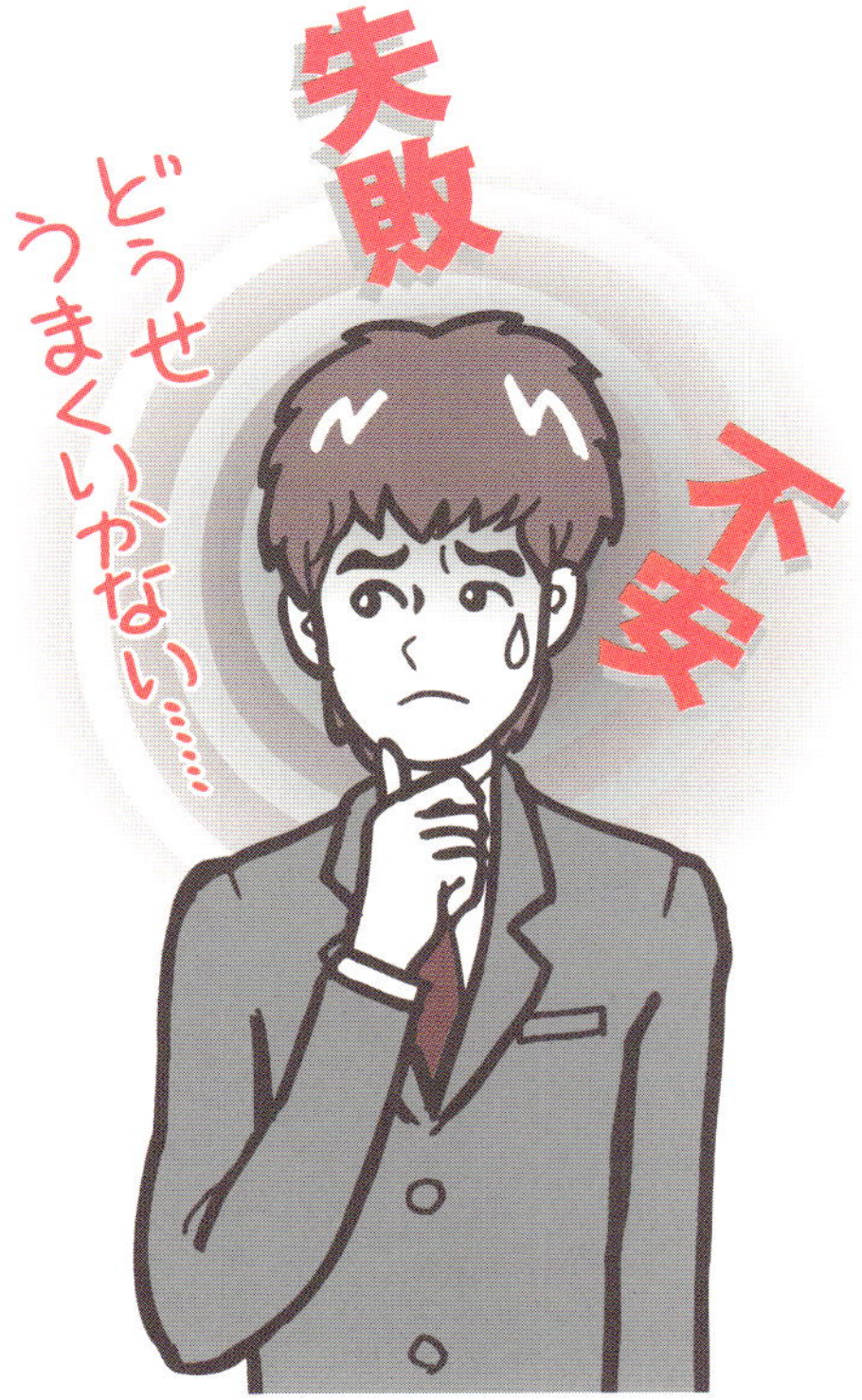

ADHDの人が起こしやすい合併症

●多動・衝動性優勢型、混合型→

行為障害、反社会性パーソナリティ障害、アルコール依存症、薬物依存症など

●不注意優勢型→

うつ病、不安障害、学習障害（ＬＤ）など

ＡＤＨＤとアスペルガー症候群の違いを知りましょう

●こだわり

●共通点●

興味のあることに熱中し、
時間を忘れるほど
のめり込む。

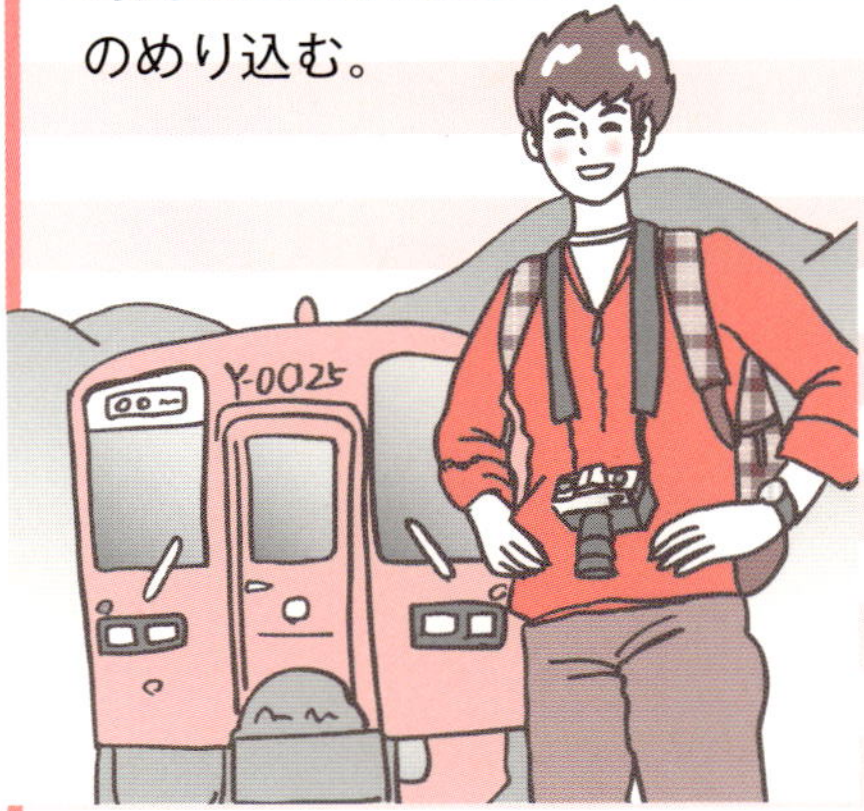

●相違点●

アスペルガー症候群は、
同じ動作を繰り返す、
においや肌触りなどの
特定の感覚刺激に
強いこだわりがある。
ＡＤＨＤにはない。

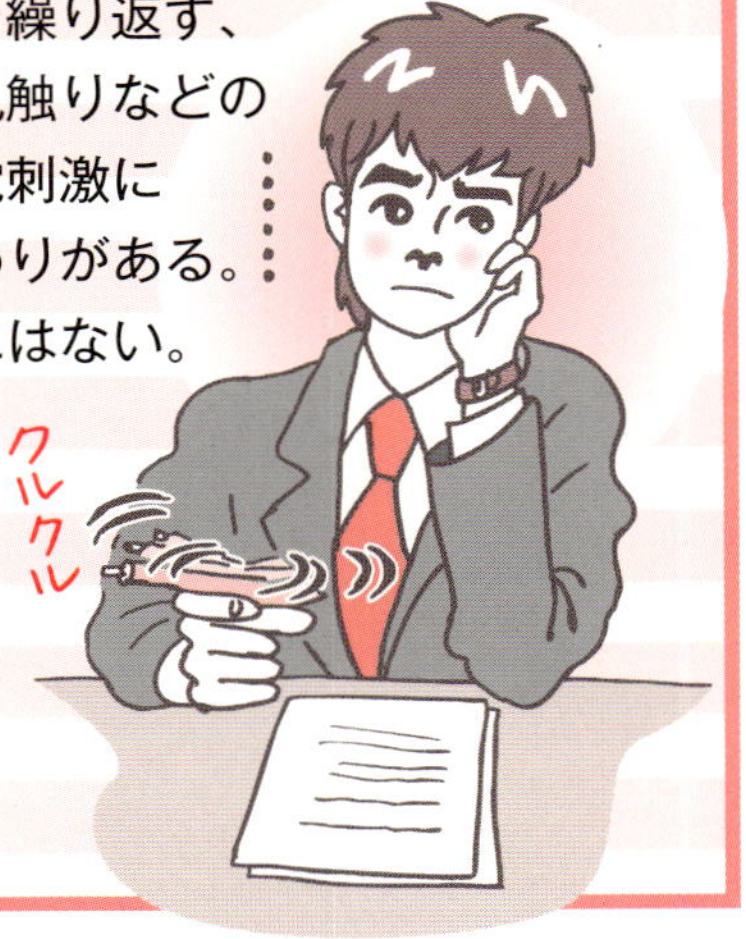
クルクル

●不注意

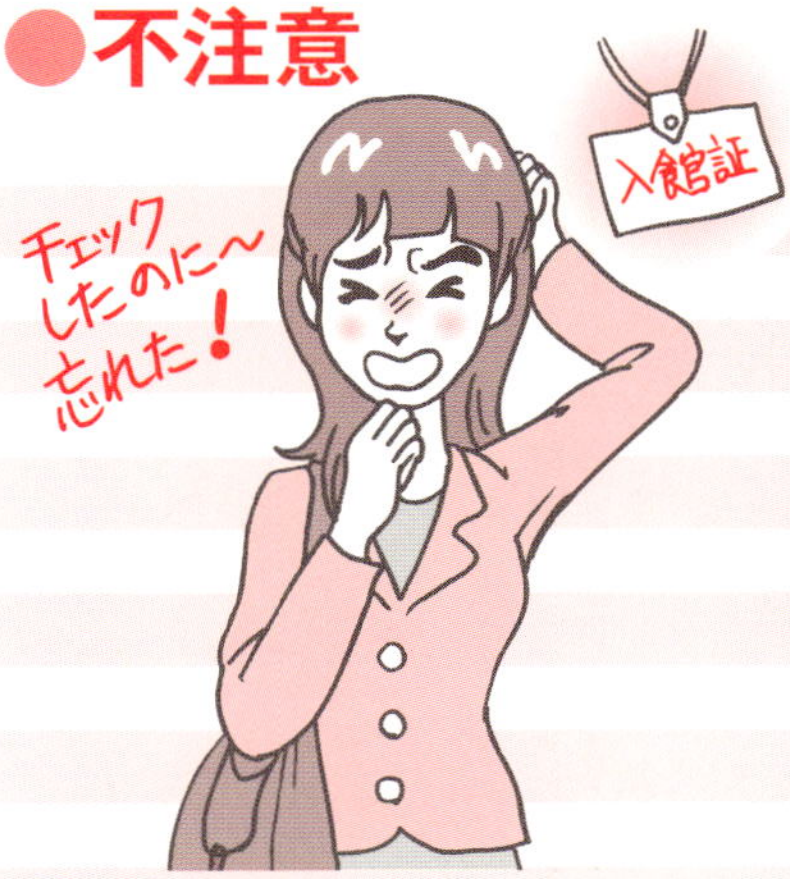
入館証
チェックしたのに～忘れた！

●相違点●

ＡＤＨＤはマナー違反だと
わかっているけれどやめらない。
アスペルガー症候群は
礼儀やマナーの
意識がない。

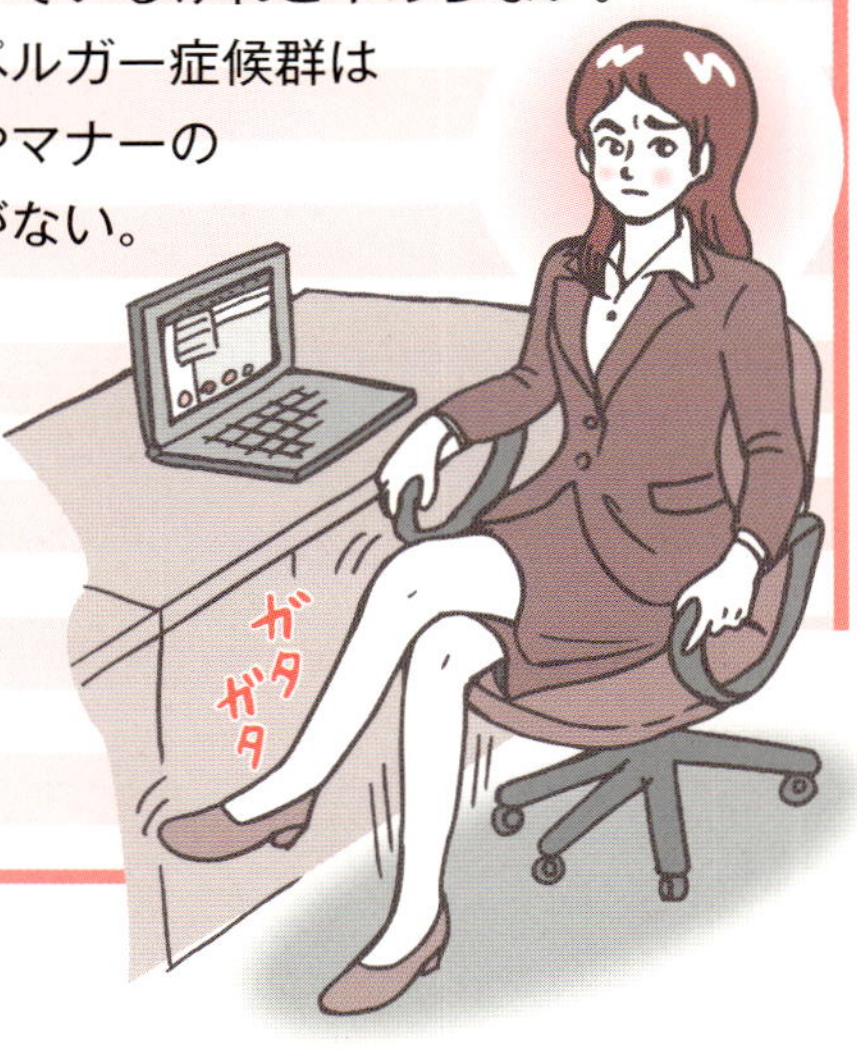
ガタガタ

●共通点●

忘れ物をする、なくし物をする、
気が散りやすいなど、
不注意症状がよく似ている。

●衝動的な行動

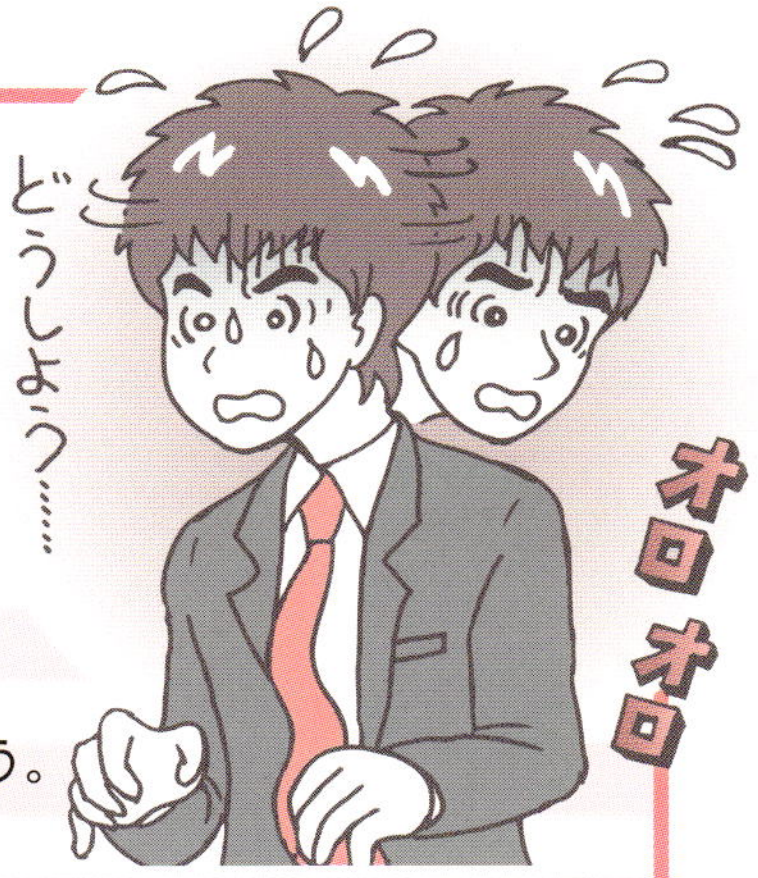

●共通点●

その場にふさわしくない
失礼な行動をする。
暴れる、大声をだす、人を叩く、
割り込むなどの行動がある。

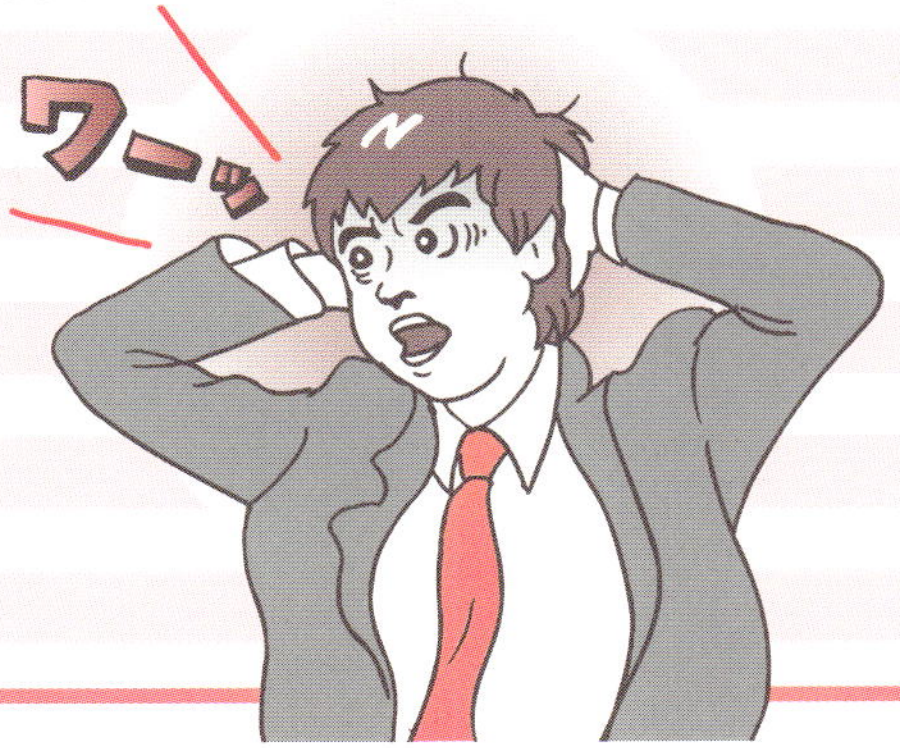

●相違点●

ＡＤＨＤは
わかっているけれど、
衝動的に行動してしまう。
アスペルガー症候群は
「他人に失礼なことをした」
という概念がない。
不安や恐怖を感じると、パニック状態に
なりやすい。

●パニック行動

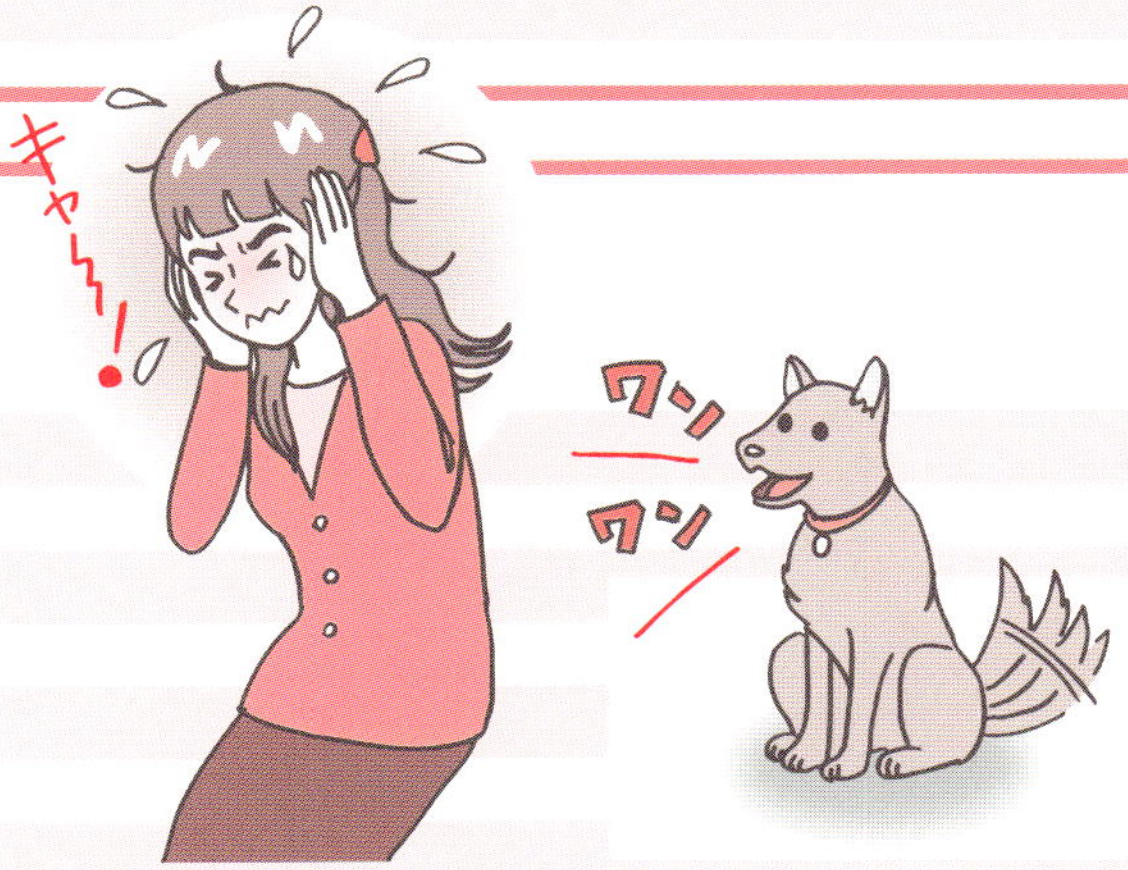

●共通点●

自分の思い通りにならないと
パニックや
かんしゃくを起こす。

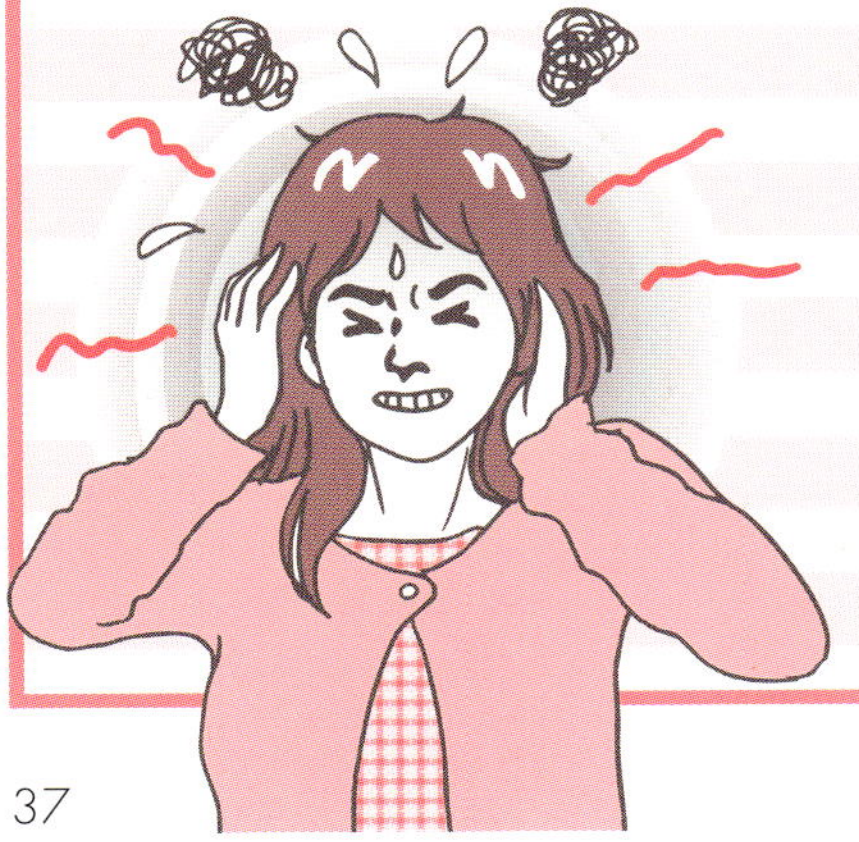

●相違点●

ＡＤＨＤはすぐにキレることが多い。
感情をストレートに表現する。
アスペルガー症候群は
音や動物の鳴き声などに瞬間的に反応したり、
急な予定変更やいつもと違った出来事に
対処できずパニックを起こす。

大人の発達障害にはたくさんの可能性があります

特性を活かして可能性を広げましょう

大人の発達障害は、その特性を活かして生きれば人と違った才能を発揮することができます。社会の一員として生活するスキルを身につけ、自分の可能性を広げていきましょう。

ＡＤＨＤの人は、頭の中にいつもおもしろい発想が浮かんでいます。また、興味があることには大変な集中力を発揮し、食事も忘れて没頭できる力を持っています。

エジソン、アインシュタイン、ベートーヴェン、坂本龍馬……。多くの天才と呼ばれた偉人たちは、発達障害の特性を濃厚に持っていたといわれているのです。

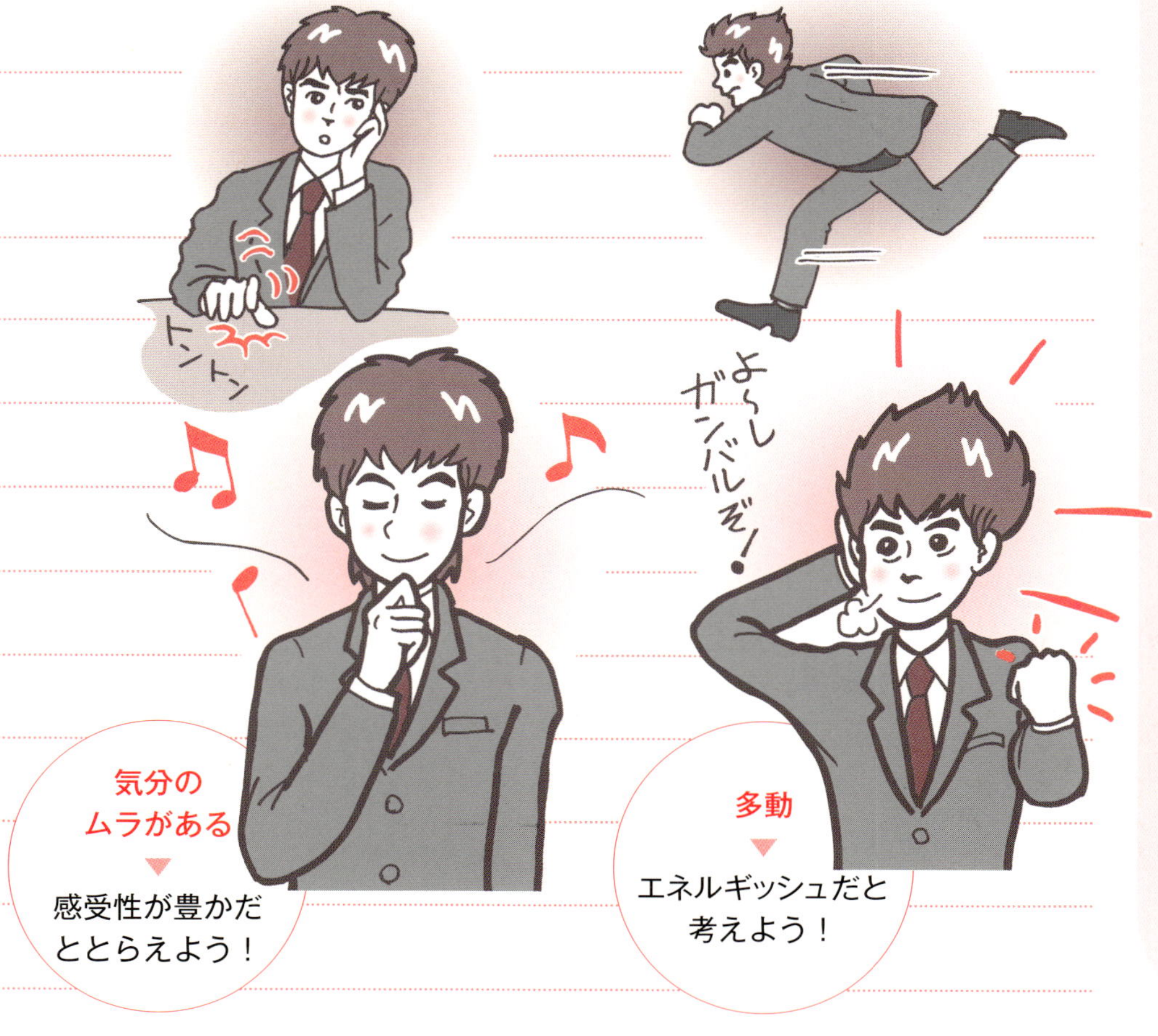
トントン
よ〜しガンバルぞ！
気分のムラがある
▼
感受性が豊かだととらえよう！
多動
▼
エネルギッシュだと考えよう！

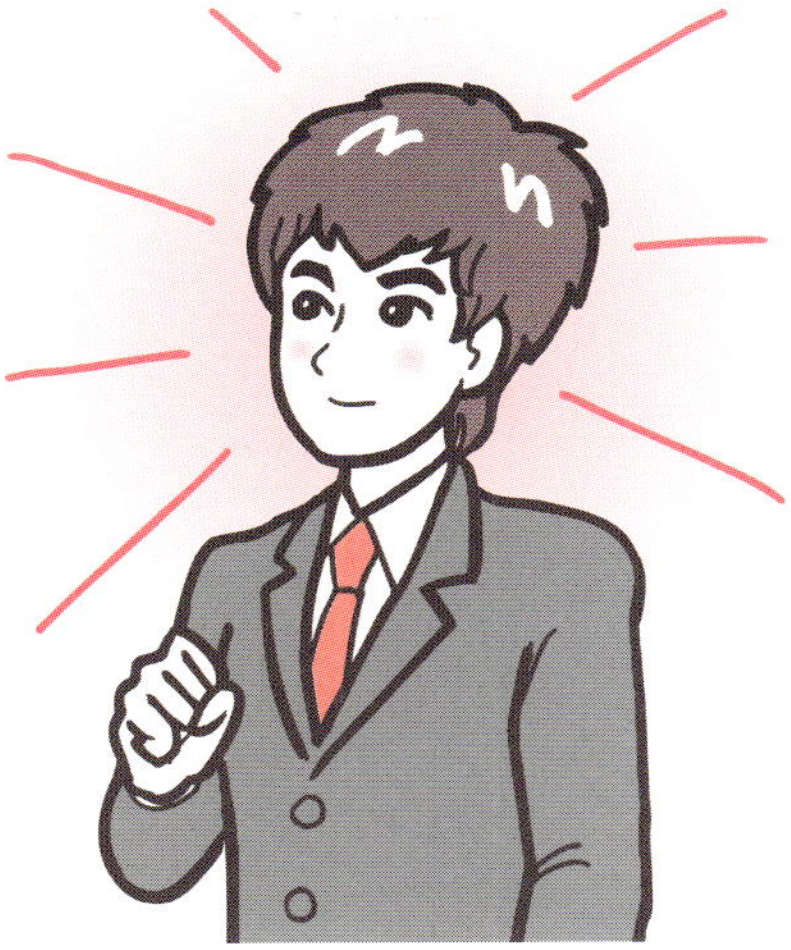

「障害」ではなく「個性」だととらえましょう

ＡＤＨＤは、治療が必要ではない部分までを含めると、全人口の約10パーセントは存在すると考えられます。そう考えると、よくある発達障害、よくいるタイプの人なのです。ですから、落ち込んだり自信を失ったりせずに、自分の適性に合った仕事を見つけましょう。個性を理解してくれるパートナーとめぐりあえれば、なんの問題もなく生活していけるでしょう。

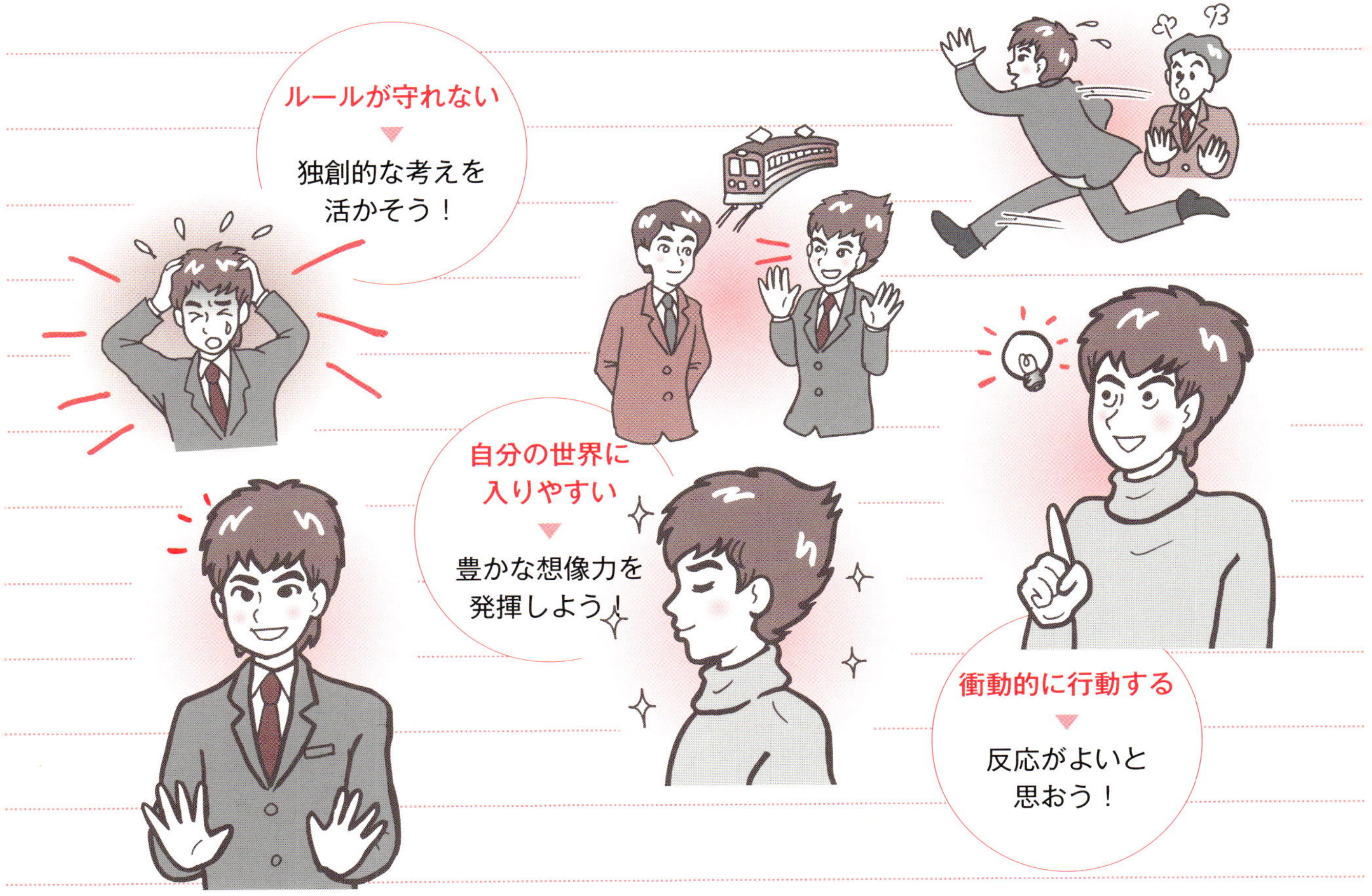
ルールが守れない
独創的な考えを
活かそう！
自分の世界に
入りやすい
豊かな想像力を
発揮しよう！
衝動的に行動する
反応がよいと
思おう！

発達障害の女性が抱える問題について

月経前（不機嫌性）障害について知りましょう

ＡＤＨＤやアスペルガー症候群の女性は、月経がはじまる前になるとイライラしたり落ち込んだりすることがあります。それは「月経前（不機嫌性）障害」という現象です。その症状が強くなると、うつ病を合併しやすいといわれます。

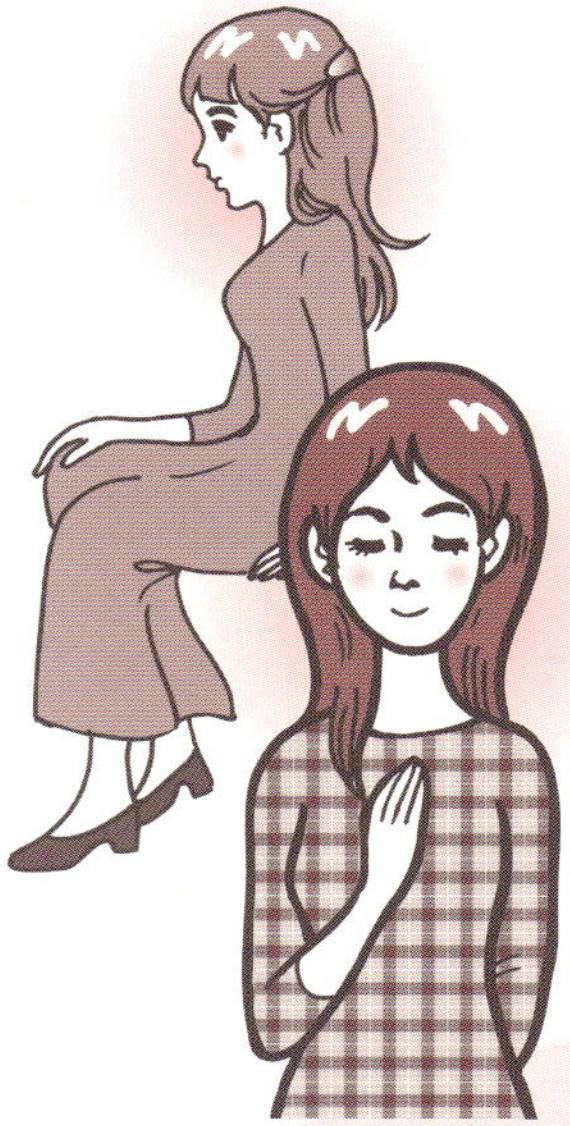

月経前（不機嫌性）障害の症状

- 悲しくなる
- 怒りっぽくなる
- 涙もろくなる
- 無気力になる
- イライラする
- 集中力がなくなる
- すぐにキレる
- 甘いものが食べたくなる
- 眠くなる
- 不眠になる

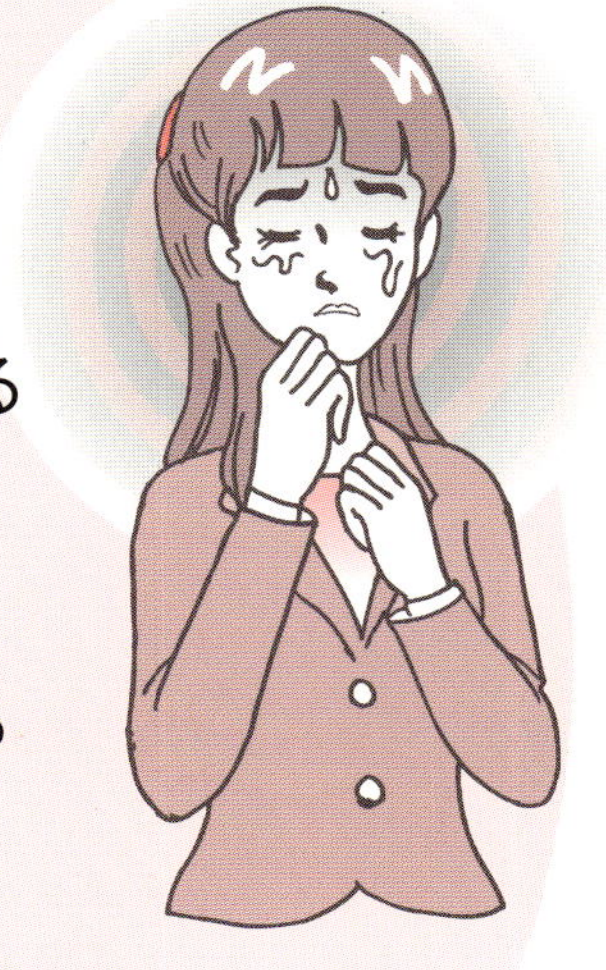

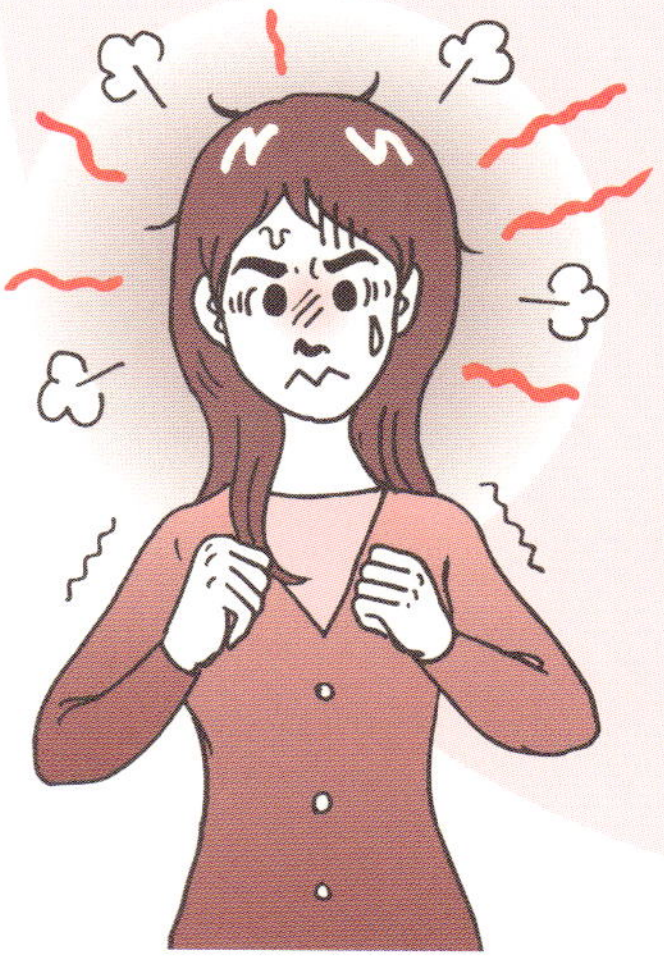

女性の深刻な問題は月経前（不機嫌性）障害の重症化です

発達障害の女性は月経前（不機嫌性）障害が重症化しやすいため、うつ病などの合併症も多いのが現実です。最近では、女性の犯罪は月経前（不機嫌性）障害と密接な関係があるともいわれています。

また女性は、家庭でも職場でも、こまごました仕事を任せられることが多いため、困難な場面に直面することが多いのです。特に発達障害の人は、段取りよく仕事をこなすのが苦手ですから、やるべきことが増えると混乱してパニックになってしまいます。

大人の女性の発達障害に特有な問題に、性欲もあげられます。性欲が低下して不感症になったり、逆に性欲がありすぎて異性関係が乱れるケースもあります。セックス依存症になったり異性関係のトラブルに巻き込まれないよう、十分に注意する必要があるでしょう。

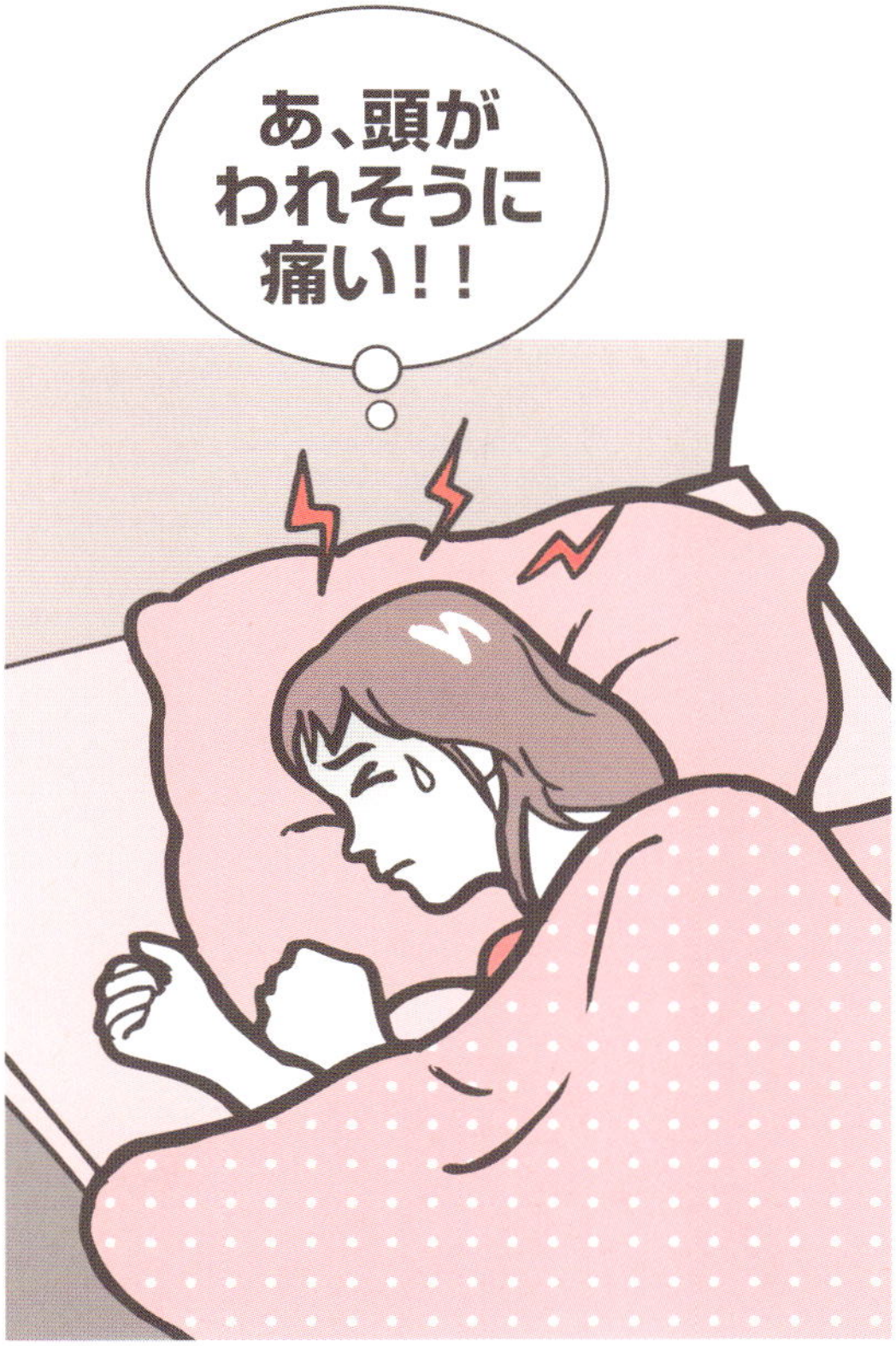

月経前（不機嫌性）障害の身体症状

- 頭痛
- 乳房の痛みや張り
- 関節の痛み
- 頭重感《ずじゅうかん》
- 手足のむくみ
- 筋肉の痛み
- 顔のむくみ

発達障害の偉人たち②

織田信長　坂本龍馬

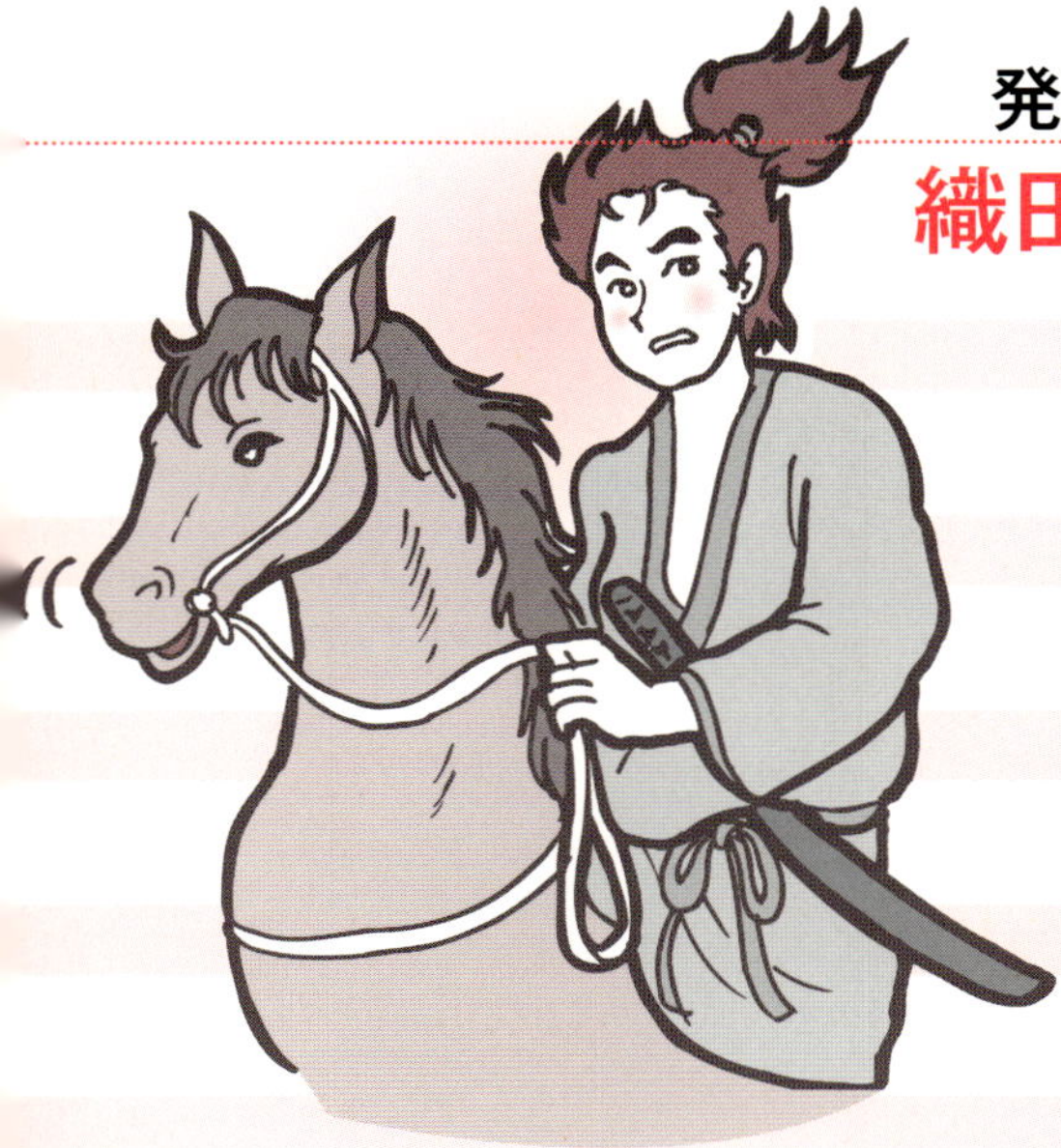

キレやすくて衝動的な行動をしていた

織田信長

少年時代の信長は着物の片袖しか腕を通さず、腰には荒縄を巻き、鞍《くら》もつけないで荒馬に乗って戦争ごっこや相撲などをしてすごしたのだとか。

武将になってからは、歯向かうものに容赦せず、日本の未来を広い視野で見通していました。

日本の経済発展を目指し、だれにもマネできない自己流のやり方で勢力を広げました。

泣き虫で不器用だった

坂本龍馬

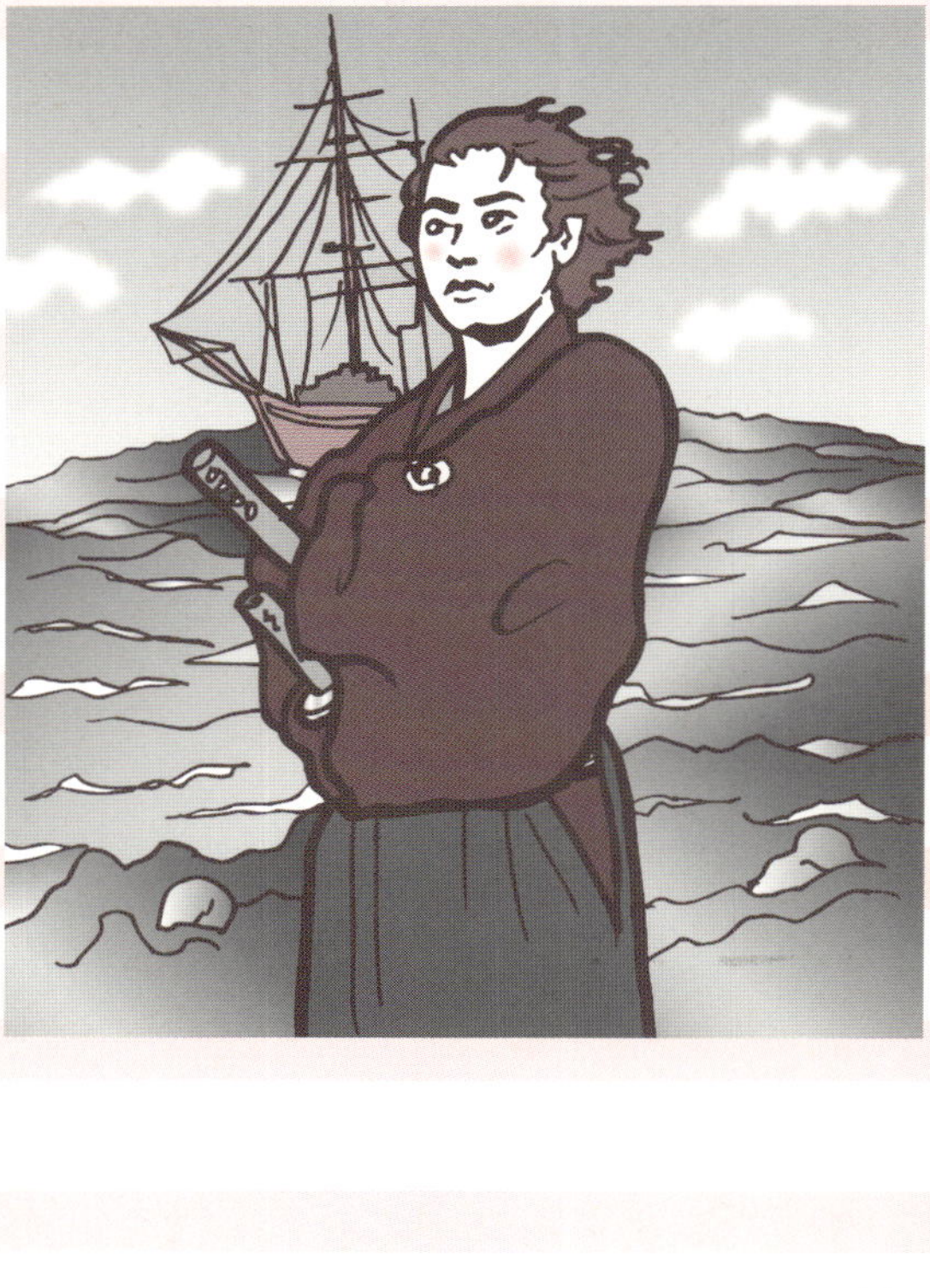

坂本龍馬は典型的なADHDだったといわれます。子ども時代、寝小便は10歳をすぎてもなくならず、友だちからからかわれて泣いてばかりいました。手先が不器用なことも有名だったそうです。

あまりにも勉強ができず、通っていた塾はすぐにやめてしまいました。ケンカも多かったのですが、いじめっ子からは姉の乙女が守ってくれました。

「弟は必ず立派な人になる」と乙女は龍馬を守り、愛情たっぷりに育てました。

発想力があり、深く考えず思った通りに突き進んでいくタイプであった龍馬は、その才能を発揮し、特性をよい形で伸ばしていくことができたのです。

第3章

職場やまわりの人に溶け込めないのはなぜでしょう?

さまざまな発達障害の症状から、
周囲の人とうまくつき合えないことに
落ち込む人も多いでしょう。
ひとりで悩まず、
周囲の人に協力してもらって、
社会の中で適応できるように気持ちを
コントロールしていきましょう

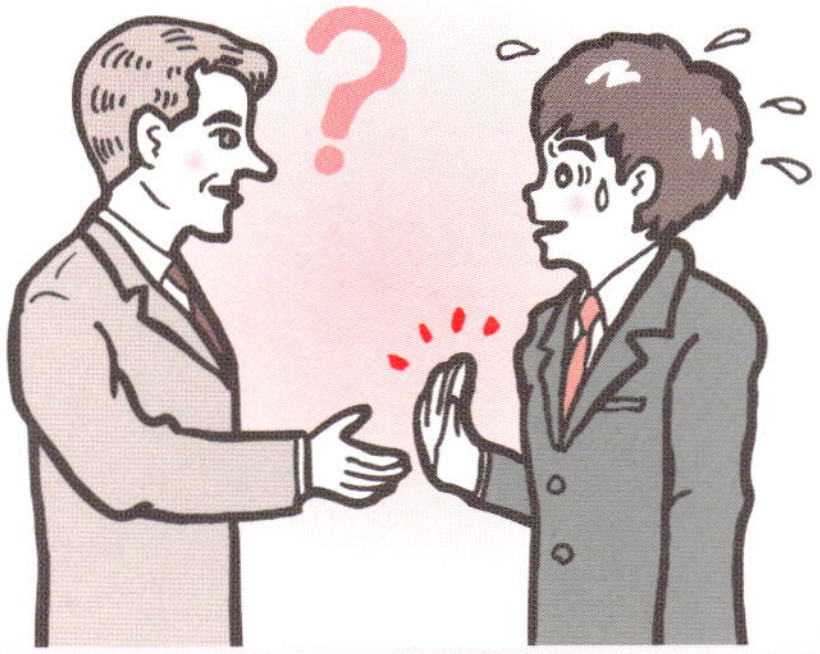

相手と目を合わせて コミュニケーションができません

深い人間関係が築けません

発達障害の人は、他人と仲良くなりたいと思っているのに、うまく関われないことが多いといえます。

アスペルガー症候群の人はそもそも他人への関心がなく仲間意識も薄いので、ひとりぼっちになっても平気です。周囲の人と深い人間関係が築けなくても気になりません。

アスペルガー症候群とＡＤＨＤが併存している人は、他人と話していても視線を合わせず、身振り手振りの表現をしません。相手の表情や態度、身振りなどから気持ちをくみ取ることや場の空気を読むことはできません。相手が傷つくようなことを平気でいってしまったり、周囲の人が困惑するような言動をしたりしてしまうこともあるでしょう。

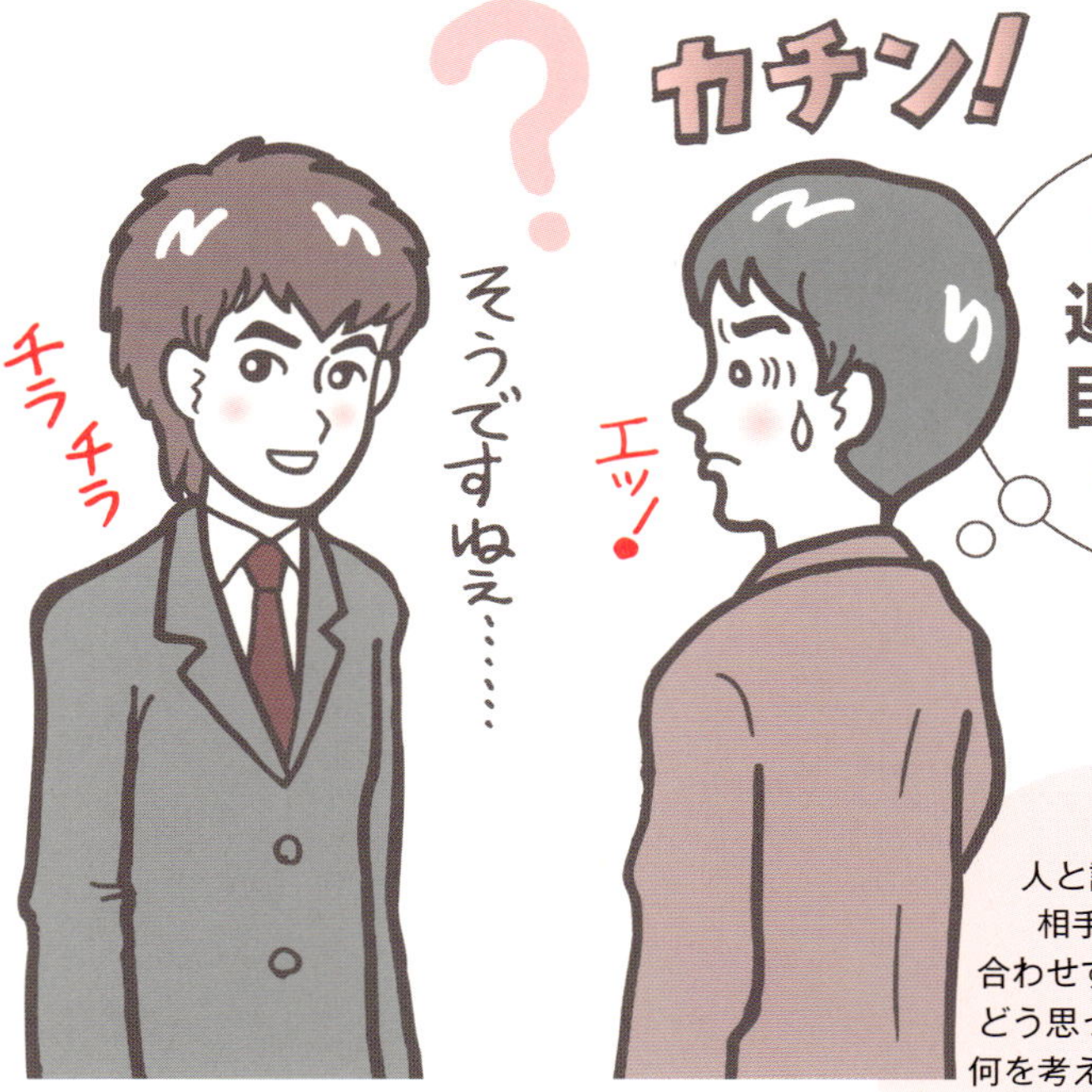

カチン！
？
なんだ？
返事しても
目を合わせ
ない……
エッ！
そうですねぇ……
チラチラ

人と話すときは相手と視線を合わせずに話すので、どう思っているのか、何を考えているのかがわかりづらい人が多いのです。

友だちをつくる意欲がありません

相手と視線を合わせないだけでなく、人の気持ちを考えることができません。楽しく競技やゲームをしていても、自分のことだけしか考えられず一番を取ることや勝つことに集中してしまいます。悪気はないのですが、その場を乱すようなことを平気でしてしまうのです。

会話のキャッチボールができません

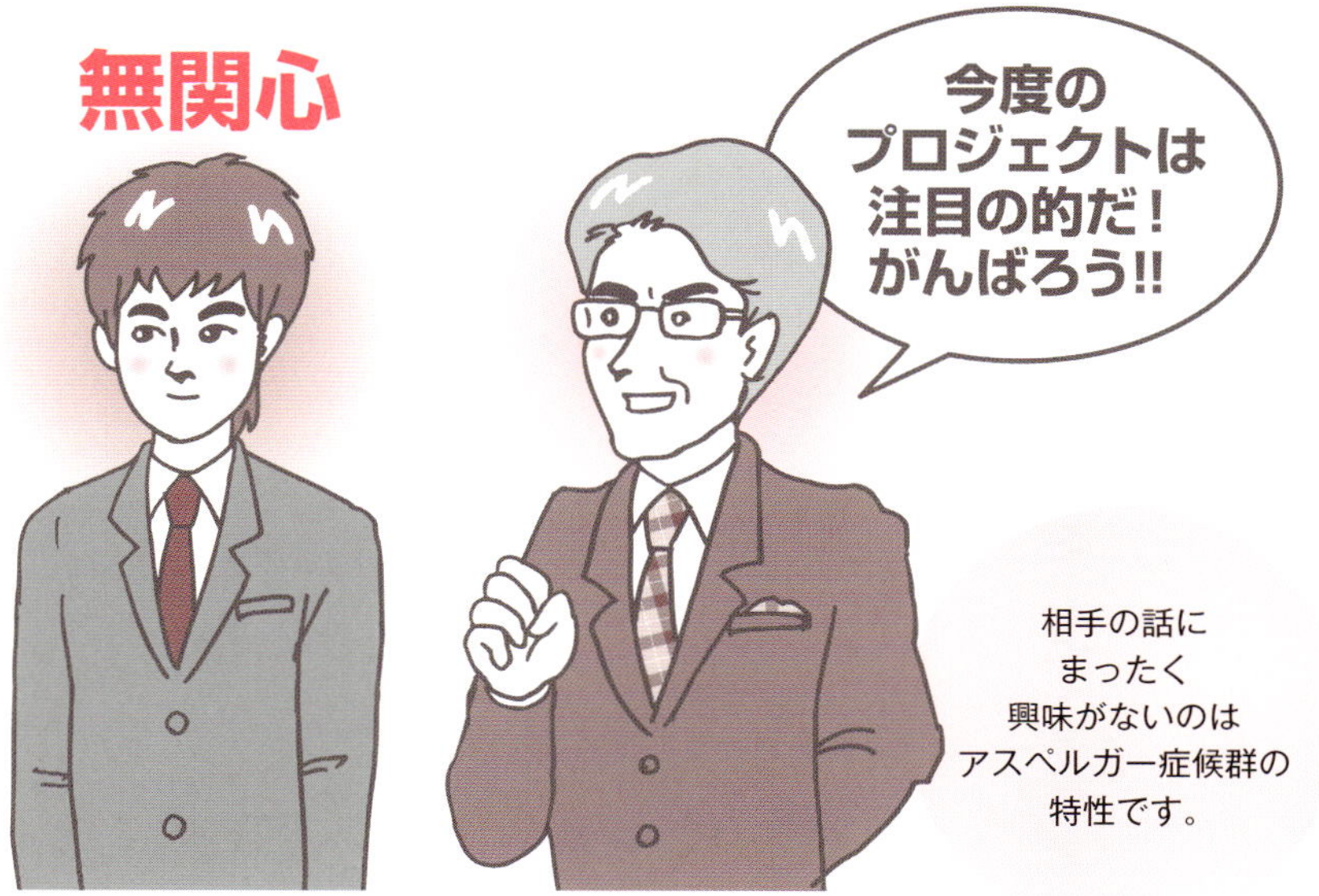
無関心
今度のプロジェクトは注目の的だ！がんばろう!!
相手の話にまったく興味がないのはアスペルガー症候群の特性です。

● 話が一方的でコミュニケーションが取れません ●

言葉のキャッチボールができないことは、アスペルガー症候群の特性です。一方的に自分のことだけをしゃべり、相手の話には興味をまったく示しません。

話し方には抑揚や感情がなく、内容があちこちに飛びます。

まわりくどい説明や細かい部分に異常にこだわったりして「間」が取れません。

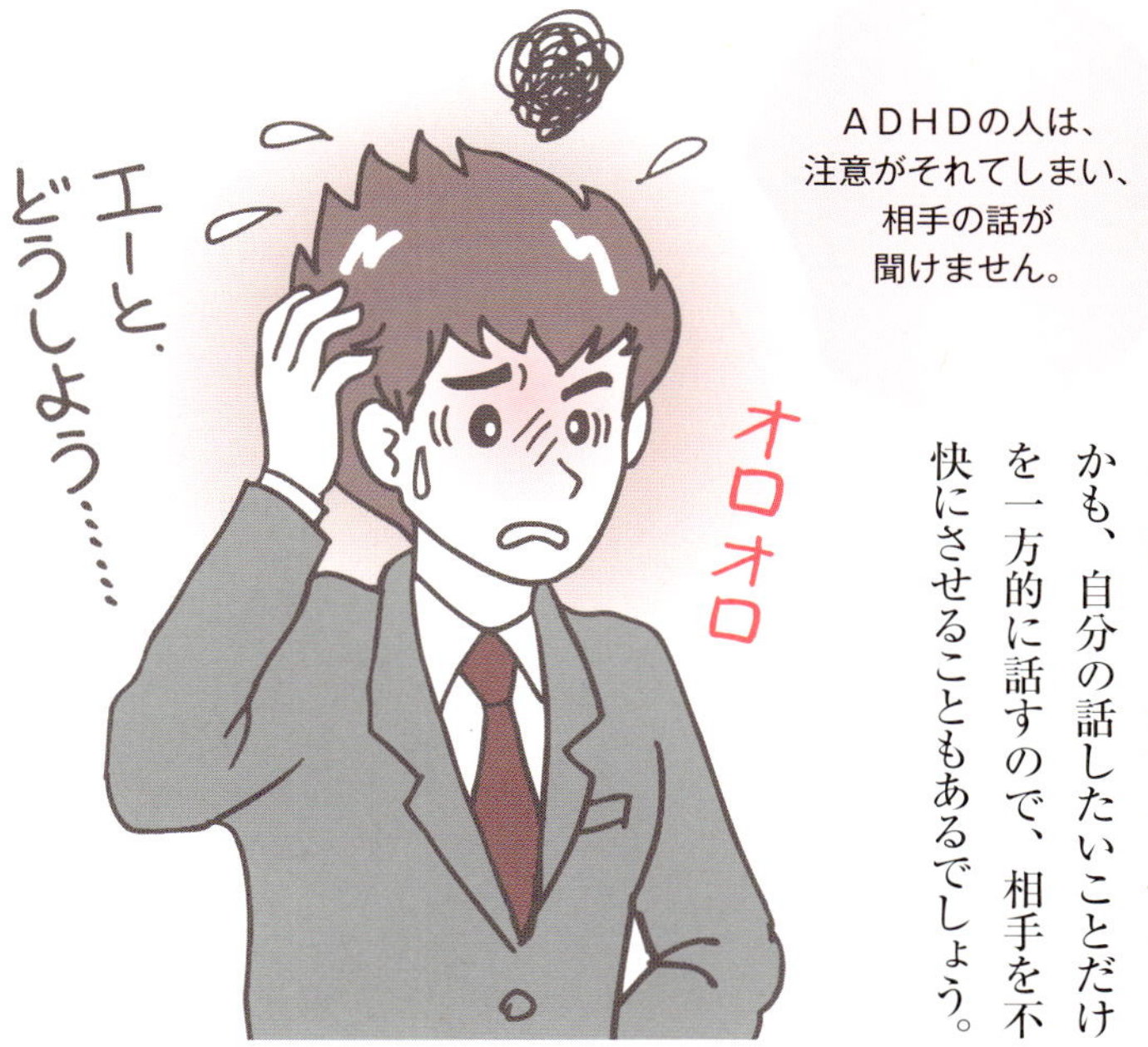
ADHDの人は、注意がそれてしまい、相手の話が聞けません。
エーと、どうしよう……
オロオロ

● 注意散漫で話が聞けません ●

ADHDの人の場合は、人とじっくり話し合うことが苦手です。注意散漫で相手の話をきちんと聞くことができません。しかも、自分の話したいことだけを一方的に話すので、相手を不快にさせることもあるでしょう。

あいまいな言いまわしが理解できません

● 指示や連絡を受けることができません

口頭で指示をされたり何かの連絡を受けるとき、早口でいわれたり、「あれ」「それ」「これ」などの指示代名詞を使って説明されたりすると、何を指しているのかがわからないことがあります。また、表現があいまいな言いまわしだと理解できないことが多いでしょう。

● 理由がわからないと混乱してしまいます

あいまいな表現をさけ、はっきりと理由を説明してもらうようにしましょう。「もう少し」「ちょっと早く」などのような言葉は使わず、時間にたとえるとか行動の仕方をきちんと説明してもらうよう、周囲の人に協力してもらうといいでしょう。

今度、一緒に食事しましょう。

▼

「今度」とはいつなのか？

早めに集合してください。

▼

「早め」とはどのぐらい早いのか？

なるべく今日中にやってください。

▼

「なるべく」とはどういう意味か？

たぶん、それでいいと思います。

▼

「たぶん」とはいいことか悪いことか？

大よそ間違いない。

▼

「大よそ」とはどのぐらいか？

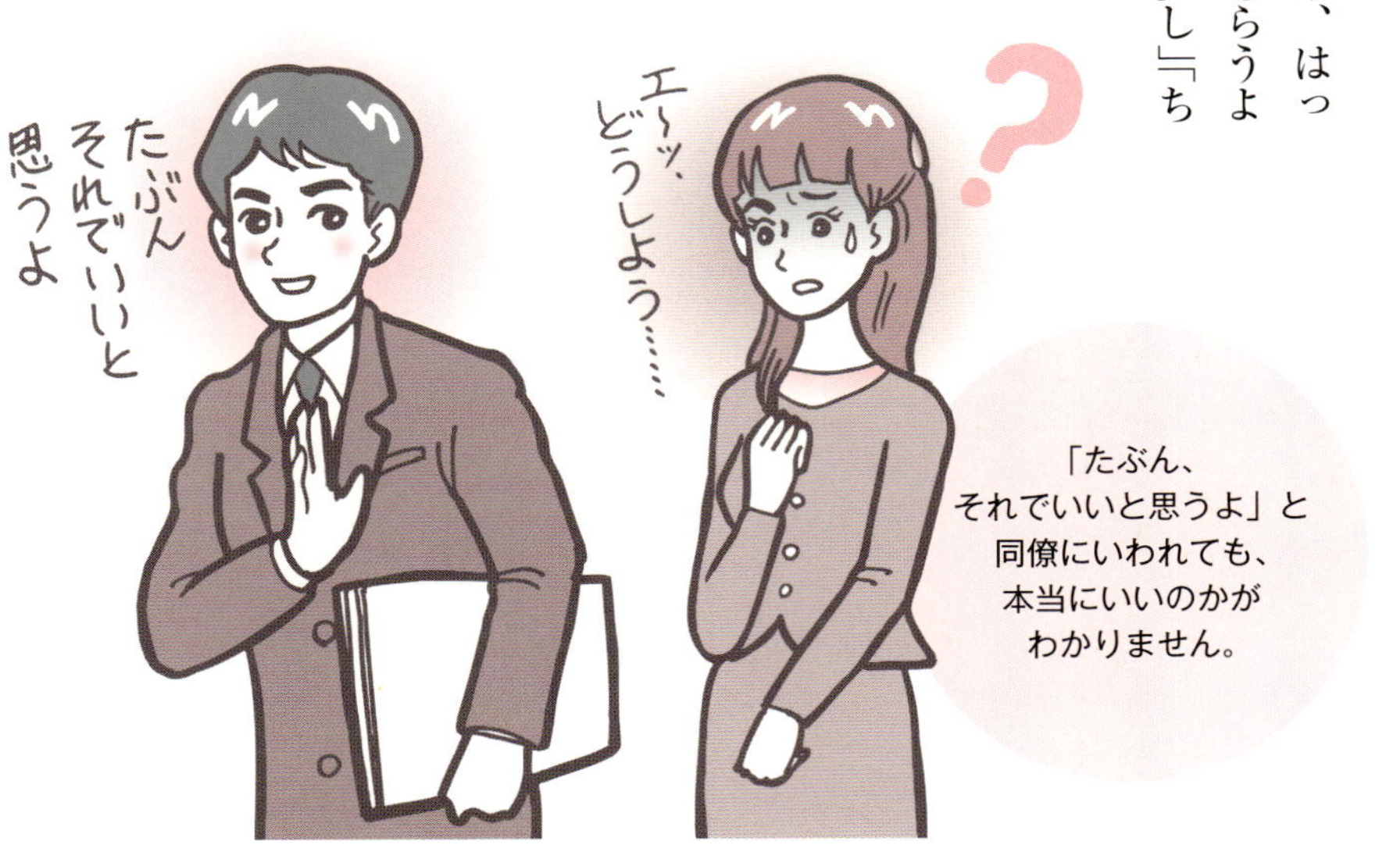

「たぶん、それでいいと思うよ」と同僚にいわれても、本当にいいのかがわかりません。

落ち着きがなくて仕事に支障がでてしまいます

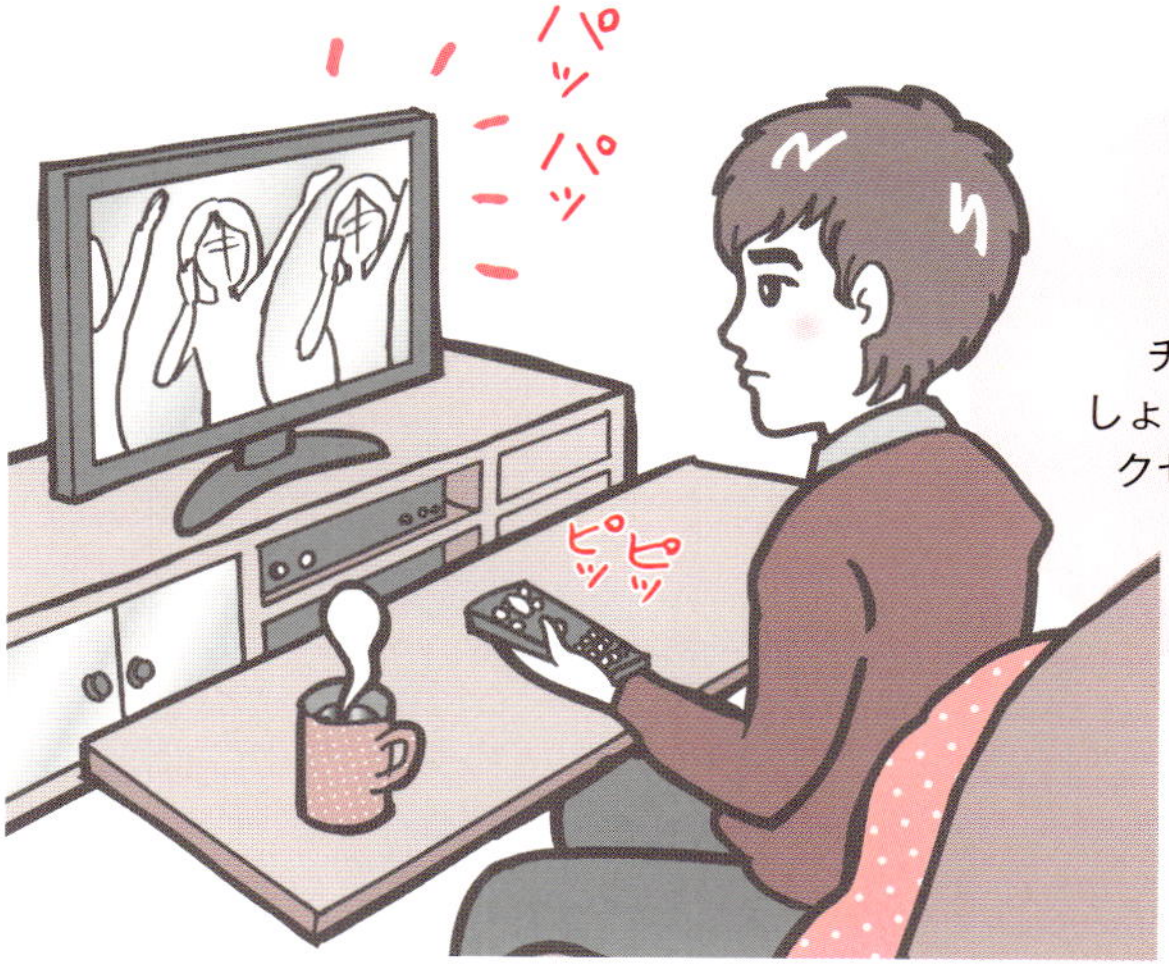

テレビのチャンネルをしょっちゅう替えるクセがあります。

ゆったりとくつろいだり何かに集中するのが苦手です

落ち着いた気分になれず、用もないのにウロウロしたりします。勉強に集中できなかったり、職場では落ち着きがなかったりして仕事に支障がでてしまいます。貧乏ゆすりをしたりしゃべりすぎたりすることもあるでしょう。

会議中なのに、座っている姿勢をひんぱんに変えたり、ペンをクルクルまわしたりして、ソワソワした印象を相手に与えます。また、早口で絶え間なく一方的にしゃべったりすることもあります。

飽きっぽくて新しいものが好きなため、髪形をしょっちゅう変えたり趣味がコロコロ変わったりもします。

新しい刺激を求めるためか、引っ越しや転職を繰り返し、生活自体が落ち着かないというケースもあります。

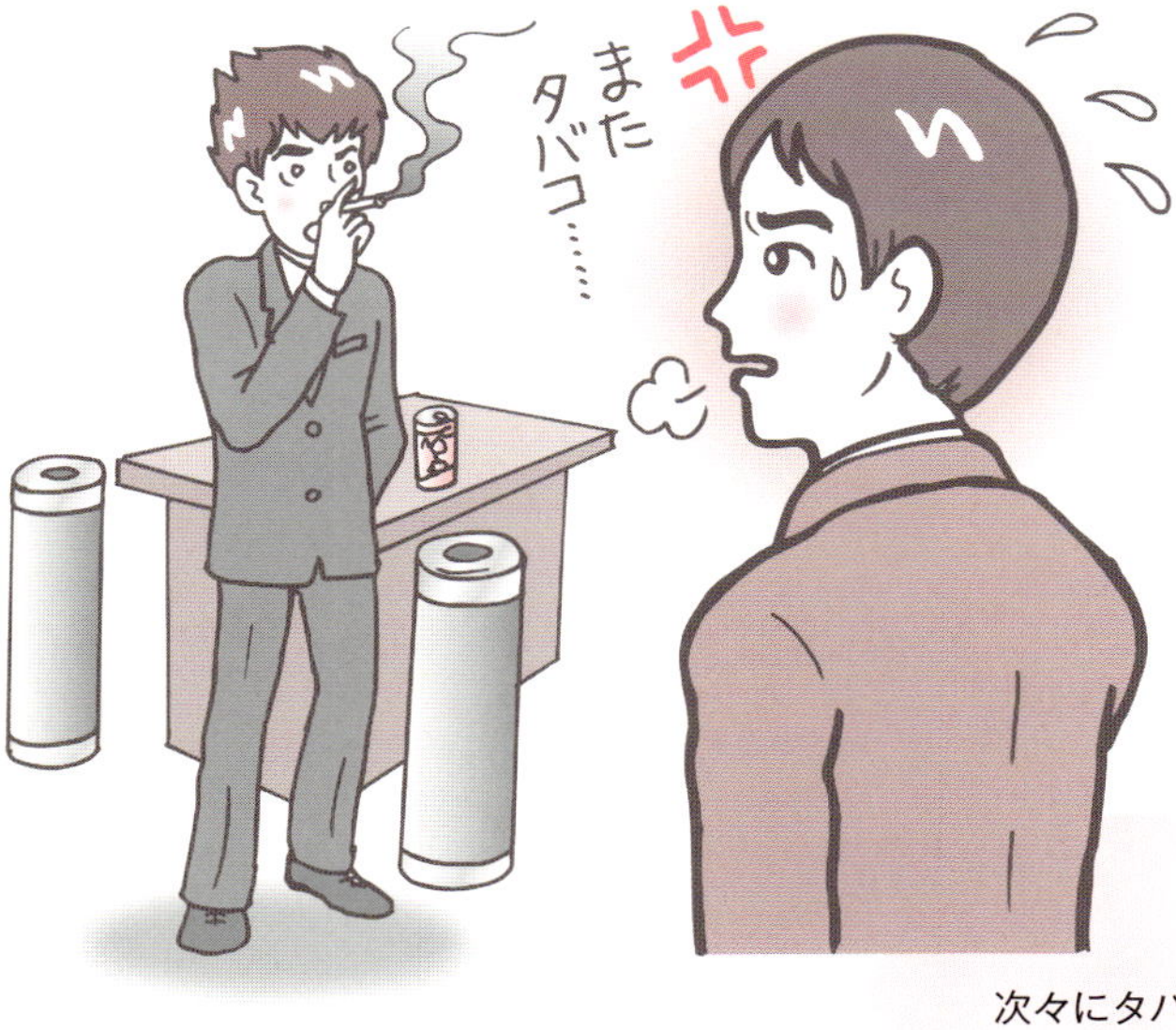

次々にタバコを吸わないと落ち着かず、周囲の人にヒンシュクを買ってしまいます。

カッとなりやすくて衝動的に行動してしまいます

ささいなことで怒ったり思いつきで行動します

感情がうまくコントロールできないため、思いつきで後先考えずに行動するのが、ＡＤＨＤにおける衝動性の症状です。

少しのことでも怒りが爆発し、まわりの人にあたり散らすことがあったり、順番が待てなかったり、思いつきでいきあたりばったりの行動をしてしまったりします。キレたときは衝動的に行動し、興奮している場合はその言動を覚えていません。ドメスティック・バイオレンスや児童虐待などの傾向があり、事故を起こしたりギャンブルがやめられなくなる人もいます。

成長するにつれて分別をわきまえるようになりますが、気がゆるんだり、アルコールが入ったりすると、衝動性が抑えられないことがあるのです。

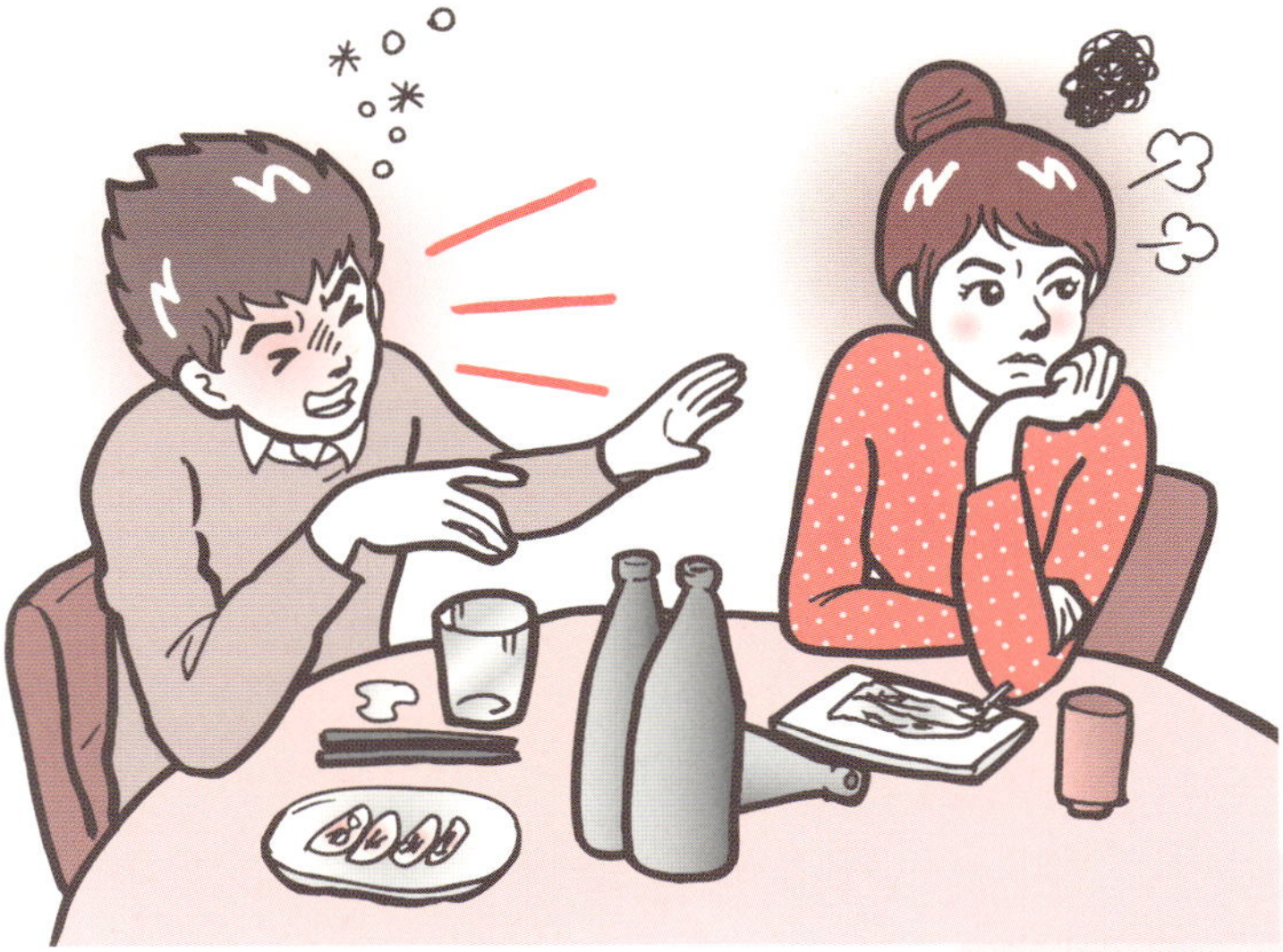

浴びるほど酒を飲み、家族にあたり散らす人もいます。

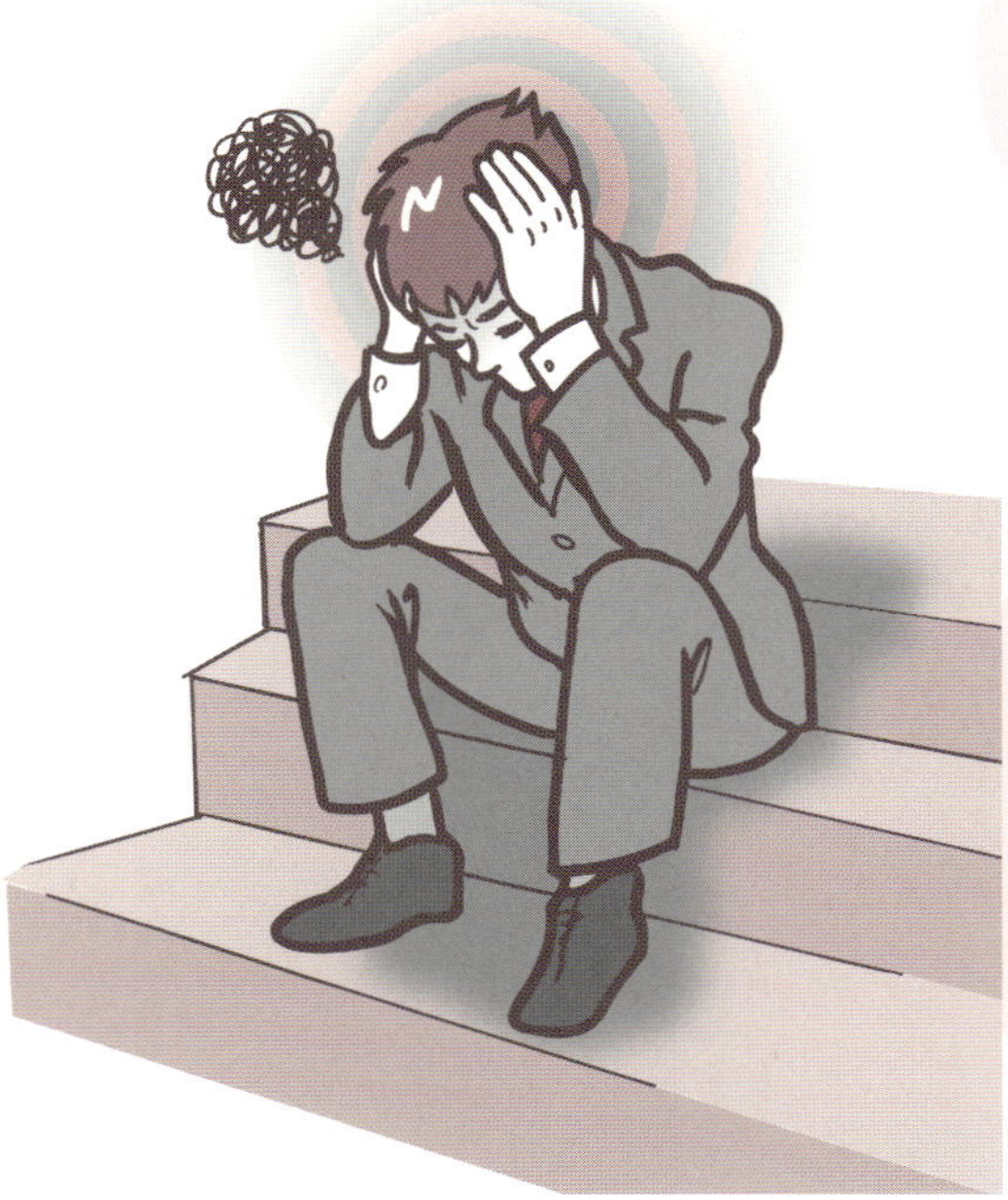

職場では自分の気持ちが抑えられず、同僚と口論してしまいます。

周囲のことを考えないで失礼なことを言ってしまいます

空気を読んだ行動ができません

その場の空気を読もうという発想がないため、孤立してしまうことが多いでしょう。また、約束事やルールを真面目に守ろうとするため、他人のささいな間違いが許せません。それを大声でとがめたり、ひどいときには警察に通報したりしてヒンシュクを買うこともあります。

後先を考えないで行動してしまいます

思いつきで発言し、失敗やトラブルを繰り返します。これは衝動性からくる症状で、ＡＤＨＤの症状の中では生涯にわたって持続しやすいものです。会議中に突然しゃべりだしたり、相手のことを考えずに失礼なことを言ったりして、まわりの人に驚かれることもあるでしょう。

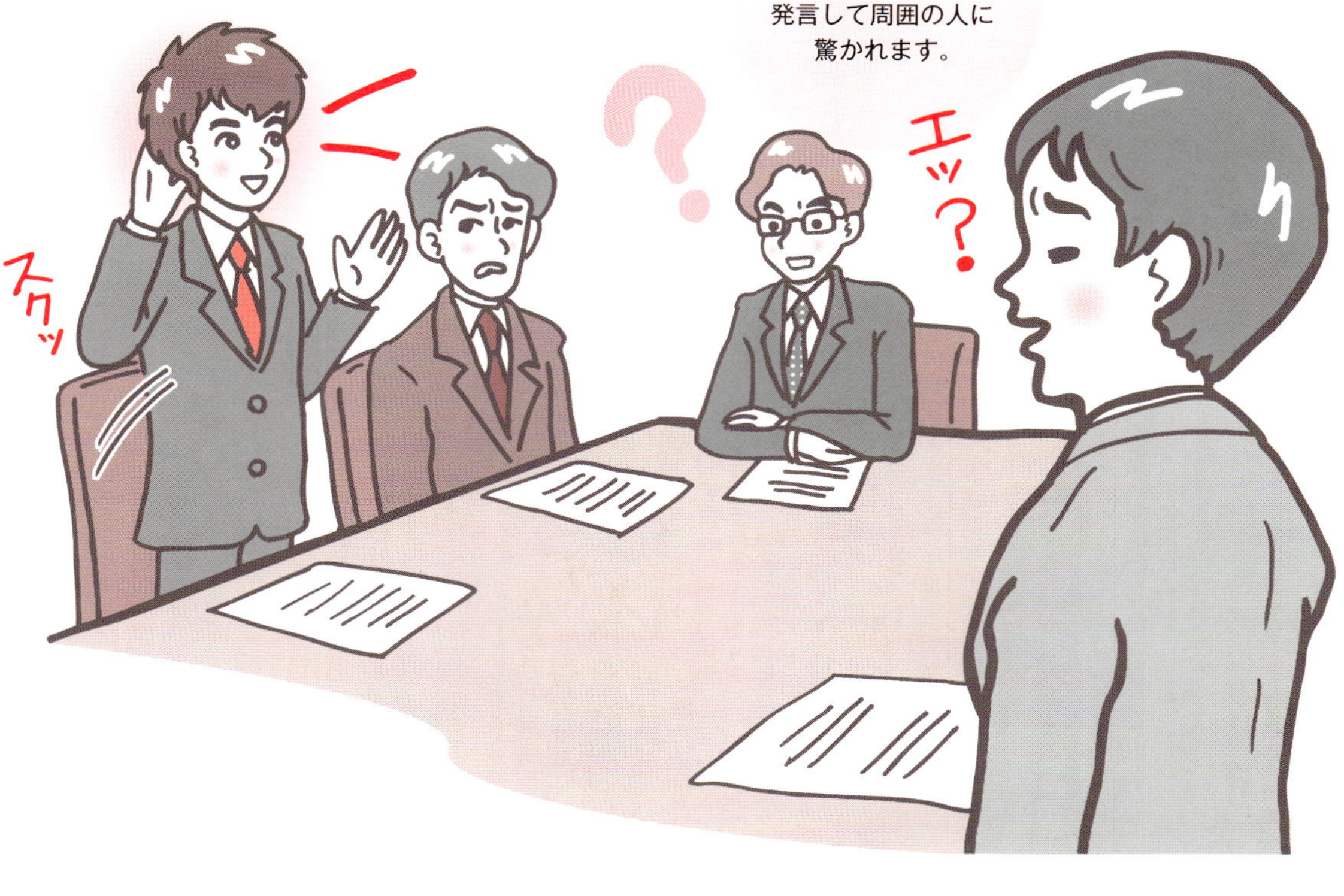

会議中に突然、思いついたことを発言して周囲の人に驚かれます。

想像力がとぼしくて空気が読めません

空気が読めないタイプ

- 約束事が守れない
- 「ありがとう」がいえない
- 周囲の人に合わせて行動することができない
- 何かを頼むことができない
- 頼まれたことを上手に断ることができない
- 人に賛同できない
- まわりの人に好かれようとしない

相手の気持ちをくみ取ることが苦手です

家庭や社会での約束事が守れず、まわりの人が楽しく過ごしているときにそれを壊すような言動をします。自分のいいたいことを一方的に延々としゃべったり、自分に興味がないとまったく話を聞かなかったりと、他人の立場で物事を考えることができないのです。その場の空気を読むことができない、いわゆる「ＫＹ」というタイプです。

発達障害の人は、相手の気持ちをくみ取ることができません。通常、人と会話をするときは、相手の表情、声のトーン、口調、しぐさなどを見たり感じたりしながら話を聞きます。そうした喜怒哀楽の感情を他人と共感することができないのです。

アスペルガー症候群の人は人と親しくなりたいという欲求がありませんが、ＡＤＨＤの人は仲間をつくりたいと思っています。人と親しくしたいと思っているのに、空気が読めなくてヒンシュクを買い、孤立してしまうわけですから傷ついたりストレスを感じたりすることが多いのです。

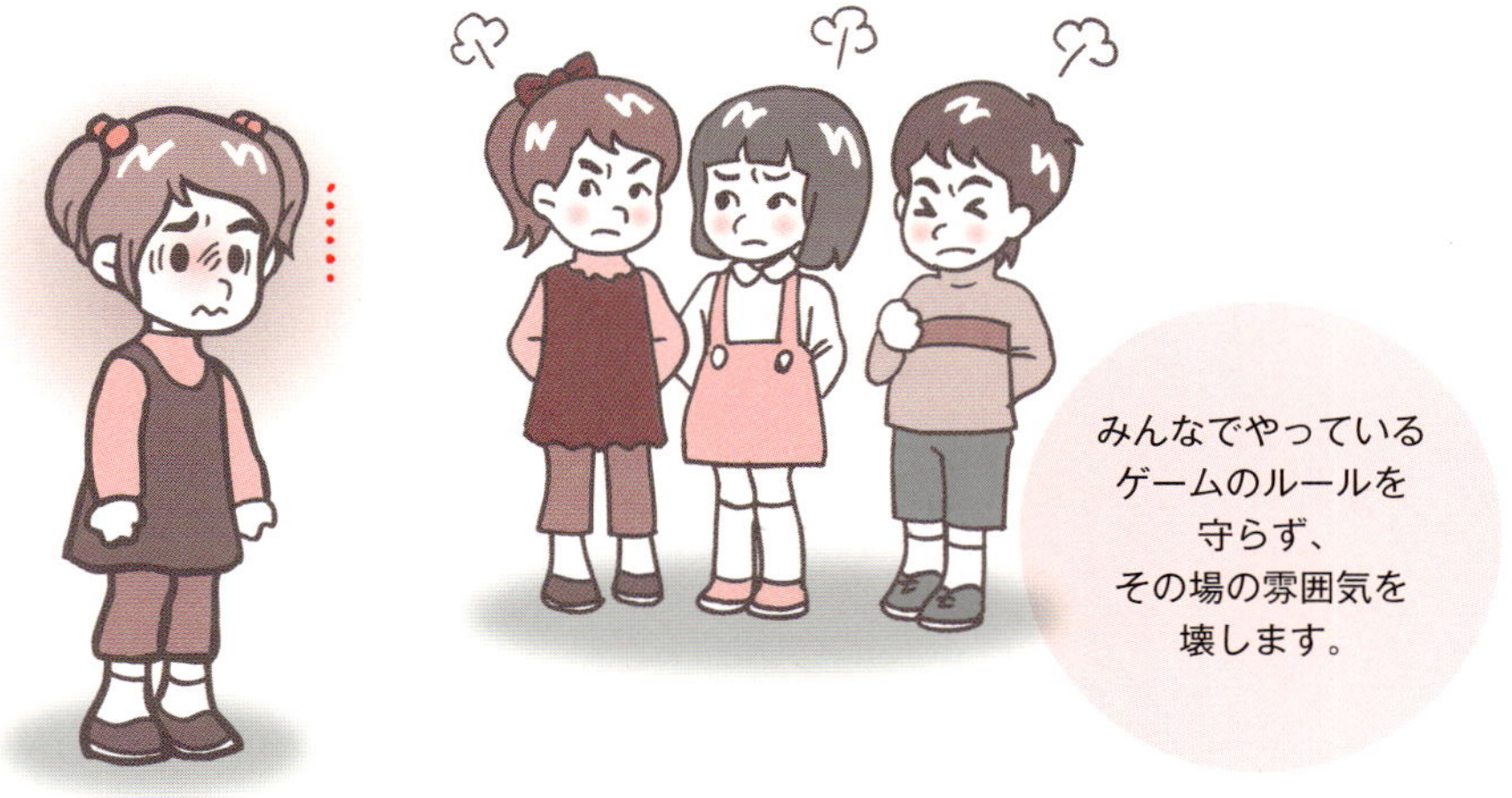
みんなでやっているゲームのルールを守らず、その場の雰囲気を壊します。

過敏、鈍感などの感覚異常があります

五感のある部分が過敏、または鈍感です

味覚や嗅覚にこだわりが強く、食べ物にはたくさんの好き嫌いがあります。極端な偏食の人もいるでしょう。

また、触覚、聴覚が過敏で、他人から触られることに敏感だったり、シャワーのお湯を針に刺されているように感じたりします。しかしその反面、自傷行為に対する痛みには鈍感な人もいて、リストカットを繰り返すこともあります。

聴覚が過敏な人は、ある種の音を嫌がります。運動会のピストルの音、赤ちゃんの泣き声、犬の声などが苦手な人もいるでしょう。

騒がしいところにいると、落ち着かなくなったり不機嫌になったりする人も多く、ストレスがたまってパニック状態になってしまうケースもあります。

視覚が過敏な人は、日光や室内の照明の光が異常に気になります。逆に、とても疲れているのにそれを感じない人、睡眠時間が少ないのに眠くならない人などがいます。

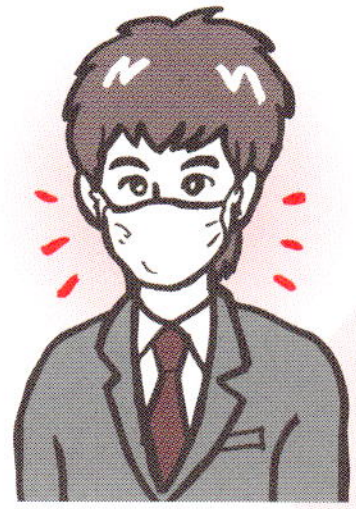
嗅覚過敏の人は
マスクを
使用したりして
対応しましょう。

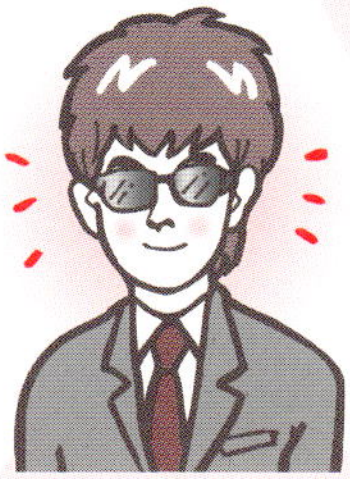
視覚過敏の人は
サングラスを
持ち歩きましょう。

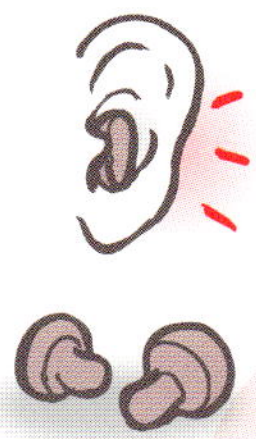
聴覚過敏の人は
耳栓を
使用するのも
いいでしょう。

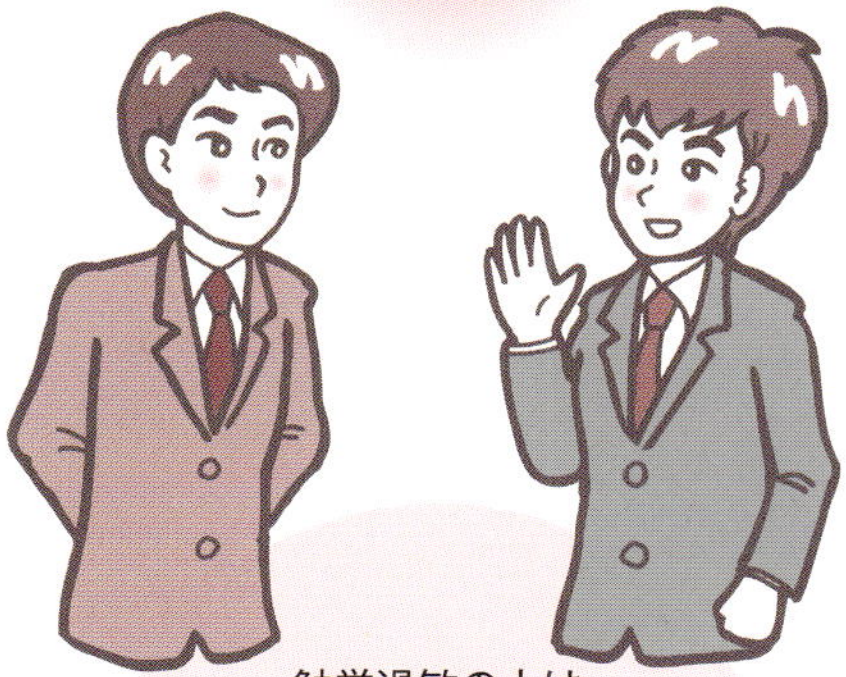
触覚過敏の人は
無理に握手など
求められないよう、
前もって自分の苦手なことを
職場の人に
わかってもらいましょう。

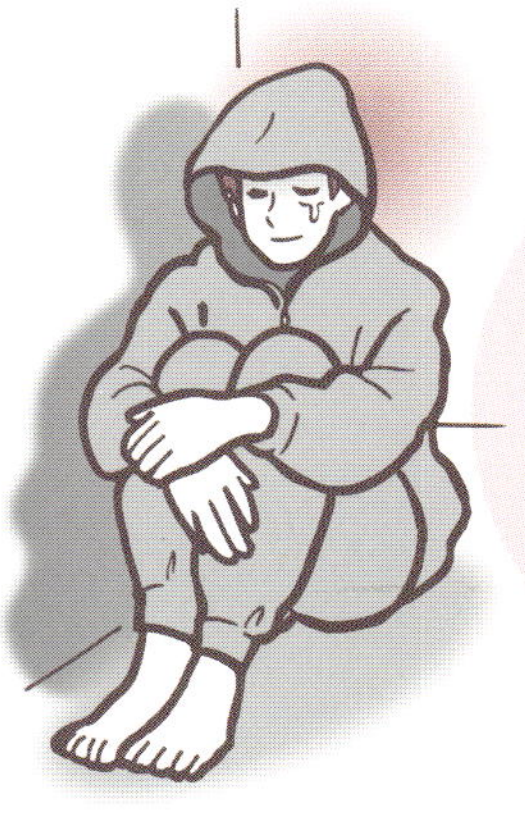
疲れているのに
気づかず
がんばりすぎると、
ストレスがたまって
うつ病などに
かかってしまう
こともあります。

自己主張が強くて融通がききません

臨機応変な対応ができません

自分の興味のあることには大変熱中し、それに関係した情報を集めるので、知っていることに対しては自己主張が強くなります。ただし、関心のあることを視覚的に記憶することは得意なのですが、想像したり予測したりすることは苦手です。

　自分の得意なことはつきつめますが、まったく興味を持てないことは大変苦手です。空想やファンタジーの世界に入り込んでしまうと、現実との切り替えが難しくなります。また、インターネット、ゲーム、ギャンブルなどにハマってしまうと抜けだせなくなることもあります。

　急な変化や変更を極度に嫌いますから、突然の事態には融通がききません。特に、ルールや決まりごとがあると頑固に守ろうとします。急に進行方法を変更されたりルールを守れない人がいたりすると、不機嫌になったりパニックに陥ったりすることもあります。

友人との楽しい時間も、ルールを守らない人を見ただけで険悪な雰囲気になります。

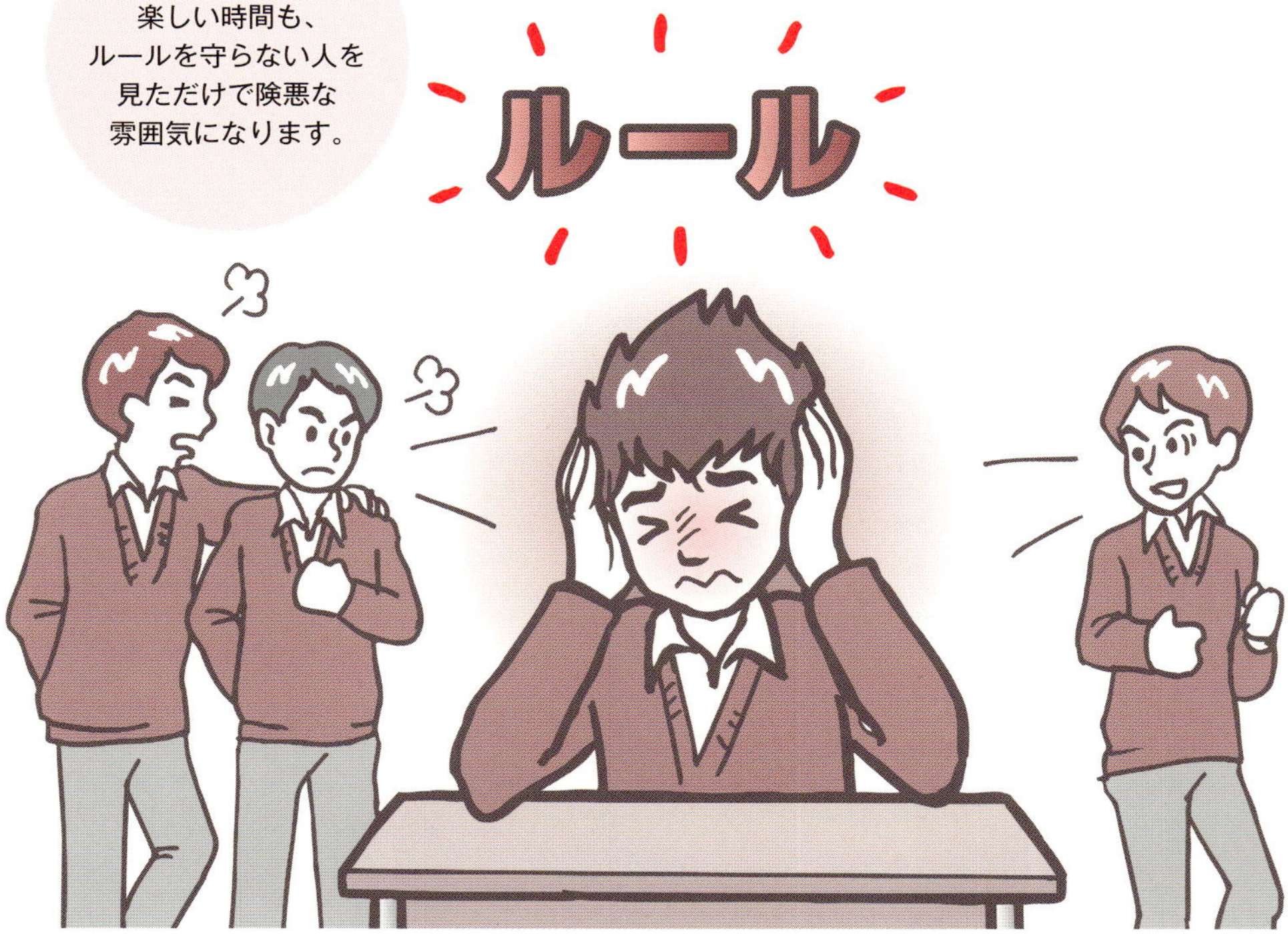

相手の気持ちがわかりません

対人関係が苦手

①人との約束や社会のルールが守れない。

②他人と協調できず、自己中心的。

③その場の空気や人の気持ちを読んで対応することができない。

④頭の中で考えていることをうまく表現できない。

⑤共感、反省、感謝の気持ちを表現できない。

⑥相手の要求を断ることができない。

⑦人に助けを求めることができない。

⑧他人と信頼関係を築くことができない。

⑨いじめや仲間はずれの対象になりやすい。

⑩集団から孤立しやすい。

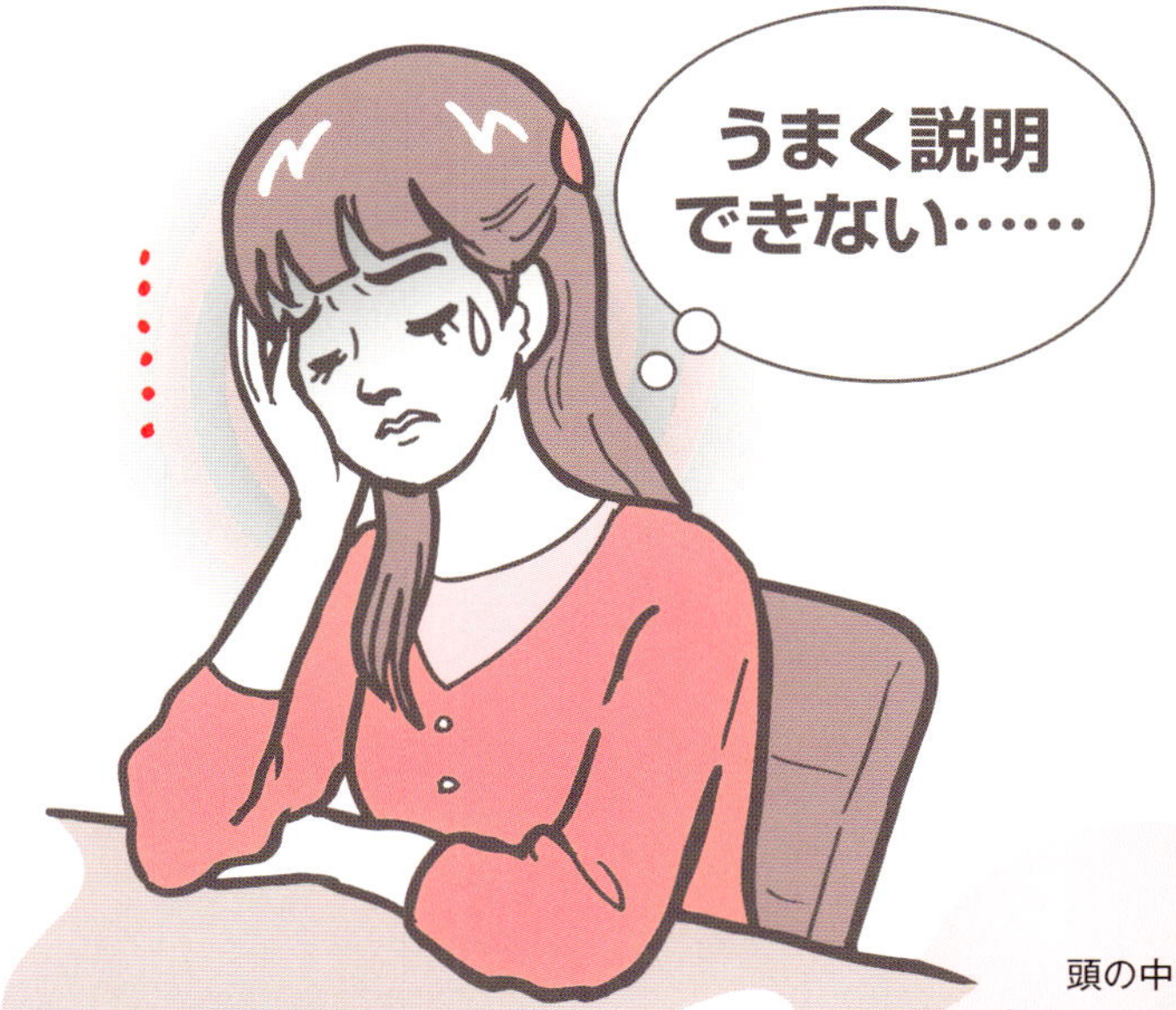

頭の中で考えていることをうまく説明することができません。

相手の話が最後まで聞けません

人と話をしているとき、相手の話に集中することができません。相手が話しはじめたとたん「ああ、こういうことだね」などと自分の思ったことをいって話の腰を折ったりします。相手の気持ちをわかろうとするどころか、話を最後まで聞くことができないのです。

大事な用件を聞き間違えたり約束の時間を聞いていなかったりして、職場の人たちや友人にヒンシュクを買うことが多いでしょう。

マナーが悪いと言われます

相手の都合を考えないのでヒンシュクを買います

人の都合を考えずに話しかけたり静かな場所で大きな声をだしたり、自分の行動がいいことなのかどうかを判断することができません。職場では、急に人に話しかけたり会議中に電話をかけたりして、周囲の人に迷惑をかけることもあります。貧乏ゆすりをしたりペンをカタカタと動かしたりする人もいます。

普通、相手が電話をしているとき、だれかと話しているとき、出かける準備をしているときなどは、話しかけたりしないものです。しかし、発達障害の人は、今、話しても大丈夫かどうかがわからないのです。

人との距離感がわかりません

人と話していて、急に相手に近づいてしまうことがあります。相手との距離感がわからないので、無意識に近づいて驚かれることもあります。

一般的に不快に感じない距離感というのは、相手が同性ならヒジから先ぐらい（約50センチ）、異性なら腕を伸ばしたぐらい（約70センチ）といわれています。

話しかけられたくないサインを知りましょう

- いやな顔をしている。
- つまらなさそうにしている。
- 時計を気にしている。
- 目をそらしている。
- こちらの言葉にうなずいたりしない。
- 忙しそうにしている。

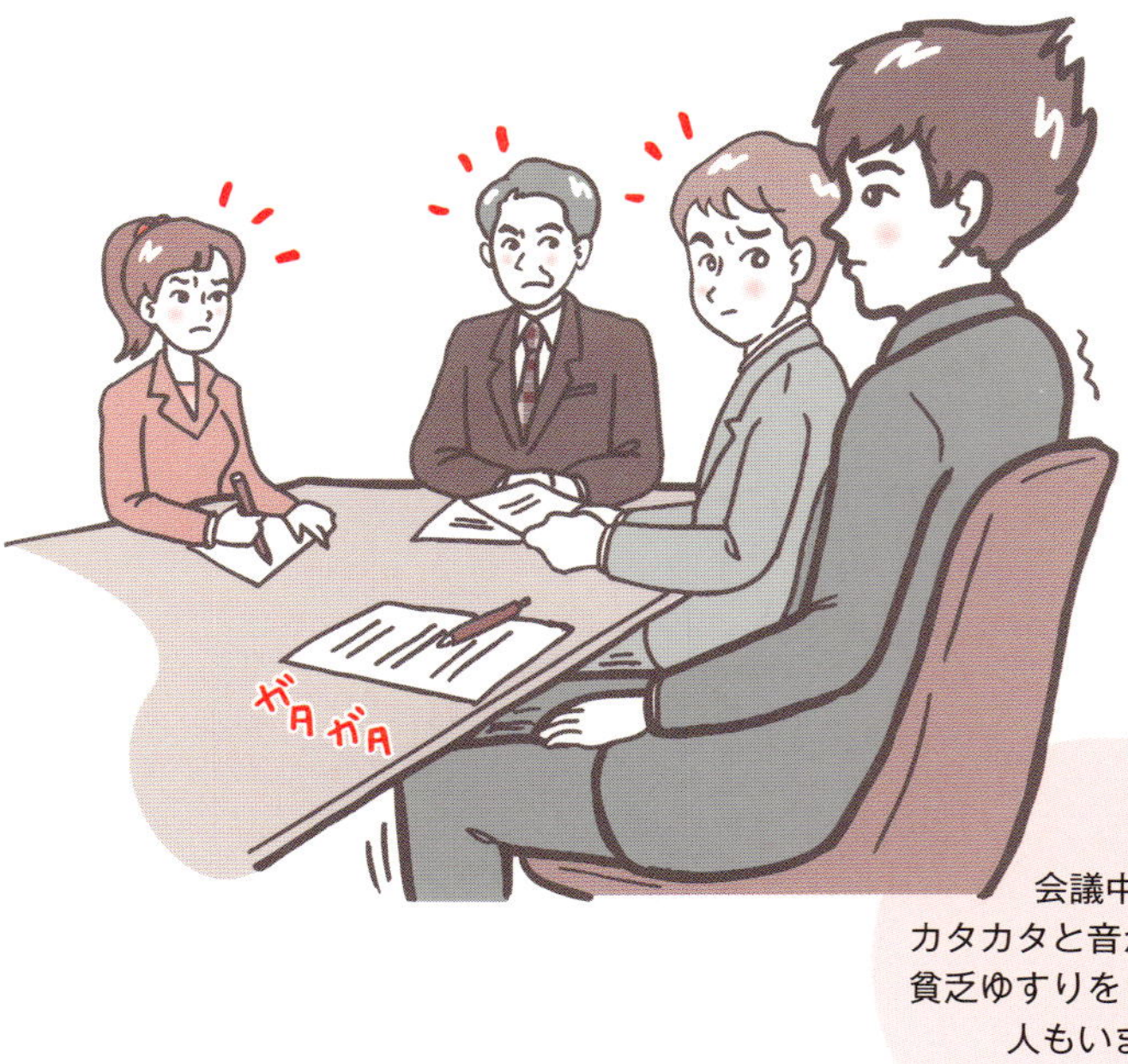

会議中にカタカタと音がするほど貧乏ゆすりをしてしまう人もいます。

スポーツや手先の運動が上手にできません

発達障害の人の動きの特徴

- つま先歩きやヒザを曲げたまま歩いたりする。
- 動きがぎこちなくてあやつり人形のように見える。
- 歩行に合わせて腕を振ることができない。

手先の作業がうまくいかず運動も苦手です

アスペルガー症候群や自閉症の人には、協調運動をつかさどる小脳の発達が未熟な例が多く見られます。

そのため、手足を協調させる運動が苦手で、縄跳び、ボール投げ、器械体操などがうまくできません。スポーツのルールが理解できないこともあり、応用するのも苦手です。独特な歩き方や走り方をするため、子ども時代にはからかわれたりしたこともあるでしょう。

また、手先が不器用で箸が上手に使えず、折り紙やハサミ、ひも結びなどのような細かい作業も上手にできません。

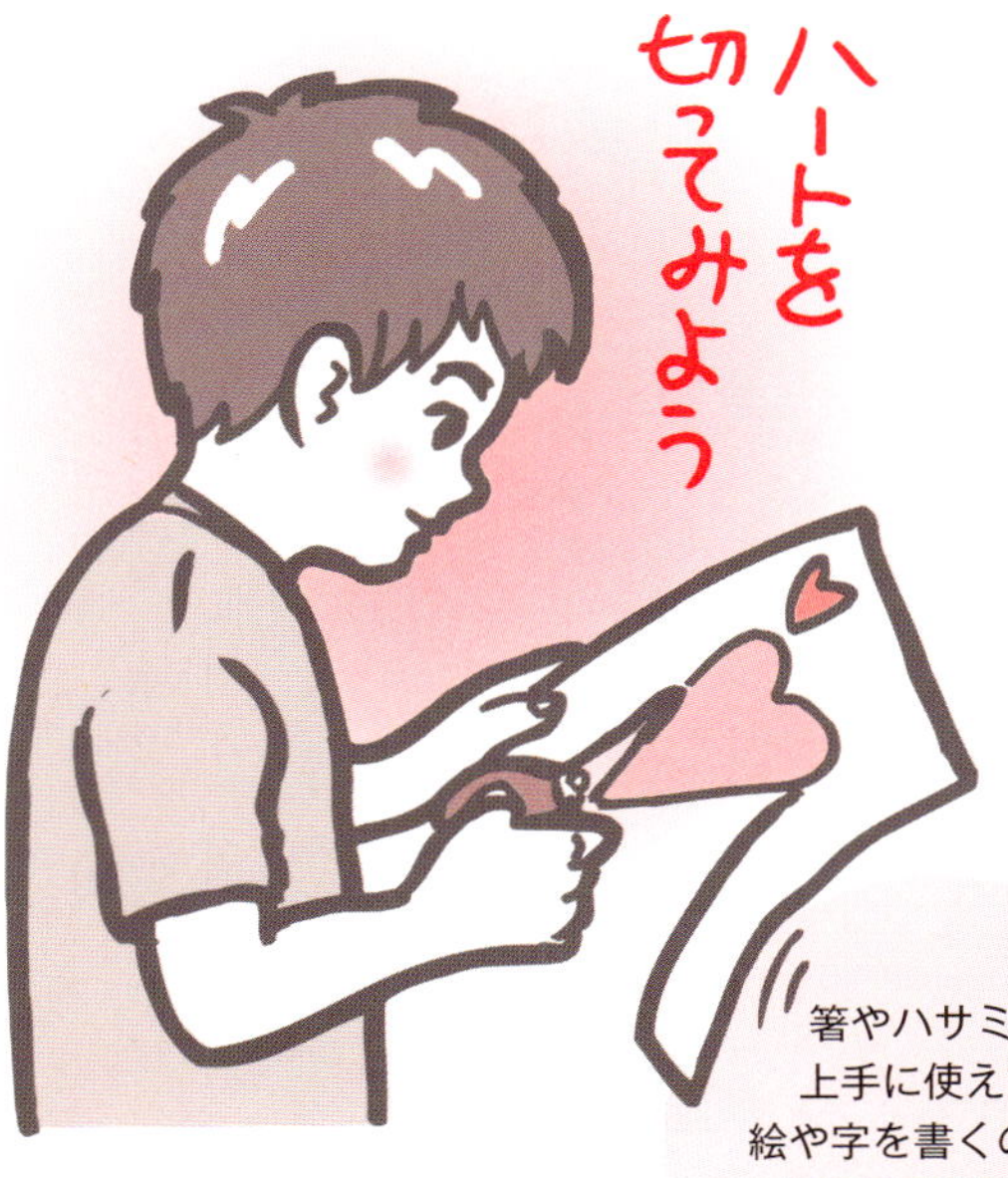

箸やハサミが上手に使えず、絵や字を書くのにも支障がでる場合もあります。

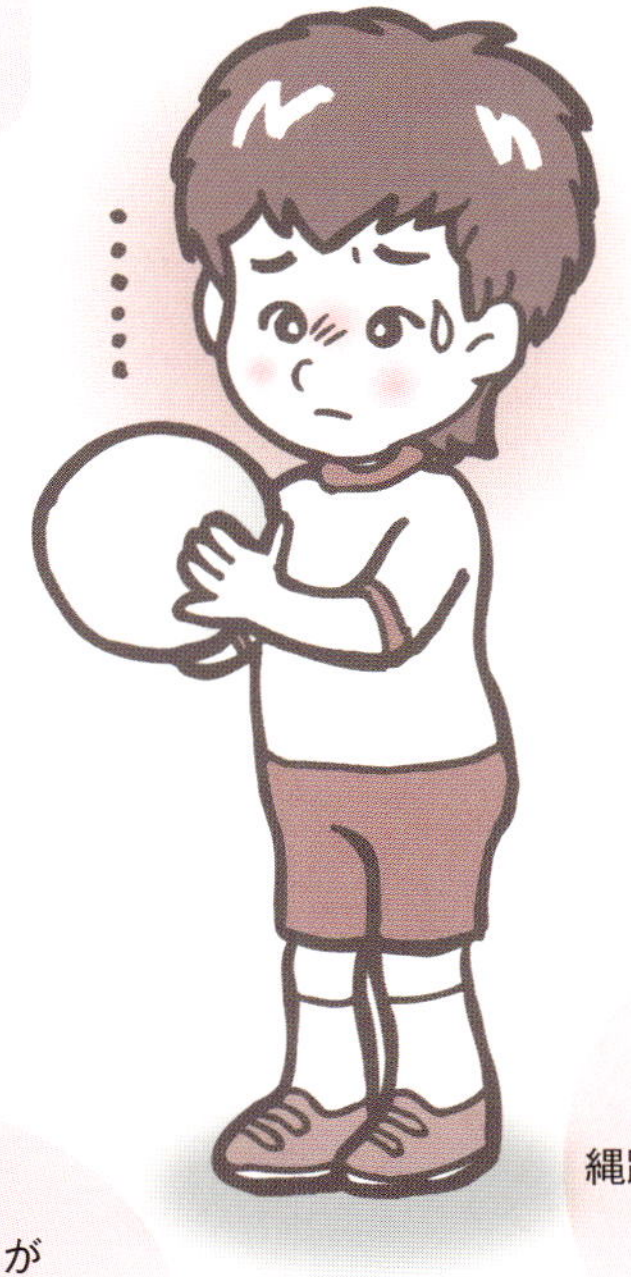

発達障害の人は子ども時代に、縄跳びやボール投げなどが不得意なことが多いでしょう。

独自のこだわりがとても強いです

自分の興味があることだけに熱中します

　ごく限られた物事に集中し、時間やお金をかけて没頭します。オタク的にのめり込む傾向が多いのは、電車、車、地図、時刻表、歴史、漢字などで、その分野の知識を幅広く知ろうとしたり、コレクションに熱中したりします。

　また、自分で決めた習慣や手順、順番などに強いこだわりを持ち、変化を嫌います。いつもの通勤路が通れなかったり予定が急に変わったりすると、パニックを起こすこともあります。

　自分の世界に入ると現実に戻れないこともあり、ゲームやギャンブルにハマってしまう人もいます。パソコンやゲームにのめり込み、自室からでてこなかったりひきこもり状態に陥ったりする人も少なくありません。

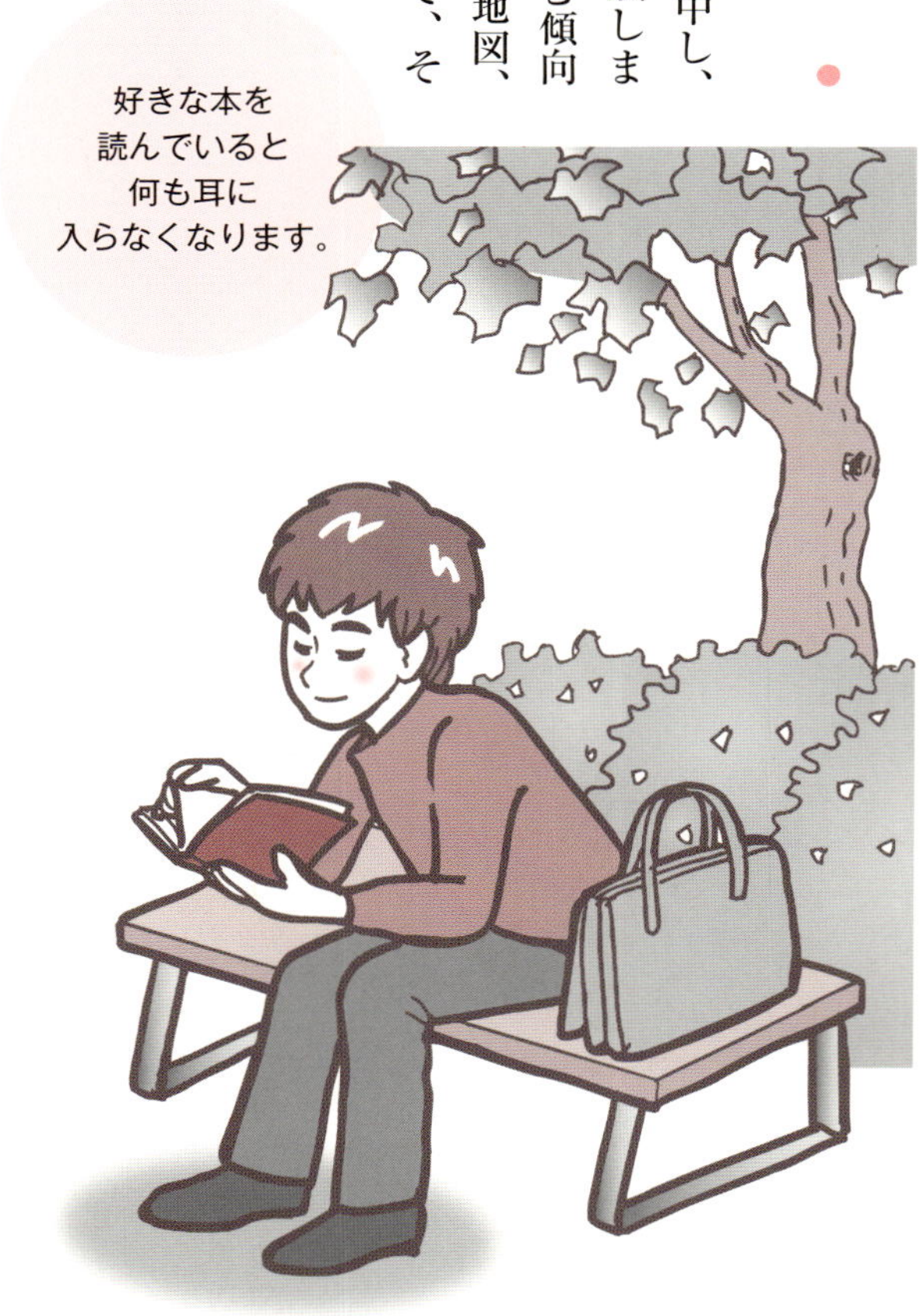
好きな本を
読んでいると
何も耳に
入らなくなります。

こだわりのある人に向いている仕事

①技術職
②学者
③研究者
④専門的な知識が活かせる仕事

こだわりのある人に向いていない仕事

①書類の管理をする仕事
②お金の管理をする仕事
③対人スキルを必要とする仕事
④失敗したとき大きな危険をともなう仕事

人と対面する職場や学校がストレスになります

まわりの人に溶け込むことが苦手です

発達障害の人は対人スキルが未熟です。人の対応をしなくてはいけない職場や多くの人が行き来する学校などでは、人とのつき合いをさけて孤立することが多いでしょう。

いっぽう、人がいい面があり、何かを頼まれると断れません。自分のことだけでも精一杯で段取りが苦手なのに、頼まれごとまでやろうとすると締め切りには当然、間に合いません。周囲の人からは、

「できもしないくせに……」

と、さらに厳しい目で見られ、激しく落ち込むことになってしまいます。

周囲の理解や協力を得ることが大事です

安心して仕事や勉強に打ち込むためには、何が苦手で何が得意なのかを周囲の人に理解してもらい、パニックになったりストレスがたまったりしないような環境づくりに協力してもらうといいでしょう。

忘れ物が多い、約束の時間に遅れる、ミスをするとパニックになるなどの特性をわかってもらい、失敗することを減らしていくように努力しましょう。ただし、あまりがんばりすぎると夢中になって、のめり込むことがあります。オンとオフの切り替えをきちんとすることも大事です。

大人に必要な対人スキル

- 自分の意見を上手に伝える。
- 相手の話を最後までしっかり聞く。
- 無理なときは人に頼む。
- 依頼を上手に断る。
- 他人とのバランスをうまく取る。
- 双方の主張を尊重し、よいところを認め合う。

オンとオフを切り替え、ストレスをためないようにすることが大切です。

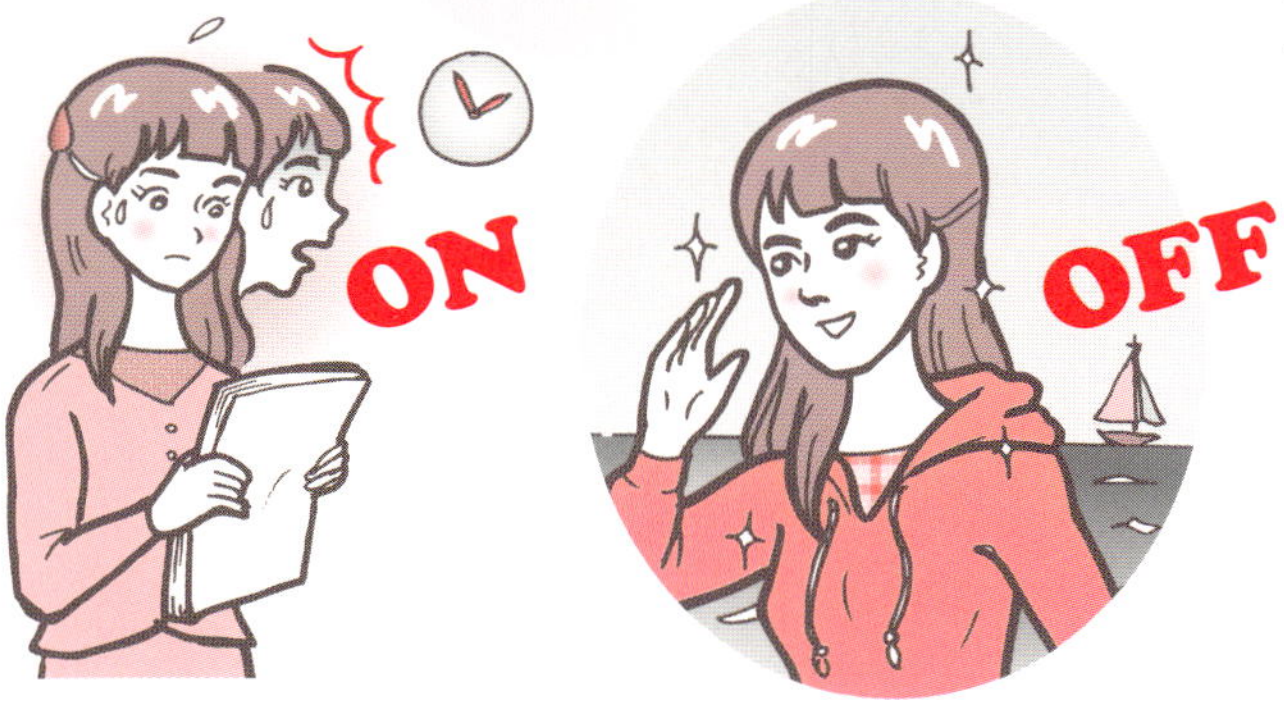

忘れ物が多いので困っています

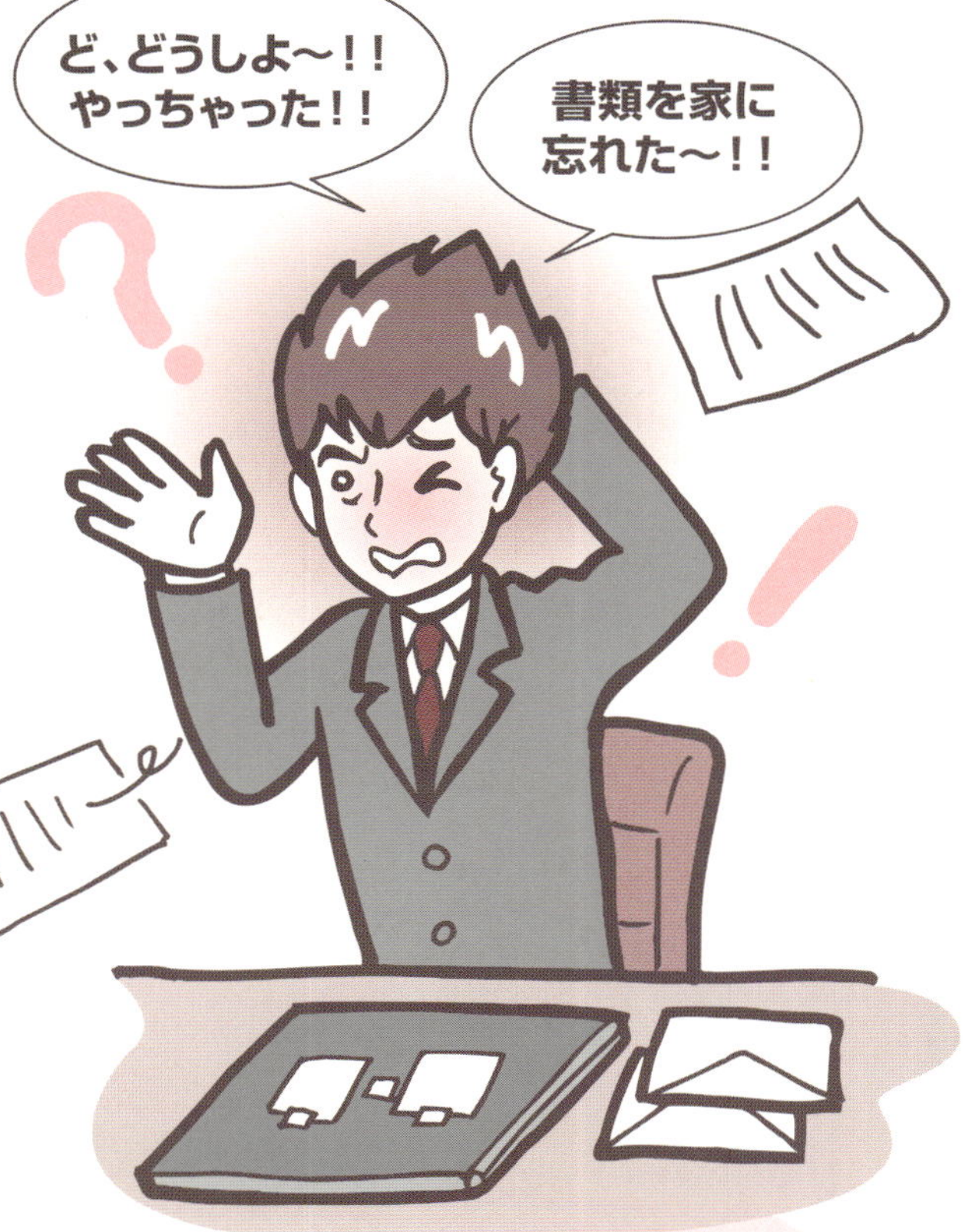

仕事の打ち合わせで必要な書類を、また家に置いてきてしまった、というようなミスが多発します。

片づけられず忘れ物が多いのが特徴です

大人のＡＤＨＤに必ず現れる症状が、片づけられないことと忘れ物が多いことです。これは基本症状の「不注意」と密接に関係します。

ひとつの情報を保持しながら別の活動をすることが苦手なため、複数のことを同時にこなしたり、今あることを順序立てて終わらせることができません。ですから、前にやっていたことを忘れて新しいことをはじめてしまったり、でかける準備をしていたのにカバンの中には財布がなかったり、ということが起こるのです。特に興味がないことは、すぐに忘れてしまいます。

暗記しておくことも苦手ですので、買い物のときなどはメモがないと何を買うためにでかけたのかを忘れてしまうこともあります。

ワーキングメモリが働きません

ワーキングメモリとは、今やっていることとは別に、何かをやらなければならないとき、それに必要な情報を必要な期間だけ貯蔵し、頭の中で注意をする仕組みです。頭の中の作業用メモ帳と考えるといいでしょう。

発達障害の人は、そのワーキングメモリがうまく働かないため、計画的に行動したり優先順位をつけたりすることができないのです。

いつもミスや失敗をしないかと不安を抱えています

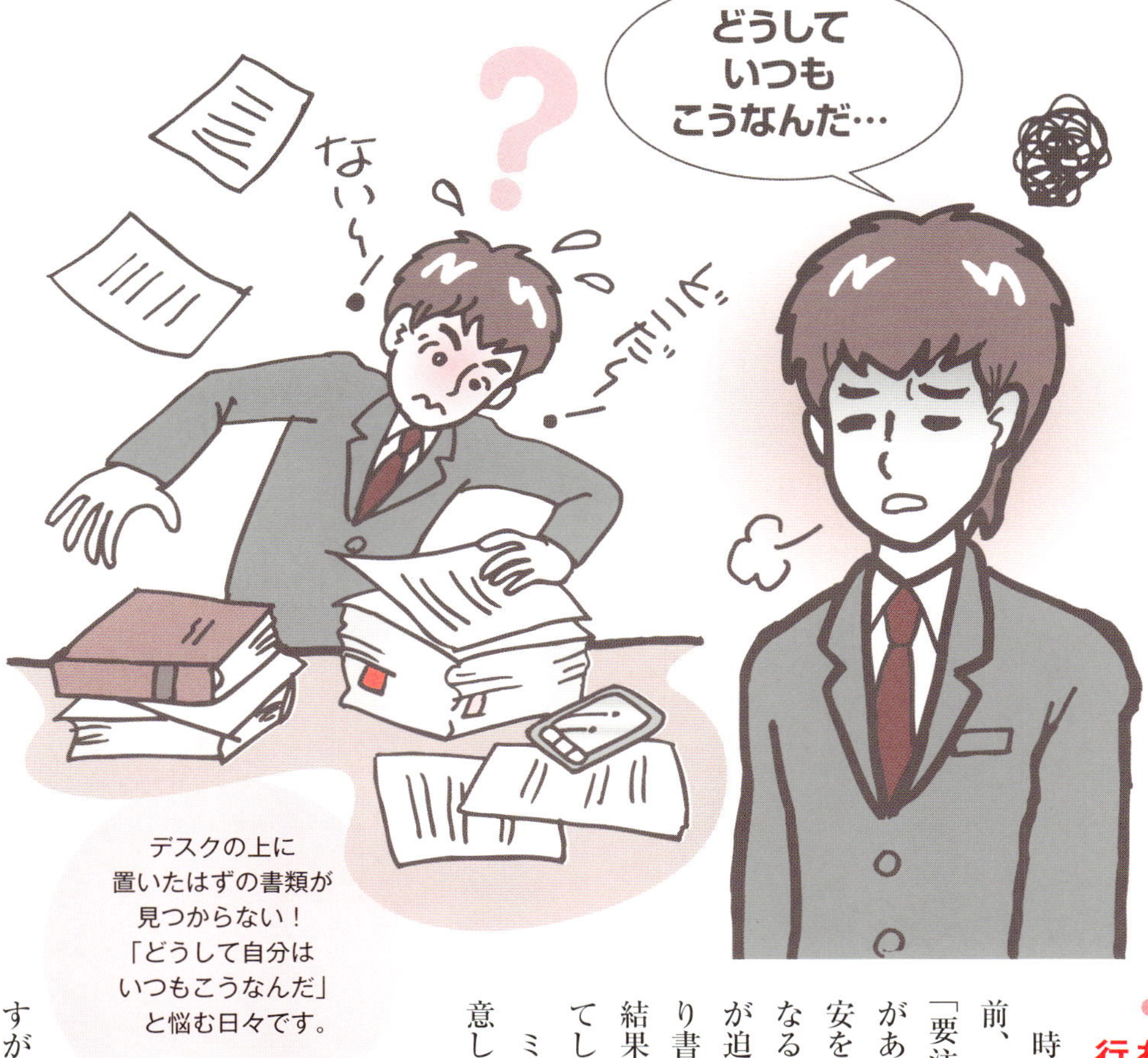
どうして
いつも
こうなんだ…
ない～！
どこだ～！
デスクの上に
置いたはずの書類が
見つからない！
「どうして自分は
いつもこうなんだ」
と悩む日々です。

ふと気になることがあると、すぐに行動してしまいます

　時間にルーズで遅刻は当たり前、と周囲に思われてしまい、「要注意人物」扱いされることがあります。それは、いつも不安を抱えているからです。気になることがあると、約束の時間が迫っていても、資料を調べたり書類を探したりします。その結果、遅刻の常習者と考えられてしまうのです。

　ミスや失敗を常に心配して注意しているのに、電車の中に大事な書類を忘れてきたり営業車で事故を起こしてしまったり……。しかも、整理整頓が苦手なために、仕事に必要なものでもすぐになくしてしまいます。自分でもそういったところは承知していますが、あまりにミスが続くと大変に落ち込んで自己評価はどんどん低下してしまうのです。

ネガティブな記憶ばかりをおぼえています

●生活の技術が低いことが悩みです

私物の管理、金銭、時間、書類、食事、掃除、睡眠など、日常的な生活に関するさまざまな管理が苦手です。

●周囲の視線が厳しくて気になります

何かをするときに、その方法、手順、時間配分などを考えて計画的に行うことが苦手です。生活に必要なことができないので、まわりの人の視線が気になってしまいます。社会や組織のルールが守れないこともあり、孤立感が深まってネガティブな記憶ばかりが残ってしまうのです。そのためにうつ病などを併発しやすいと考えられています。

ネガティブな記憶が残る要因

- 片づけが苦手
- 時間の使い方が無計画
- 睡眠時間、起床・就寝時間がバラバラ
- 時間が守れない
- 約束が守れない
- コツコツ勉強ができない
- お金の使い方が無計画
- 書類の管理ができない
- 提出期限が守れない
- 暴飲、暴食をする
- 炊事、洗濯、掃除などができない

など

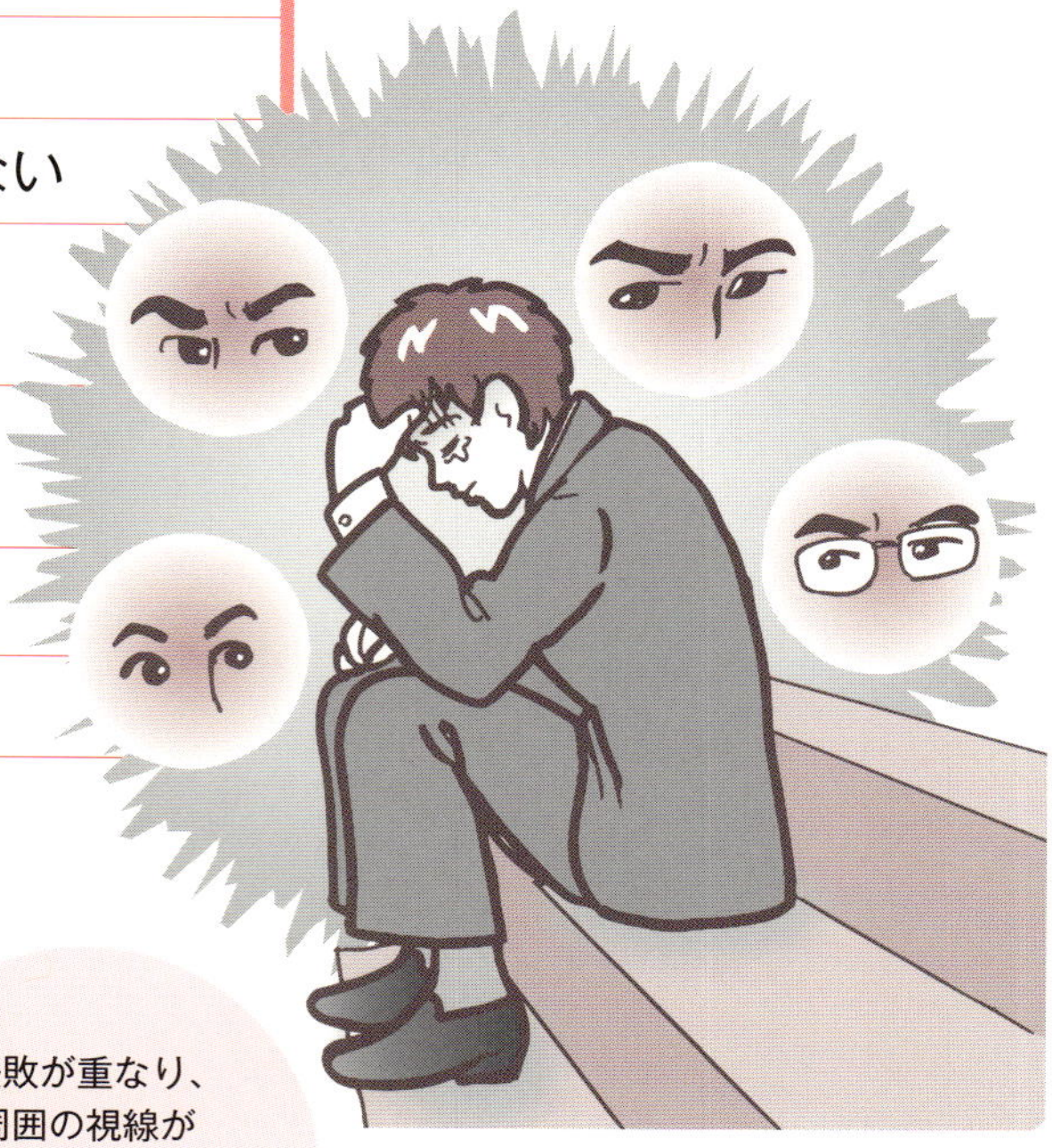

失敗が重なり、周囲の視線が気になって落ち込むことが多いのです。

自分がダメな人間だと感じ落ち込んでしまいます

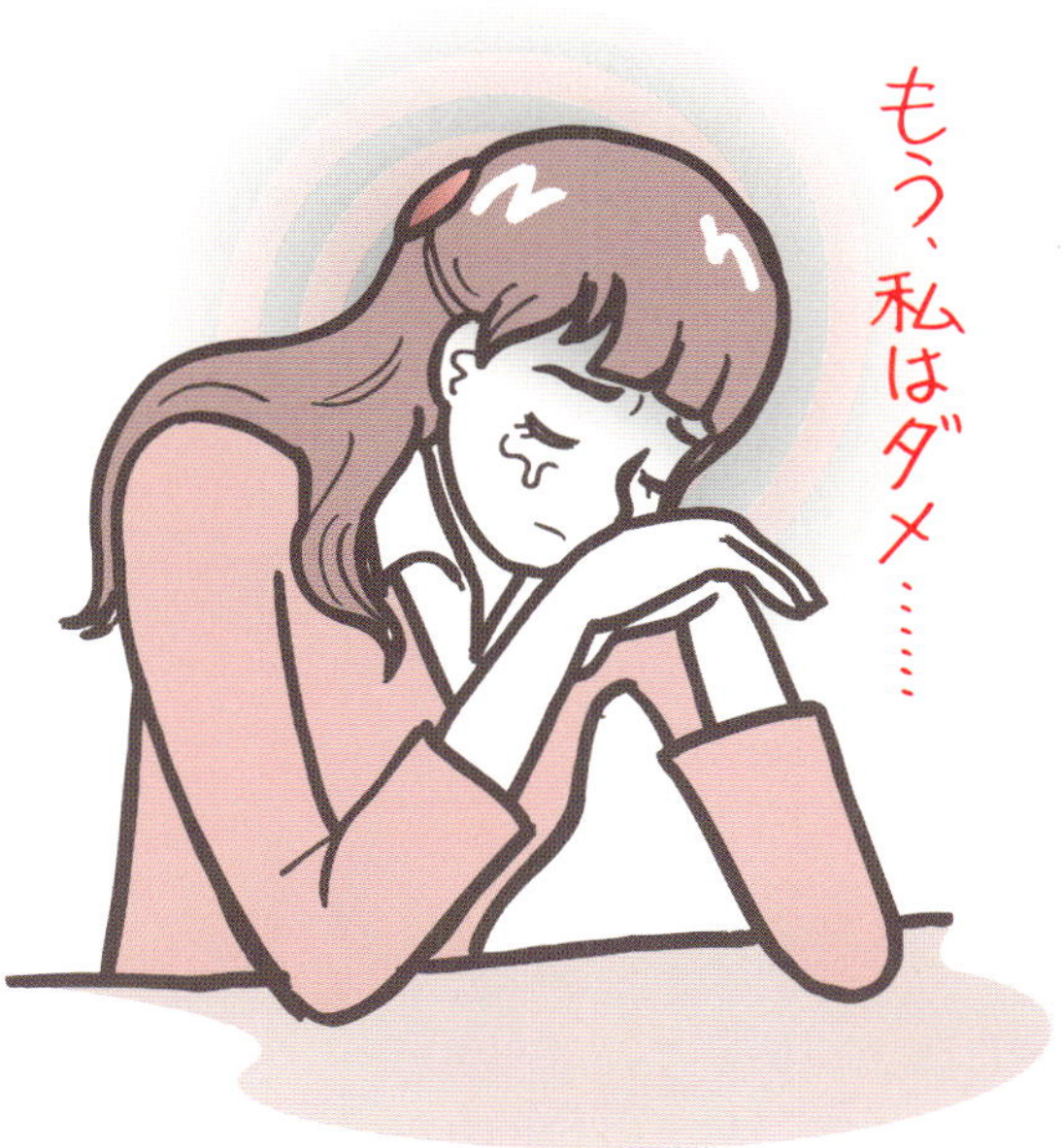

●劣等感が強くなるため落ち込みやすいです●

発達障害にはいつも憂うつで無気力にさいなまれる、という特性もあります。人前で話そうとすると緊張したり、言葉につまったりすることで、職場や学校での人間関係がうまく築けず孤立したり、落ち込んだり、パニック状態になったりする人もいるでしょう。

落ち着きがなくて仕事や勉強もうまくいかないので、自分はダメな人間だ、と落ち込んでうつ病、社会恐怖症、対人恐怖症などになってしまうこともあります。

●「○○ぱなし」が多く自分はダメだと思ってしまいます●

何事もやりっぱなしなので、「自分は価値のない人間だ」と落ち込みがちなのが、発達障害の人です。成功体験や達成感にとぼしいので、落ち込んでひきこもりになってしまうケースもあります。

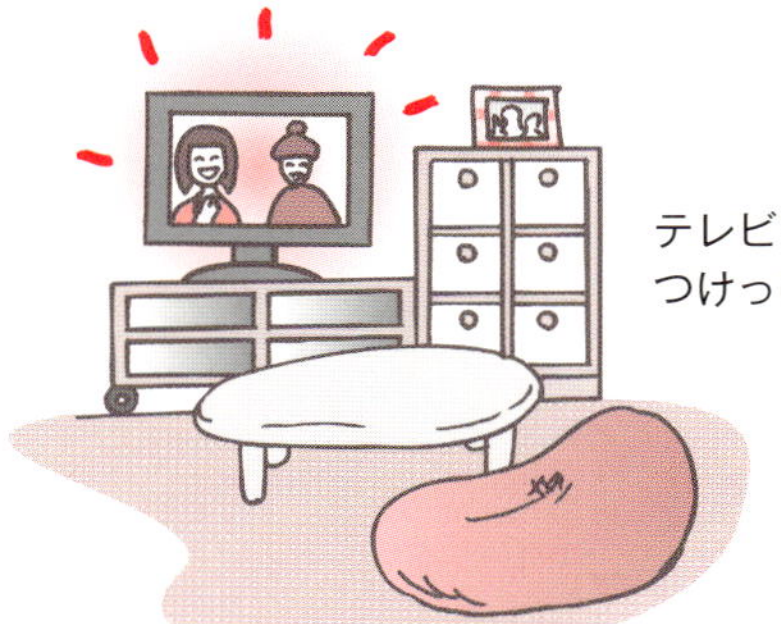

テレビをつけっぱなし

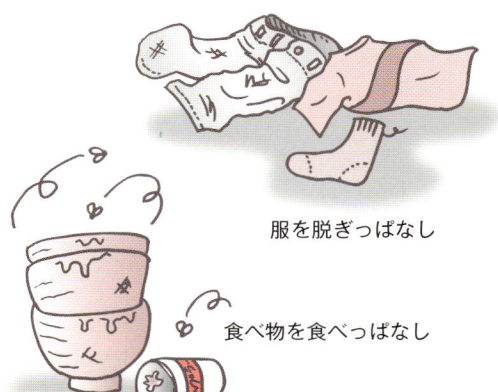

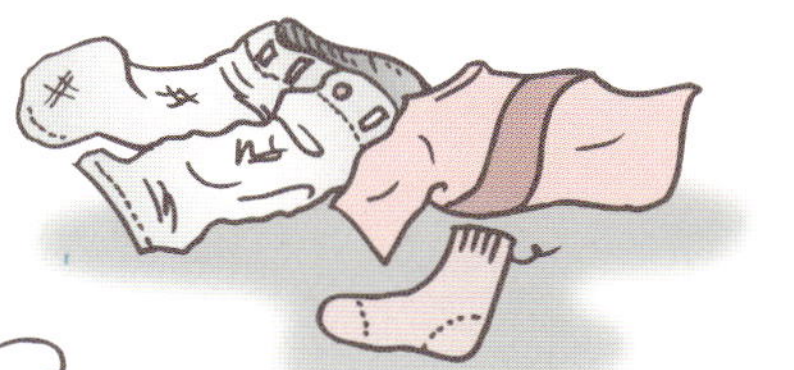

服を脱ぎっぱなし

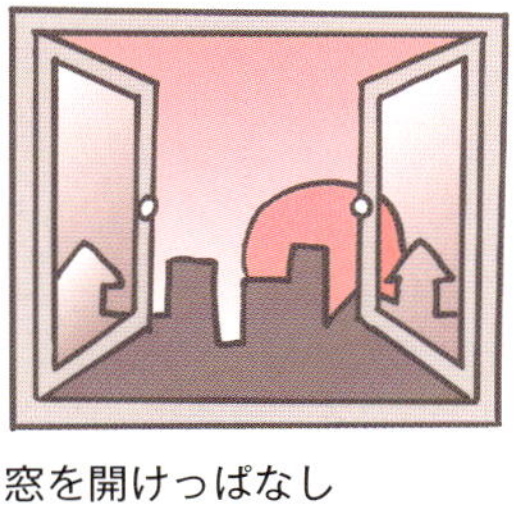

窓を開けっぱなし

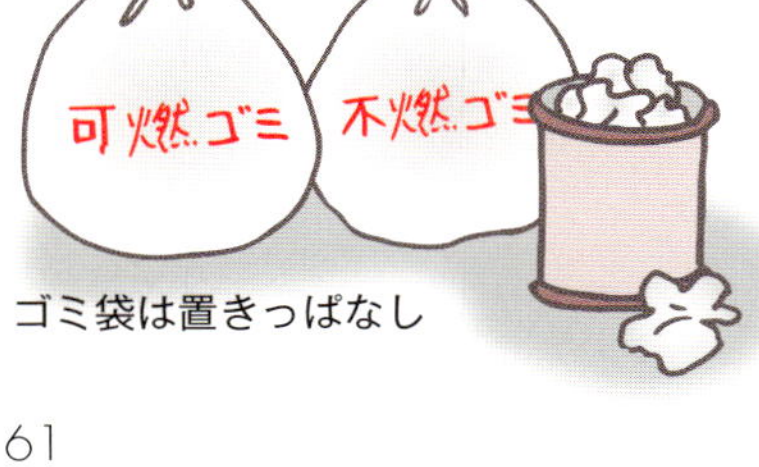

ゴミ袋は置きっぱなし

食べ物を食べっぱなし

衝動買いが抑えられません

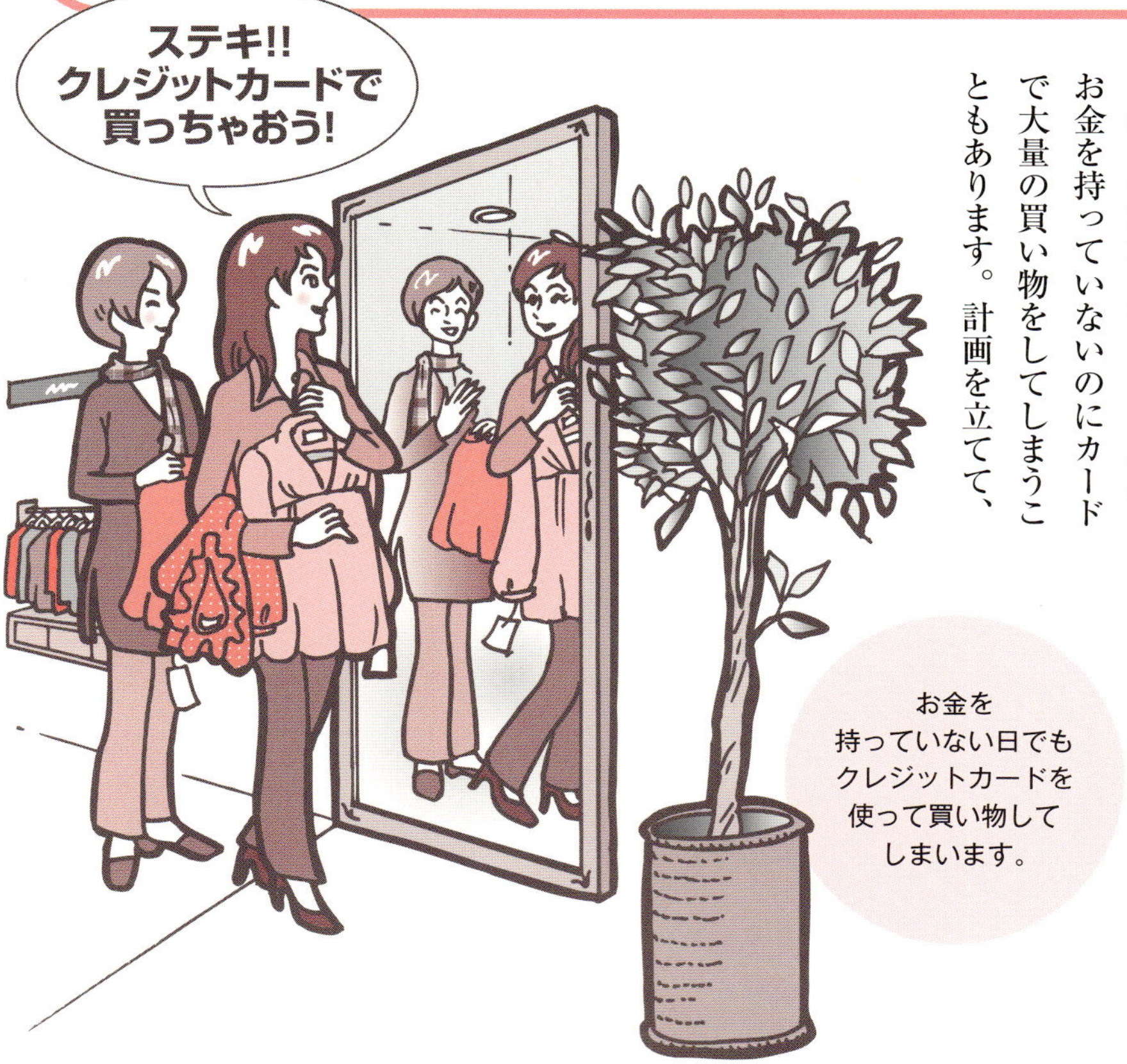
ステキ!!
クレジットカードで
買っちゃおう!
お金を持っていない日でもクレジットカードを使って買い物してしまいます。

思いつきの行動を繰り返します。

そのときの思いつきや気分で、よく考えずに行動することが多いのが大人のＡＤＨＤです。お金を持っていないのにカードで大量の買い物をしてしまうこともあります。計画を立てて、「今日はこれとこれを買う」とメモをしてでかけてもすぐに忘れてしまい、パッと見た瞬間にほしいと思ったものを買ってしまうのです。

この衝動性は脳内で分泌されるドーパミン、ノルアドレナリン、セロトニンなどの神経伝達物質のうちのセロトニンやドーパミンなどが不足し、衝動や欲望をコントロールできなくなるからだとされています。

うつ病、アルコール依存症、薬物依存症などに陥る人が多いのですが、それにはセロトニンが深く関係していると考えられています。

わざと強烈な刺激を求めることもあります

ＡＤＨＤの人は、ハラハラドキドキするような刺激があると脳が興奮し、夢中になることがあります。

大量の買い物、大金を賭けるギャンブル、リスクの高い投資、バンジージャンプ、危険なカーレースなど、強烈な刺激を追求するタイプの人にＡＤＨＤの人がいるのではないかと考えられています。

約束や期日が守れません

●ADHDの先延ばし傾向

①自分の興味や関心のあることを優先させる。

②やるべきことを忘れてしまう。

③新しいことへの心理的抵抗、不安を抱えている。

約束の時間が守れません

待ち合わせの時間が迫っているのに、支度をしていなかったりギリギリまでテレビを観ていたりして、約束を守ることができません。

今、でかけないと間に合わない、というときに、財布がない、携帯が見あたらない……と探し物をすることが日常茶飯事です。

やるべきことに集中できず、どうでもいいことにとらわれたりします。そのために学習や仕事ができないことが多く、守るべき期日に間に合わなくなってしまうこともあります。

先延ばしの傾向があり仕事がたまってしまいます

自分の興味や関心の向いたことを優先させてしまい、やるべきことを終わらせることが苦手です。また、予定や用事そのものをすっかり忘れてしまうこともあるのです。

また、新しいことへの心理的抵抗や不安があるため、やるべき仕事に手をつけられないときもあります。特に時間の管理が苦手なため、先の見通しをつけることができません。スケジュールを立てて計画的に行動することが難しいわけですから、先延ばし傾向に拍車がかかり、どんどん仕事が山積みになる、というわけです。

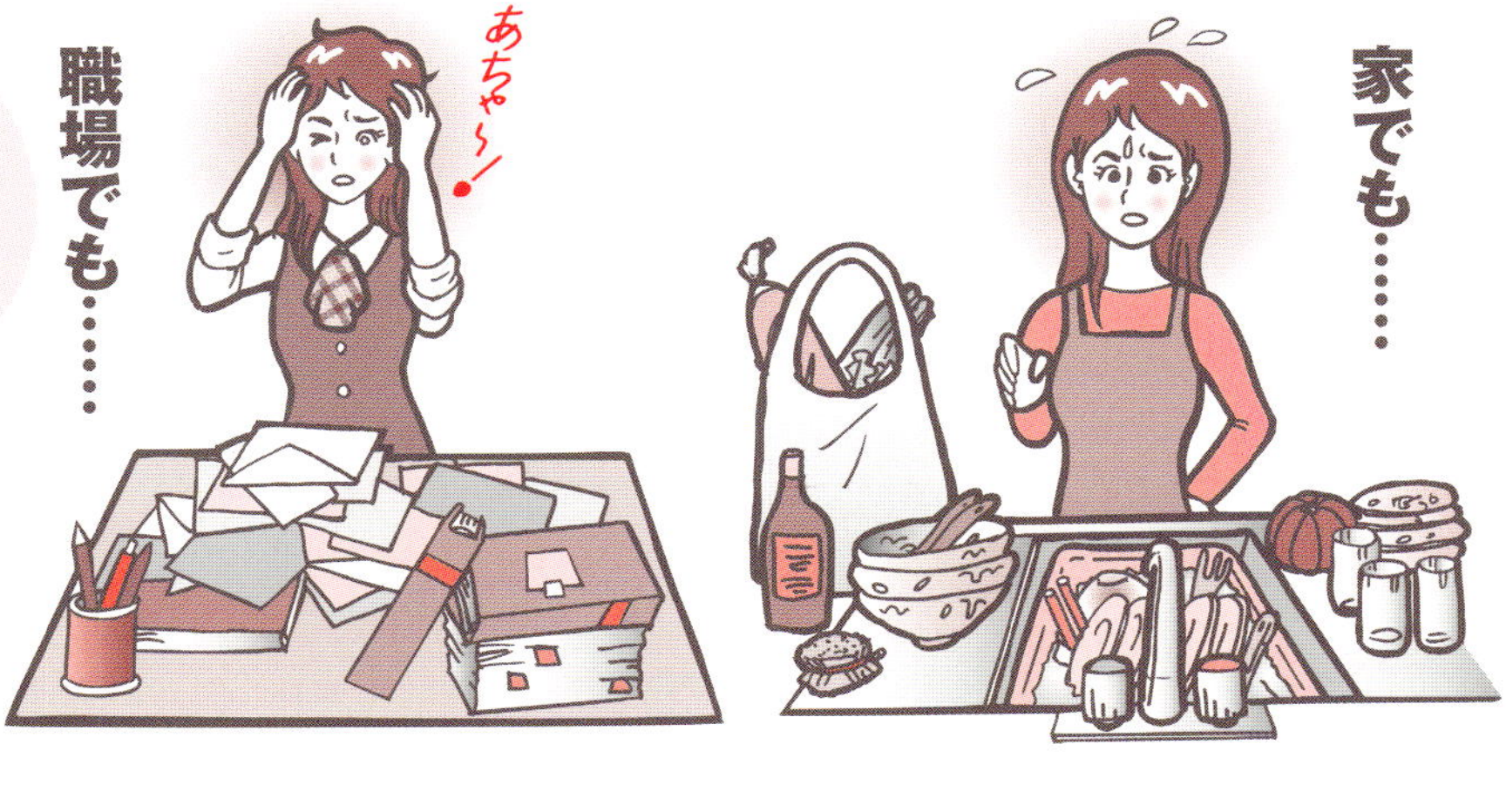

家でも職場でもやるべき仕事は山積みです。

仕事がうまくこなせません

やるべきことを先延ばしにしてしまいます

やるべきことに優先順位をつけ、計画的にこなしていくことが苦手です。それは、自分に必要のないこと、関係のない情報をシャットアウトする機能がスムーズに働かないために、注意散漫になってしまうからです。

特に職場では、資料の整理や企画をまとめることなど、どこから手をつけていいのかわからないために、こなしていくことが困難になります。

家庭では、あるべき場所にものを片づけたり、しなければならない家事を持続してやったりすることができません。何かをやっていると、ほかのことが気になってしまい、ひとつひとつの作業を終わらせることができないのです。

今やっていることを終わらせてから次のことに、と考えることができないため、後まわしにすることが多く、自分を責めてうつ状態になってしまう人もいるでしょう。

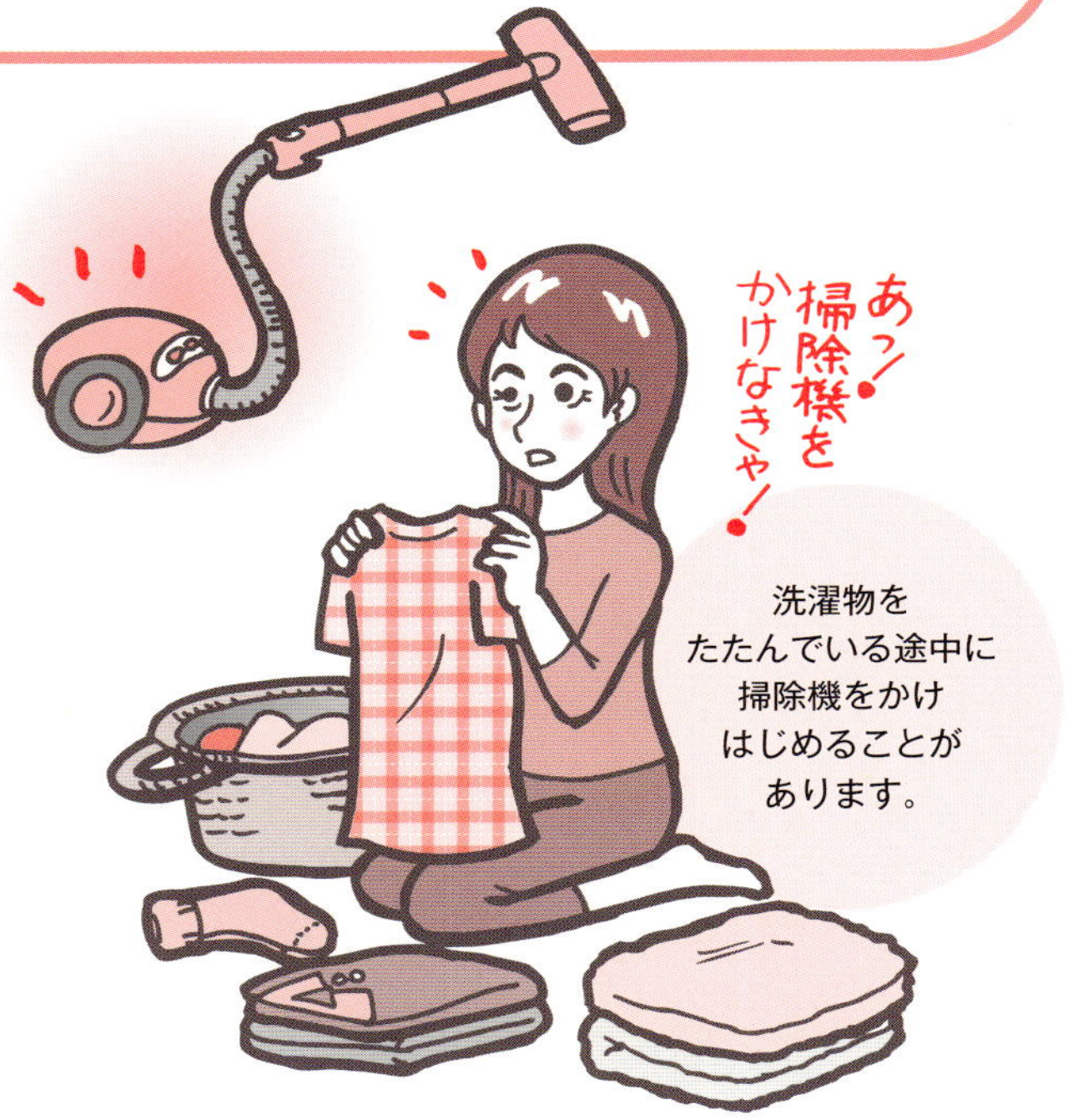
あっ！
掃除機をかけなきゃ！

洗濯物をたたんでいる途中に掃除機をかけはじめることがあります。

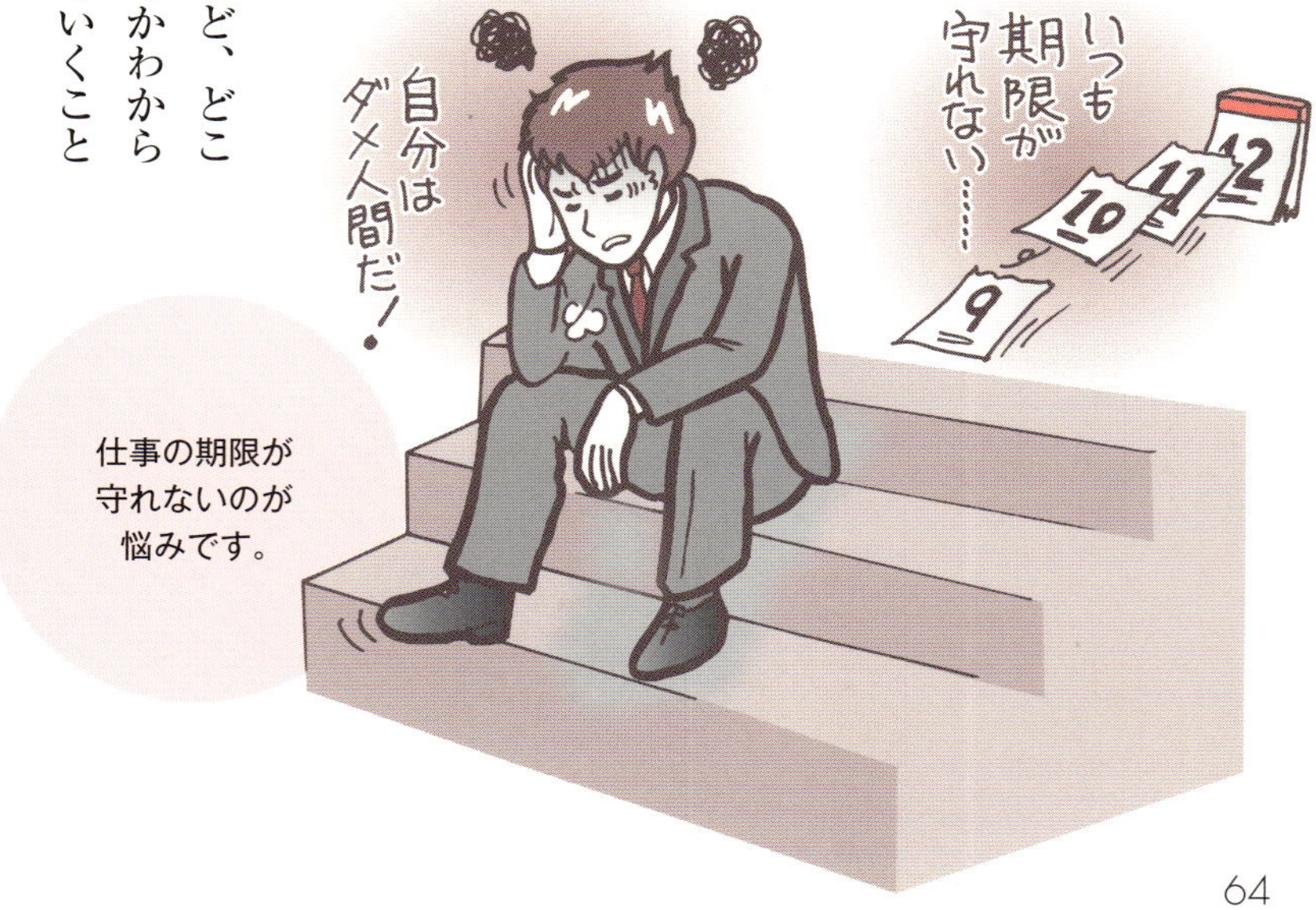
自分はダメ人間だ！
いつも期限が守れない……
12
11
10
9

仕事の期限が守れないのが悩みです。

事故を起こしやすい傾向があります

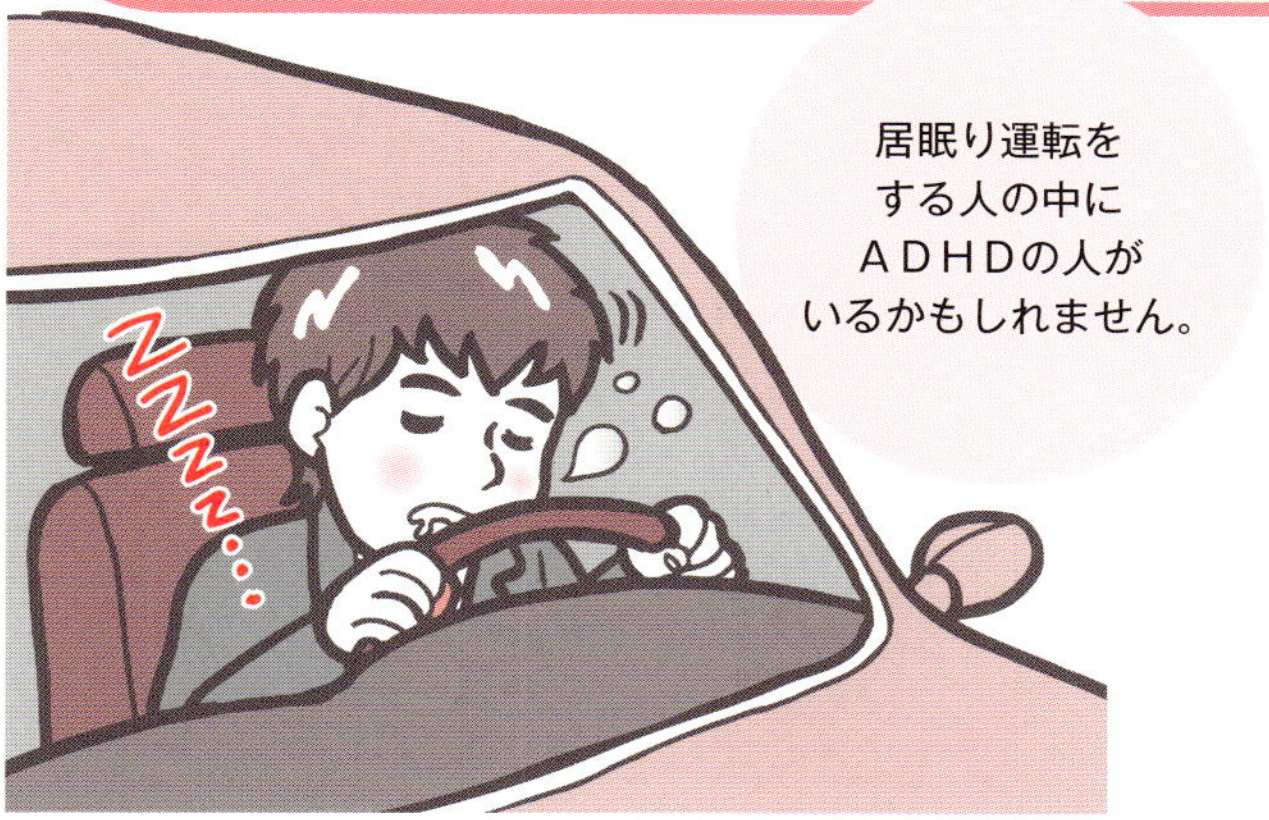
居眠り運転をする人の中にＡＤＨＤの人がいるかもしれません。

衝動性が危険な行動を引き起こします

発達障害の人が、交通事故、産業事故、水難事故などを起こしやすいということが臨床的にわかっています。その理由は3つあります。

①不注意傾向
②衝動性
③睡眠障害

向こう見ずで危険な行為をしてしまいます

集中力に欠けるので信号や道路標識を見落としてしまったり、無理に追い越しをしたりスピードをだしすぎたりして事故を起こすことがあります。また、睡眠不足から居眠り運転をしやすい傾向もあります。

アメリカのマサチューセッツ州などでは、何度も事故を起こしている人は運転免許証の更新時に、ＡＤＨＤのチェックリストへの記入を義務づけられています。ＡＤＨＤと診断されると、専門医から薬物治療が行われます。その治療によって、不注意傾向と衝動性が大きく改善され、交通事故が大幅に減少したことが報告されています。

日本でもこうした義務づけの導入を検討する必要があるのではないでしょうか。

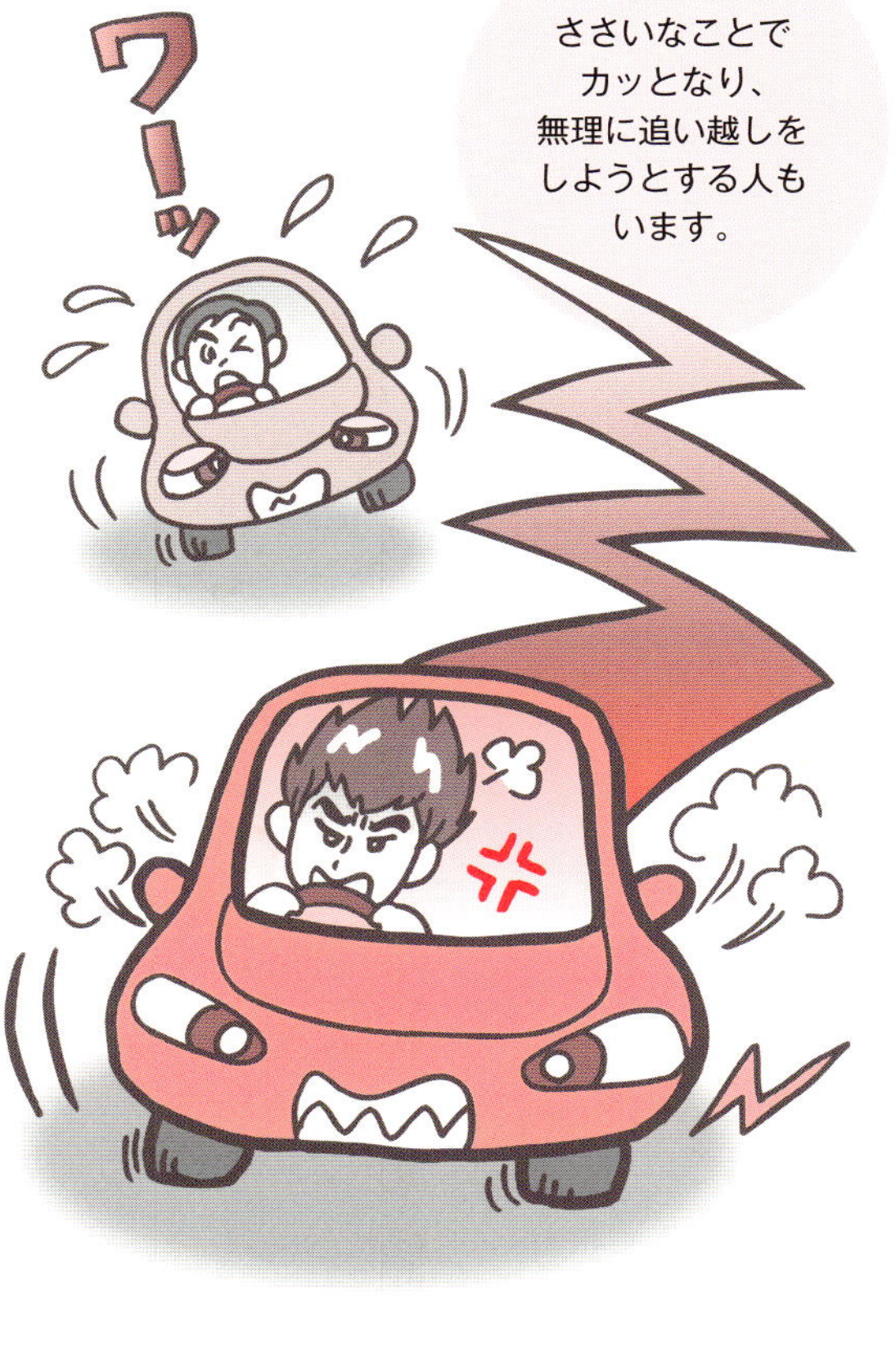
ささいなことでカッとなり、無理に追い越しをしようとする人もいます。
ワーッ

家事や片づけができません

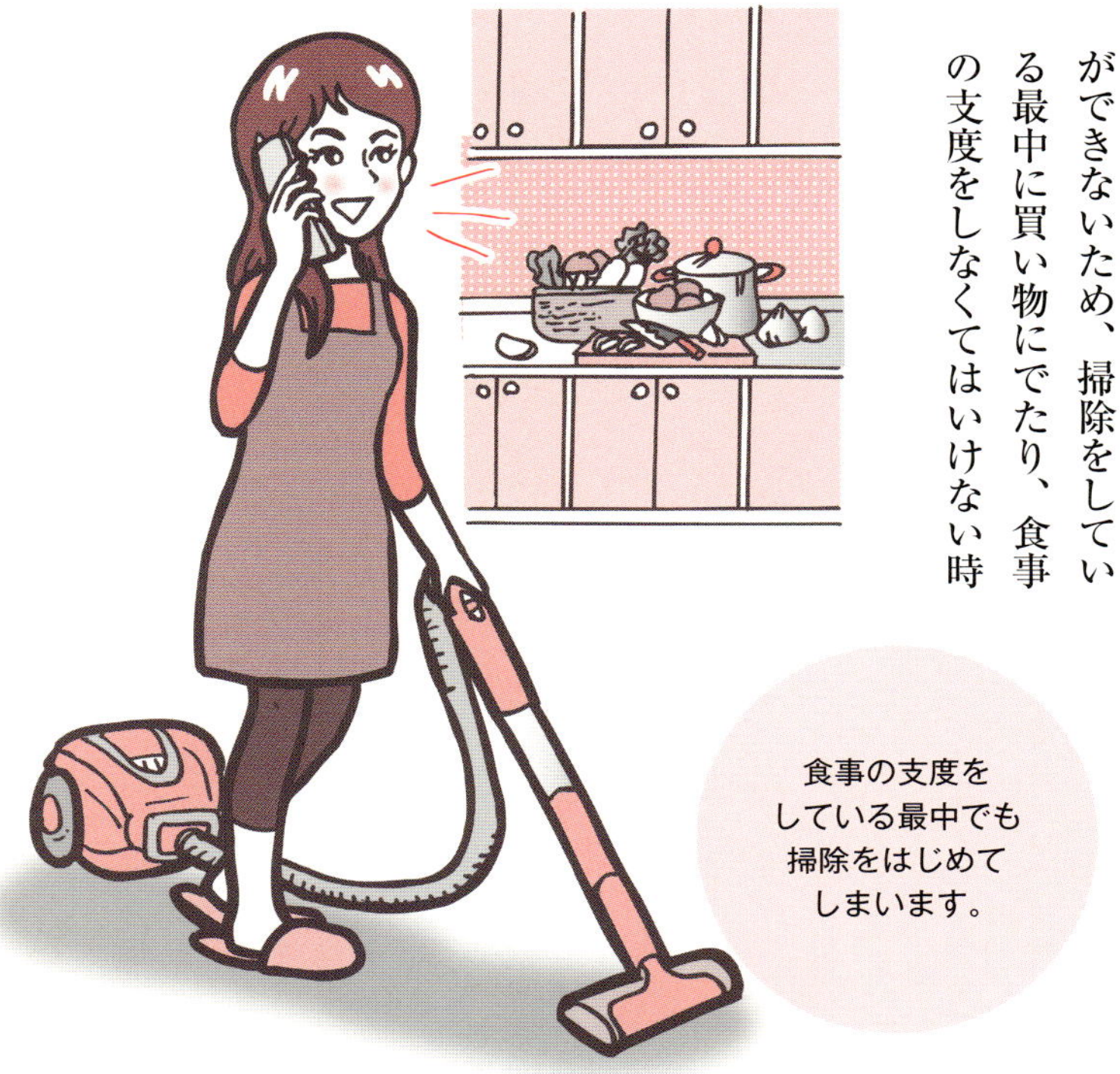
食事の支度を
している最中でも
掃除をはじめて
しまいます。

やるべきことをすぐに忘れてしまいます

家庭でいろいろな仕事をしていると、そのときどきで興味や関心の向いたことに気をとられてしまいます。そのため、やるべきことを忘れてしまうのです。

物事の優先順位をつけることができないため、掃除をしている最中に買い物にでたり、食事の支度をしなくてはいけない時間に洗濯をはじめたりしてしまいます。

計画的にこなすことができません

スケジュールを立てて計画的に家事をこなすことができません。ゴミだしを忘れているのに、必要ないものまで買ってきてしまい、家の中がゴミだらけになってしまう人もいるでしょう。自己評価はどんどん低くなり、自尊心はズタズタ。劣等感のかたまりになってしまいます。

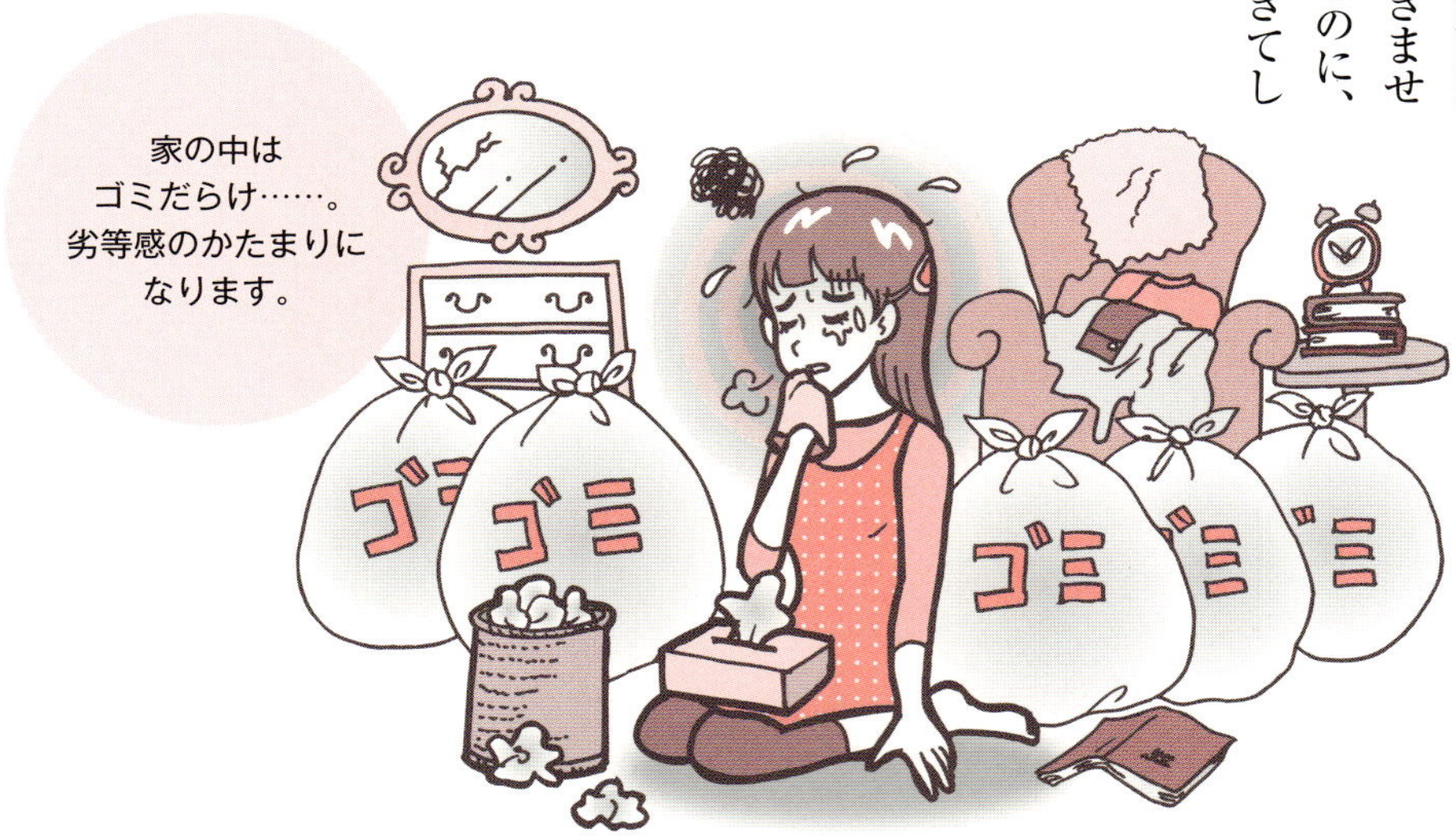
家の中は
ゴミだらけ……。
劣等感のかたまりに
なります。
ゴミ
ゴミ
ゴミ

子育てがうまくいかないことが悩みです

余裕がなくて子どもに目が向きません

発達障害の人は、不安感や焦燥感、無気力感が激しいことがあり、特に女性の場合、家事や整理整頓がうまくいかないと激しく落ち込んだり、うつ状態になったりします。

人間関係がうまくいかずに孤立したり、こなすべき仕事をやりとおすことができずに悩んだりする人もいます。

また、自分のことで精一杯になり、子どもに対してつらくあたったり、イライラが募って暴言を吐くケースもあります。ひどいときは虐待に発展してしまうこともあるので、専門医に相談して薬物療法などを進めていくことも必要です。

子どもにつらくあたってしまう人がいます

アスペルガー症候群の人で特に触覚過敏の症状がある場合、自分の子どもなのに、抱きつかれたりするのが苦痛です。ストレスがたまって子どもにつらくあたったり、面倒を見るのも不快に感じ、ネグレクト（育児放棄）まで発展してしまうケースもあるでしょう。

また、ADHDの場合、自分の子どもの行動が異常に気になってしまい、細かいことまで口をださずにはいられない人がいます。

周囲の人は本人の話を聞いてあげたり、状況に十分に注意してあげ、家族が楽しく暮らせるように協力してあげましょう。

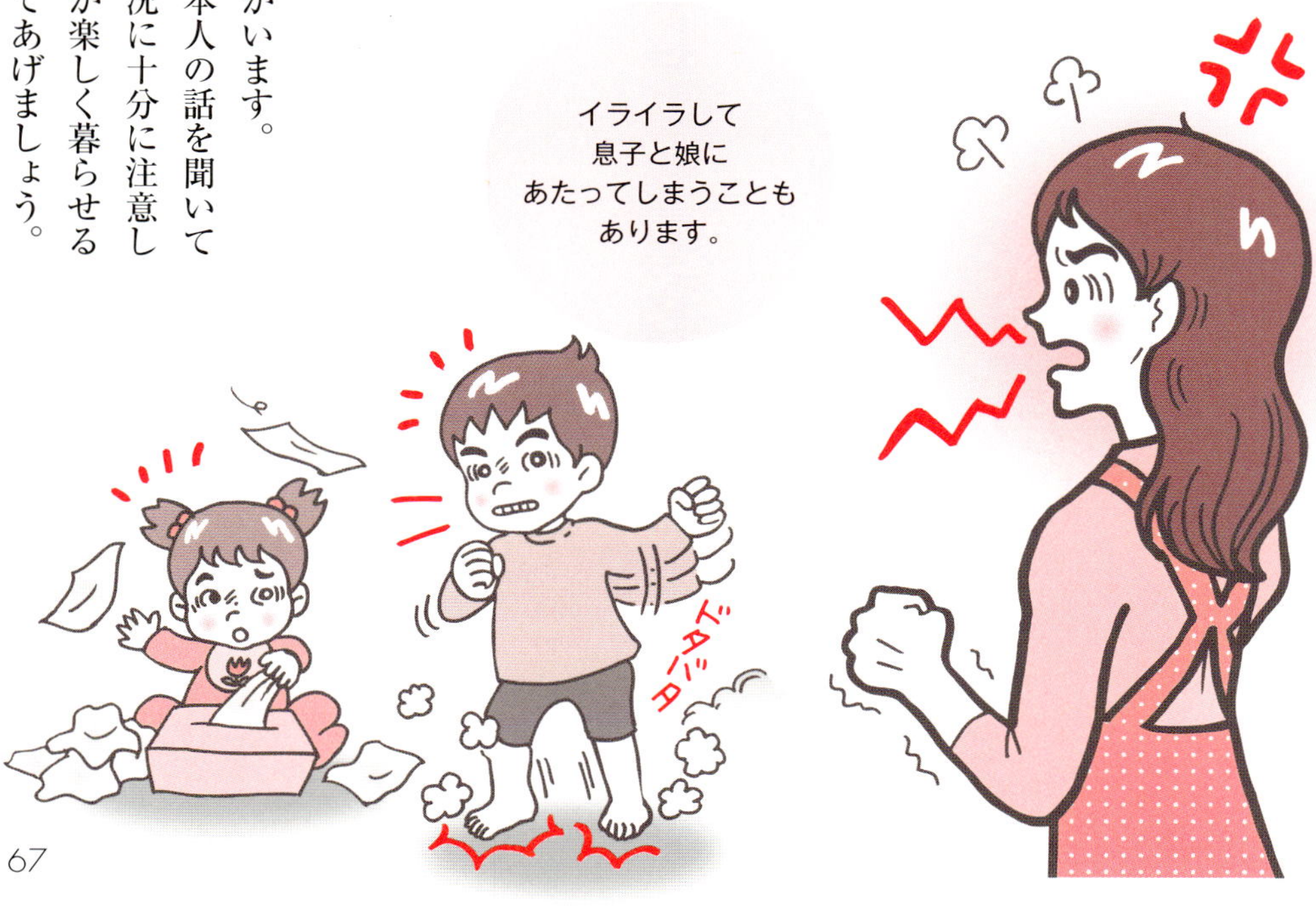
イライラして
息子と娘に
あたってしまうことも
あります。
ジタバタ

金銭管理がうまくできません

浪費グセや衝動買いのクセがあります

衝動性や不注意の傾向からか、家庭でも職場でも計画性がなく、何事も管理することが苦手です。

感情のコントロールがうまくできず、対人関係の問題が発生したりして孤立します。すると、自己評価や自尊心が低くなり、ストレスがたまってイライラしていきます。その結果、何かに依存しなくてはいられない精神状態になってさまざまな依存症に陥ってしまうわけです。買い物依存もそのひとつです。

買ってから後悔することが多いのが悩みです

金銭管理ができず、お金を計画的に使うことが不得意です。買い物にでると、衝動的に必要のないものまで買ってしまうことがあります。好きなものに目を奪われてしまい、ほしいと思うと次々に買ってしまうのです。自分でも衝動買いはよくない、とわかっているのに、思いつきで浪費してしまいます。

また、支払わなければならない請求書をなくしてしまい期限が守れなかったり、代金を支払おうと思ってもお金がなかったりして困ることも多いでしょう。

多額の出費や金銭的なトラブルは家族関係の破たんにつながってしまうこともあります。周囲の人に協力してもらって金銭管理の助けをしてもらうのがいいでしょう。

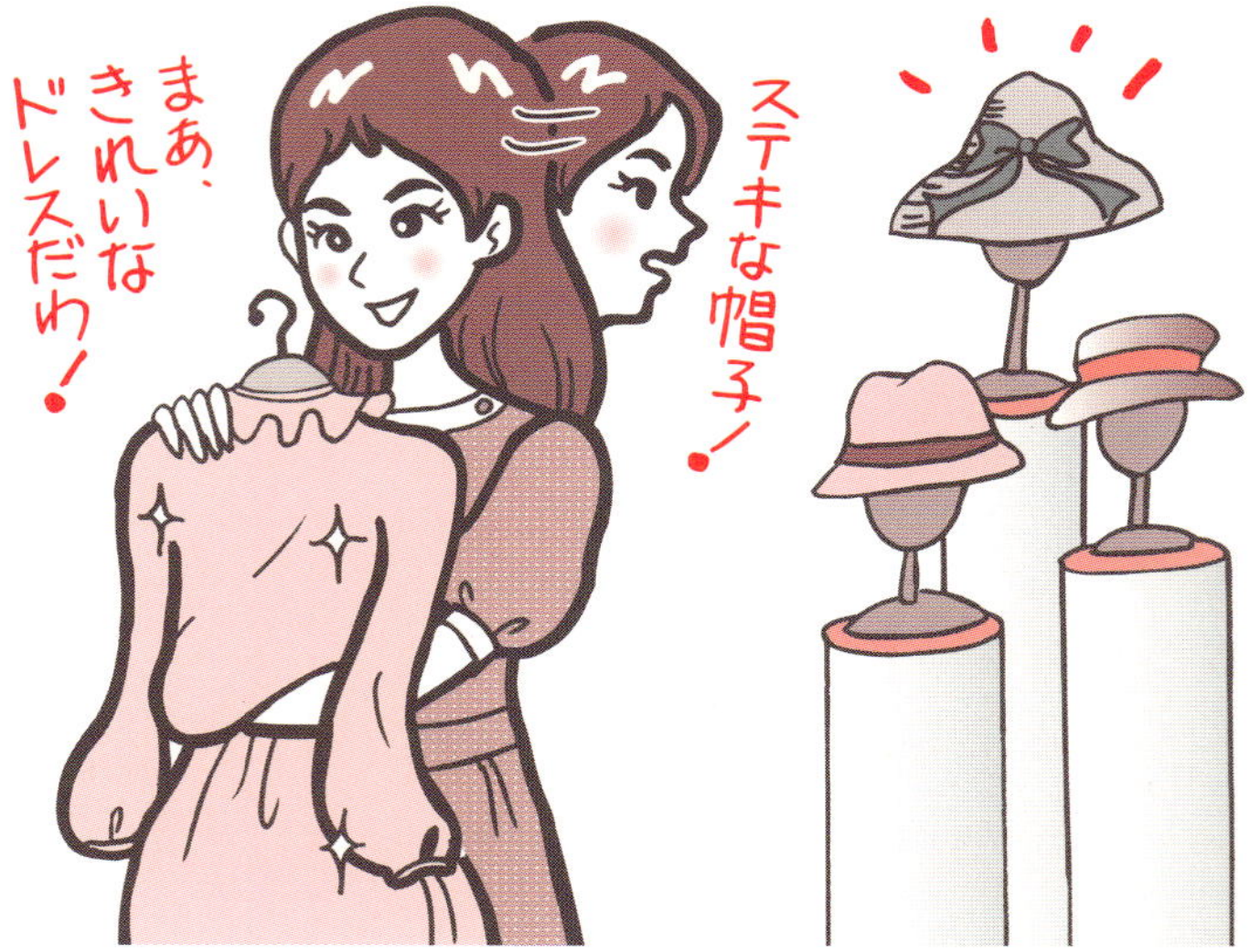

まあ、きれいなドレスだわ！
ステキな帽子！

買い物にでると次々と買ってしまい、帰宅するとショッピングバッグの山になってしまいます。

家では……

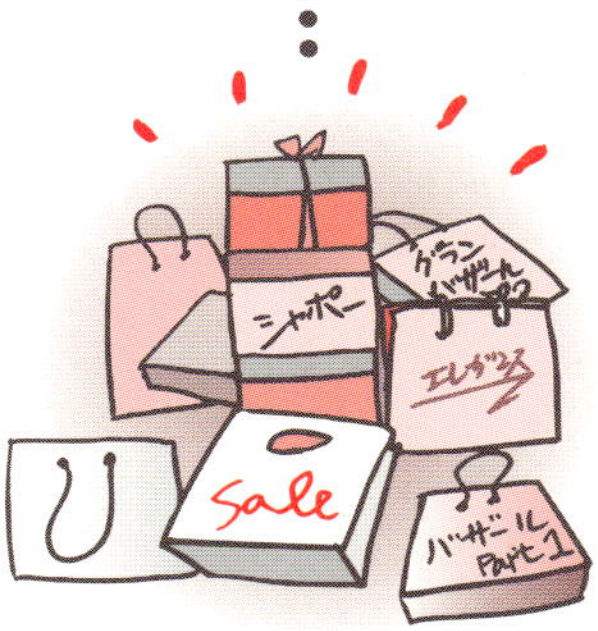

シャポー
Sale
バザール Part 1

発達障害の偉人たち③

エジソン　アインシュタイン

母親のサポートがエジソンを発明家にした！

　発明家のトーマス・エジソンは小学生時代、注意散漫でジッとしていられないという典型的なADHD特性が見られる大変な問題児でした。「なぜ？」「どうして？」としつこく質問し、小学校を3ヵ月で退学になってしまったと伝えられています。

　ガチョウの卵を抱き続けたり、どうして火が燃えるのかを知りたくて納屋を燃やして実験したり、さまざまなエピソードが残っています。

　元教師だった母親はエジソンのよき理解者で、興味があることはとことん本人に調べさせたそうです。母親の協力とADHD特有のヒラメキ、マニアックにのめり込むこだわりが、彼の偉業に結びついたといえるでしょう。

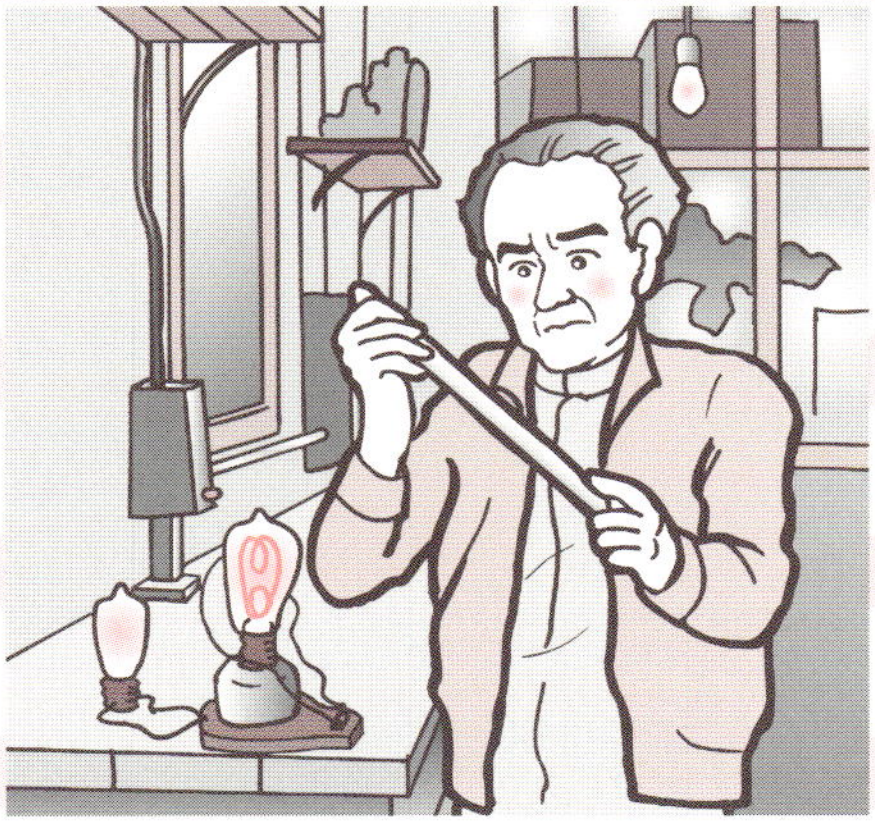

偉大な物理学者アインシュタインは落第生だった

　相対性理論、光量子仮説などの学説を次々に打ち立てたアルバート・アインシュタイン。彼は、5歳を過ぎてもうまく言葉を話せず、かんしゃく持ちで、すぐにキレる子どもだったと伝えられています。

　高校は中退、大学入試は数学と物理以外はまったくできず、不合格だったそうです。父親が、無試験で大学に入れる高校に入り直すことを勧め、やっとスイス連邦工科大学に入れました。その後、スイス特許局の審査技師の仕事に就き、仕事をはじめたときに、数々の学説を思いついたのです。

　当時の生活ぶりを見ると、記憶力の欠如、不注意、衝動性、依存性、自己コントロールが困難、片づけられない、金銭管理ができない、対人スキル、生活スキルが低いなど、アスペルガー症候群やADHDのさまざまな症状を持っていたと考えられます。そんな状況でありながら、物理への関心を貫けたのは、父親の支えがあったからでしょう。

どうしてうまくいかないのだろう？

いつも一生懸命、仕事に取り組んでいるつもりなのに、頼まれたことの期日がいつも守れません。

スケジュールをうまく立てられればいいのですが……。

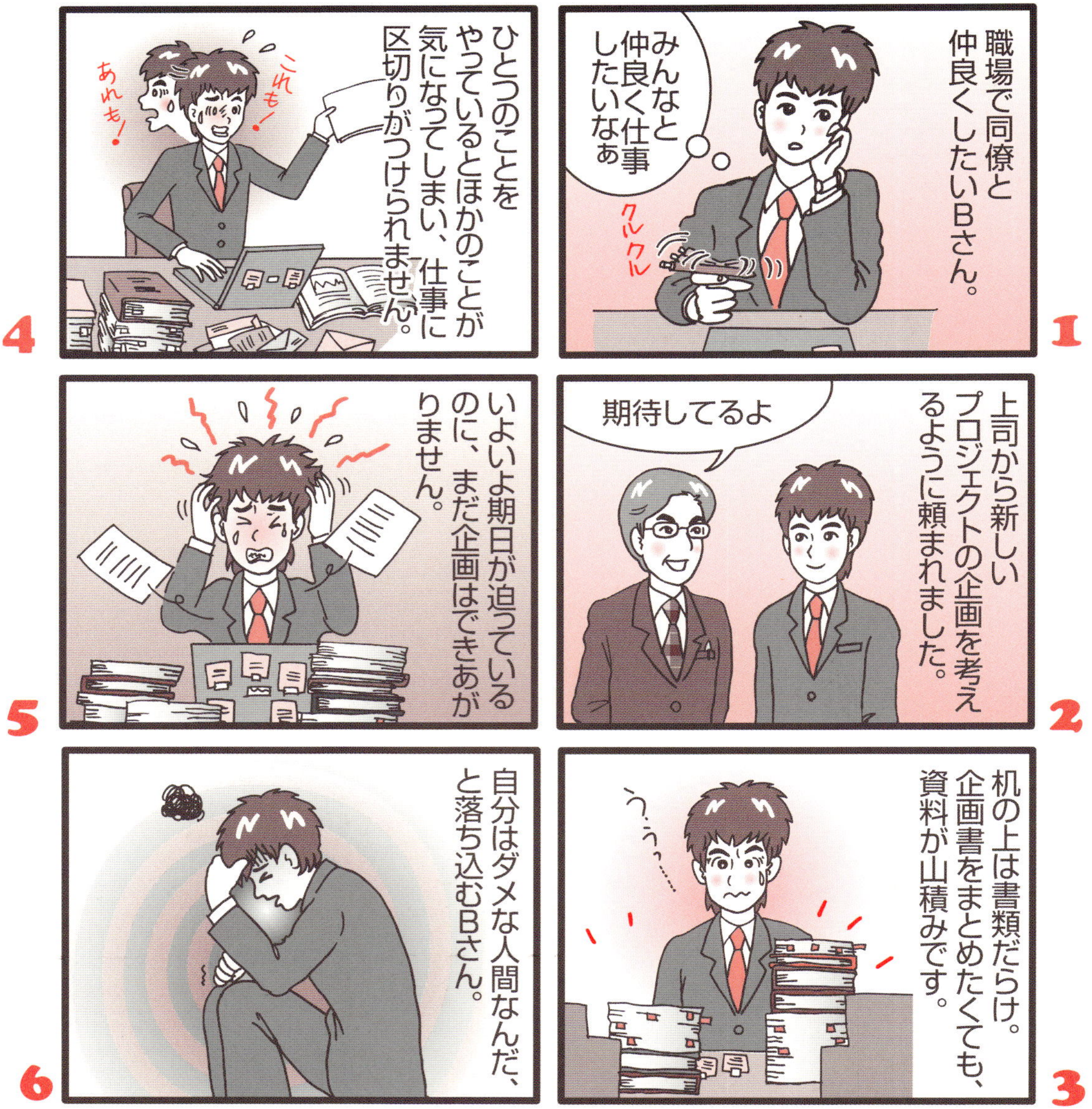
1
職場で同僚と仲良くしたいBさん。
みんなと仲良く仕事したいなぁ
クルクル
2
上司から新しいプロジェクトの企画を考えるように頼まれました。
期待してるよ
3
机の上は書類だらけ。企画書をまとめたくても、資料が山積みです。
う、う……
4
ひとつのことをやっているとほかのことが気になってしまい、仕事に区切りがつけられません。
これも！
あれも！
5
いよいよ期日が迫っているのに、まだ企画はできあがりません。
6
自分はダメな人間なんだ、と落ち込むBさん。

第4章

社会で孤立せずに自立して生きましょう

発達障害に気づかずに大人になり、
さまざまな壁にぶつかってしまう人はたくさんいます。
生活に支障がでたり、ひんぱんにミスを繰り返したり
するようなら治療が必要でしょう。
ぜひ専門医を訪ねてみてください。
正しい知識を持ち、対処していけば、
何歳からでも劇的に改善します。

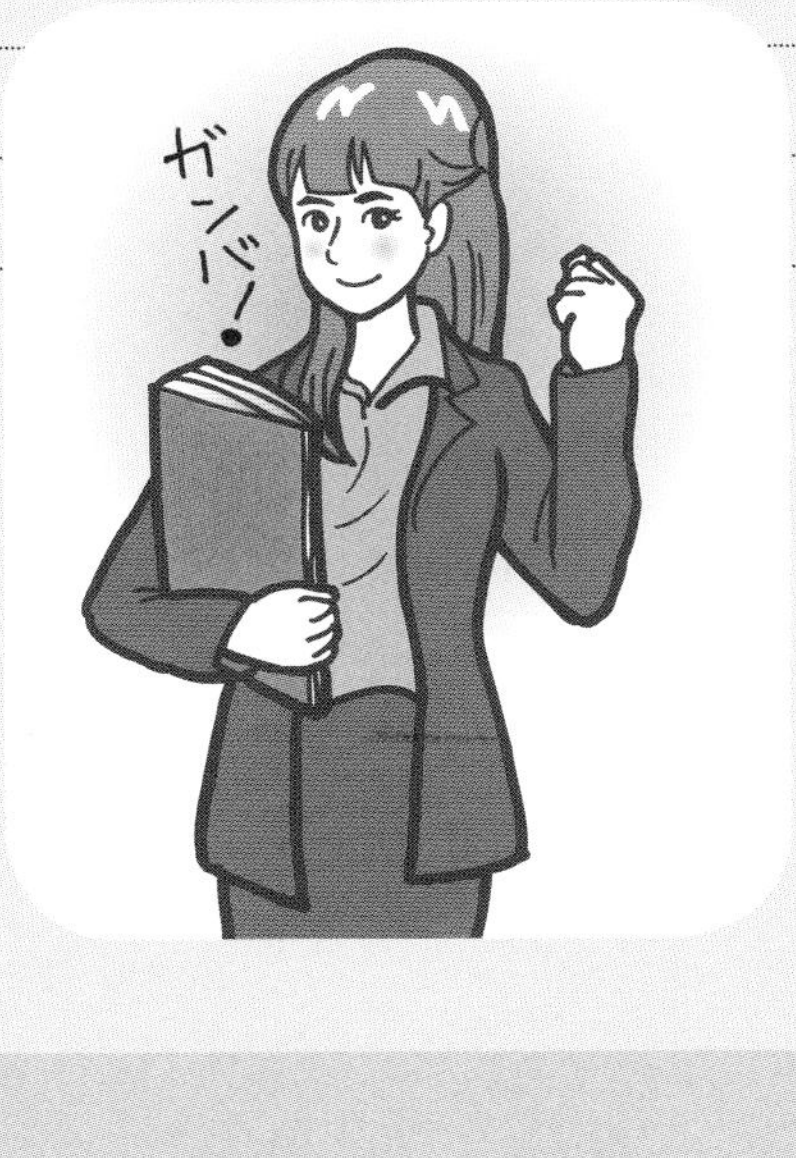

社会人としての
マナーを身につけましょう

発達障害の人の傾向

①忙しそうな人を見ても手伝おうとしない。

②その場に合わない行動をする。

③空気を読まず、
いってはいけないことをいう。

④暗黙のルールがわからない。

⑤時間や期日が守れない。

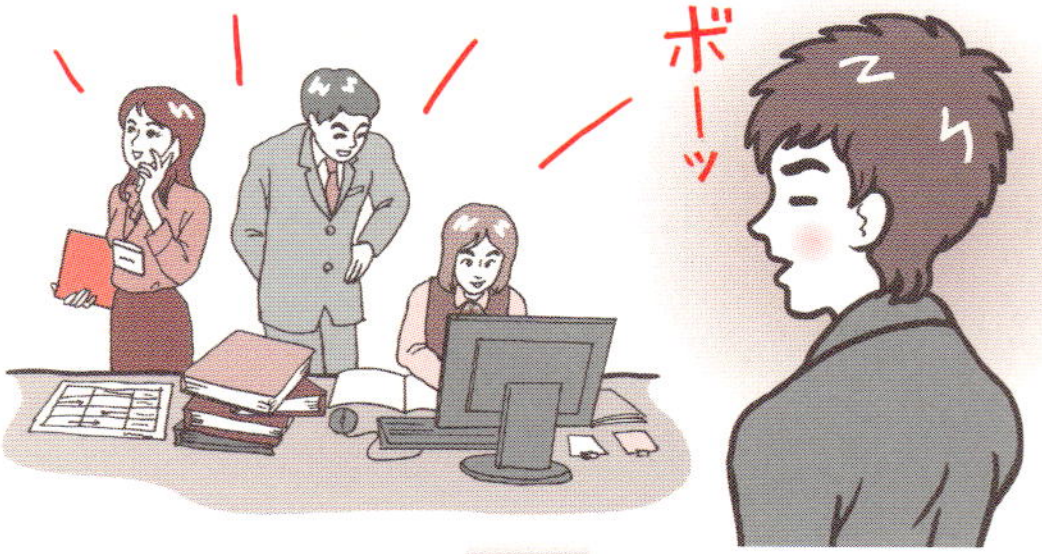

これはNG!

忙しそうな
人がいたら
手助けするような
クセを
つけましょう。

社会常識を知り基本的なマナーを守りましょう

社会常識に欠けていたり職場の慣習などを理解できないことがあります。それは、ルールを守っていないのではなく、ルールがわからない場合と、わかっていてもそのように行動できない場合とがあります。

解決ポイント

●社会人として快適に過ごすコツ

①周囲の人に今の状況を
確認するクセをつける。

②社内のルールを
具体的に教えてもらう。

③場面ごと、時間ごとに
どうすればいいかを明文化しておく。

具体的にアドバイスしてもらいましょう

職場や周囲の人には、何が苦手でよくできないかを話し、協力してもらうように頼んでおきましょう。

たとえば、忙しそうな人がいたら、

「私に手伝えることはありませんか？」

というように声をかけるといいのですが、それに気づかないときは、周囲の人に気づかせてもらうのです。場面ごとに具体的なアドバイスをしてもらって、少しずつ修正していきましょう。

仕事をうまく進めるコツを覚えましょう

スケジュール管理をしましょう

忘れっぽくて先延ばしをする傾向があり、優先順位がつけられません。そのため締め切りが守れなかったり約束を破ってしまったりすることがあります。

防止するには、スケジュール管理のクセをつけることです。スケジュールにはその日、その週、その月にやるべきことを書き、蛍光ペンなどで色分けして記憶の定着が確かになるようにしましょう。

自分専用の作業マニュアルをつくってみましょう

仕事をやりやすくするため、自分専用の作業マニュアルをつくるのも効果的です。「いつ」「どこで」「何を」「いつまでに」「どれだけ」「どうやって」「どこまで」というように、やるべき作業とその手順をわかりやすくして表に書きます。また、作業中に席を立つときは、どこまでやったか判別できるよう、付箋《ふせん》などを貼ってすぐわかるようにしておきましょう。

解決ポイント

●スケジュール管理のコツ

①やるべきことを手帳やカレンダーに書き込む。

②物事を順序立てて考えるクセをつける。

③スケジュールを見やすいところに置き、一日に最低10回ぐらい繰り返し見る。

④重要度を示す。（◎→最優先　○→今日中　△→今週中　というようにする）

⑤やり終えた作業にはチェックマークを入れる。

⑥今日やるべきことの何ができて、何ができなかったかを、その日のうちに振り返る。

カレンダーにスケジュールを記入！

MON	TUE	WED	THU	FRI	SAT	SUN
1 ○ 会社のデスク片づけ	2 △ 書類の整理	3	4 ◎ 部署内ミーティング 14:00～	5	6 △ 自室のそうじ	7 ◎ ○○さんとランチ
8 企画書たたき台作成 →	9	10	11	12	13 買い物	14
15 △ 書類の整理	16	17 ◎ 社内会議 10:00～	18	19 ◎ ○○さん訪問11:00	20	21 ◎ テニス 10:00～
22 ○ ランチミーティング 12:00～	23 ○ 企画書作成	24 ◎ 健康診断 14:00～	25	26 ◎ 企画書締め切り	27 ◎ 同窓会 17:00	28
29	30 ◎ 部署内ミーティング 14:00～	31	・今月中にやること 会社→△書類の整理 ◎企画書作成 家→○洋服ダンスの片づけ			

本当に忘れっぽい人は上着のポケットに入るぐらいの手帳をいつも持ち歩き、やるべき仕事内容に◎○△×の優先順位をつけて書き込み、カラーペンで色別に期限を記しておくといいでしょう。こなしたことは横線で消し、それを1日に何度も確認し直すのです。さらに、ひらめいたことやアイデアを書き留められるようなメモ帳を持つのもいいでしょう。

発達障害を疑ったら、まず受診をおすすめします

● 受診をおすすめするタイプ ●

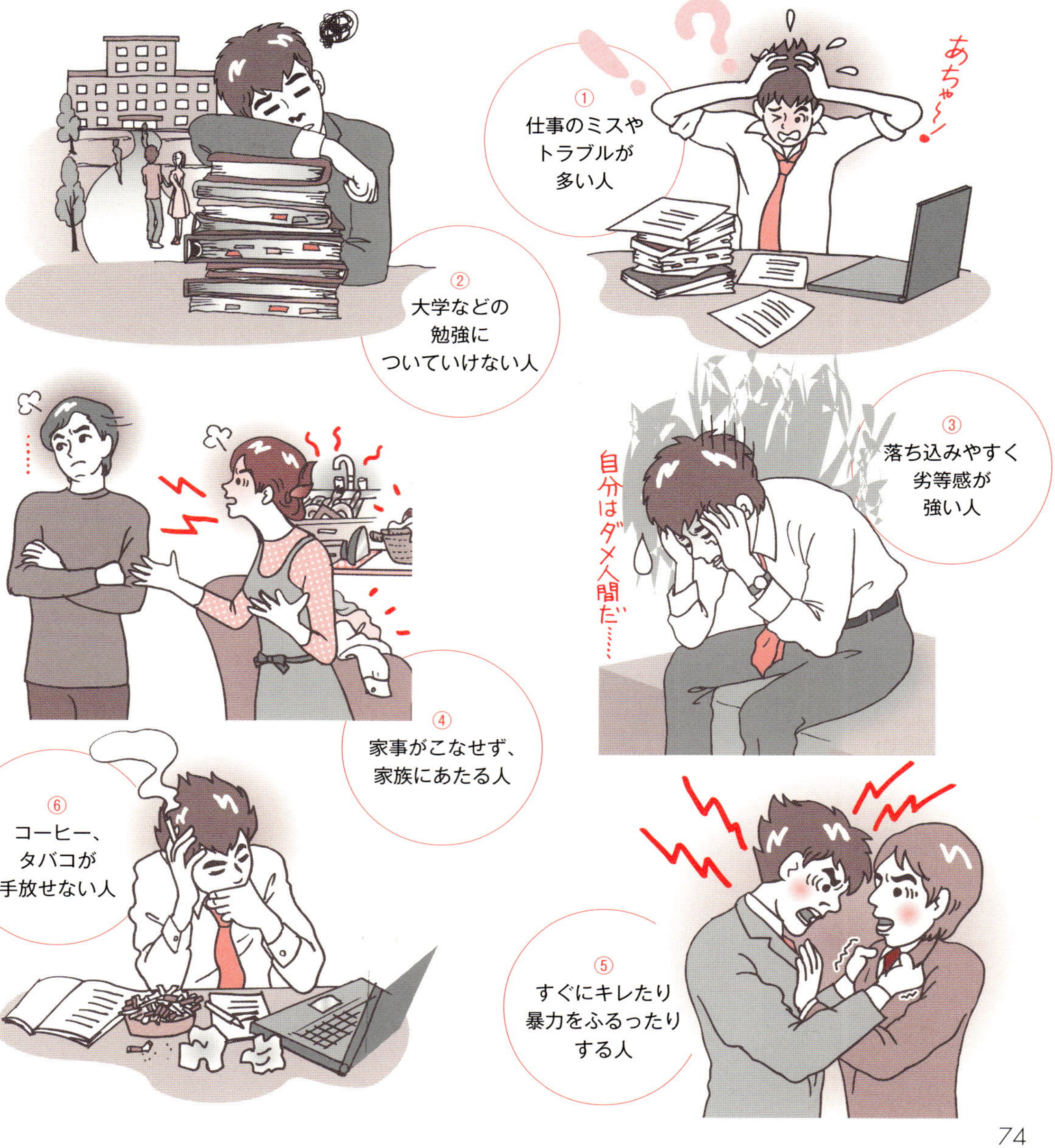

① 仕事のミスやトラブルが多い人

② 大学などの勉強についていけない人

③ 落ち込みやすく劣等感が強い人

④ 家事がこなせず、家族にあたる人

⑤ すぐにキレたり暴力をふるったりする人

⑥ コーヒー、タバコが手放せない人

受診をすると自分が認められるようになります

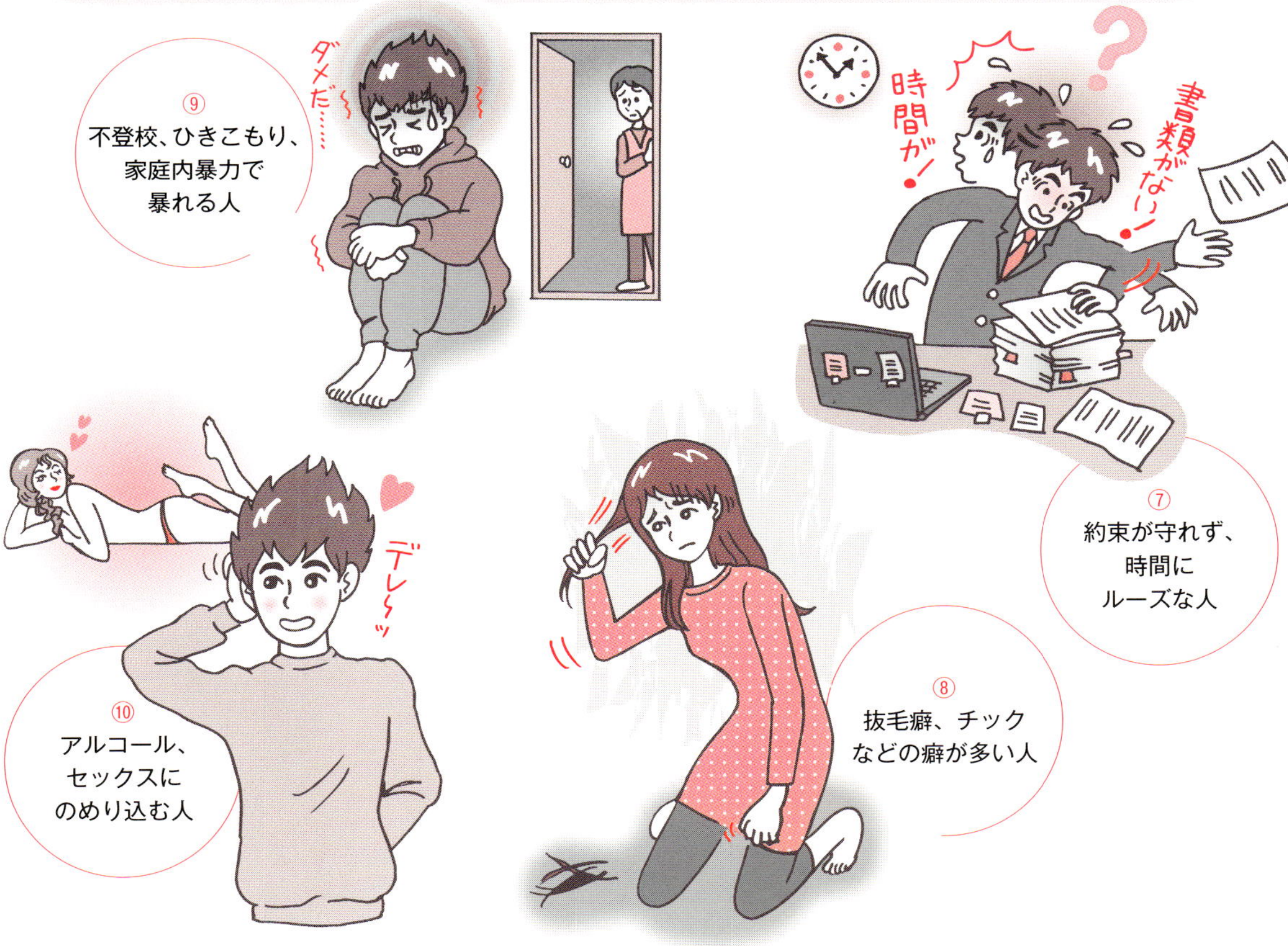
ダメだ……
⑨
不登校、ひきこもり、
家庭内暴力で
暴れる人
時間が！
書類がない！
⑦
約束が守れず、
時間に
ルーズな人
デレ〜ッ
⑩
アルコール、
セックスに
のめり込む人
⑧
抜毛癖、チック
などの癖が多い人

原因がわかると安心して治療に専念できます

発達障害を子どものときに診断されていないと、「人間関係がうまく築けない」「社会に適応できない」などと悩み、落ち込んで合併症を引き起こす人が大変多いのが現状です。大人になっても症状が残り、なんとなく生きづらい、自分はこのままでいいのだろうかなどと不安になってしまいます。

しかし、受診して原因を知ると、失敗を繰り返すのは性格のせいではなく、脳の発達にアンバランスがあるからだと気づき、だれもが安心します。多くの人が、

「早く受診すればよかった」

といい、自分を責めて落ち込むこともなくなります。そして、薬物療法を受けたり、生活スキルや対人スキルを学び、自分を好きになって受け入れられるようになるのです。

発達障害の治療について知りましょう

治療には薬物療法が効果的です

薬物療法は、症状を抑える対症療法ですが、薬が効いている間は物事を落ち着いて考えたりやるべきことに集中したりすることができます。気持ちが落ち着くため、特にADHDの場合、自分をコントロールする方法や適切な行動の仕方を覚えるのに役立つでしょう。また、学習能力や対人関係にもよい変化をもたらします。

薬物療法の効果として考えられること

① 精神的に安定する。
② 集中力が高まる。
③ 仕事のミスがぐんと減る。
④ イライラがおさまる。
⑤ 家族に暴力をふるわなくなる。
⑥ うつ病が軽くなる。
⑦ アルコール依存が軽くなる。
⑧ 平穏に暮らせるようになる。

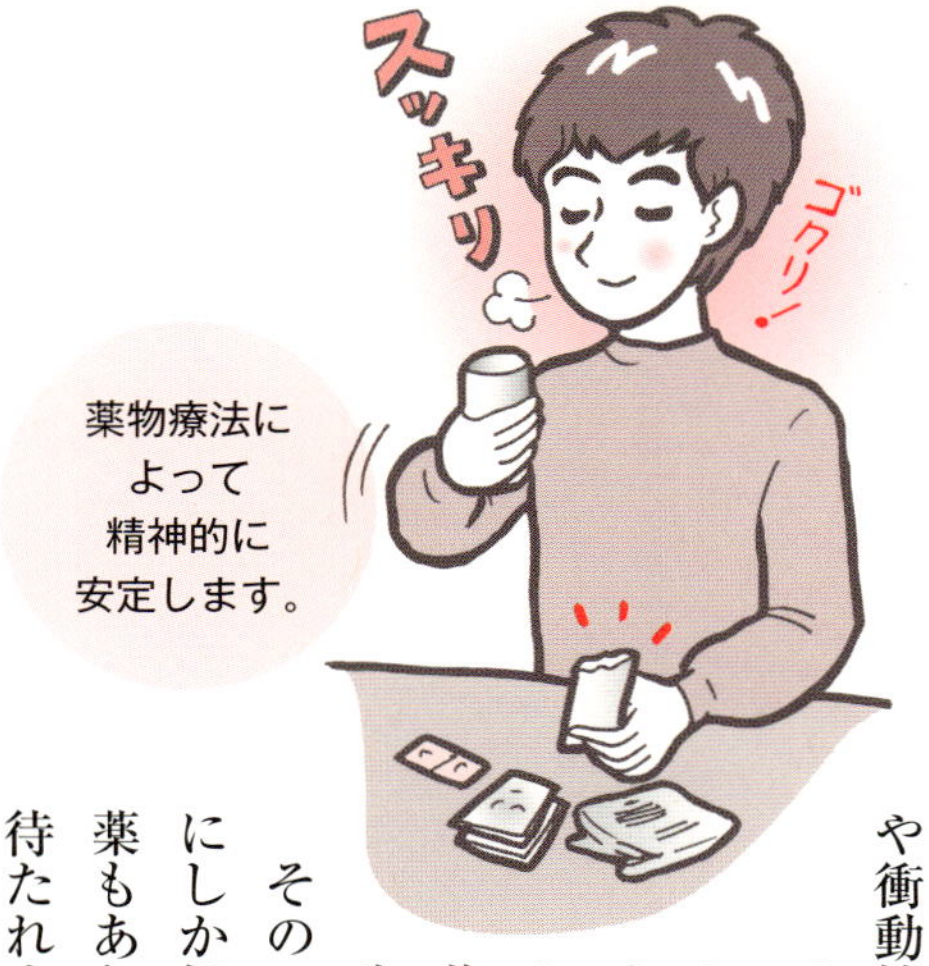

スッキリ
ゴクリ！
薬物療法によって精神的に安定します。

薬	メチルフェニデート（商品名：コンサータ） アトモキセチン（商品名：ストラテラ）
効用	脳内のドーパミン、ノルアドレナリンの濃度を上昇させ、前頭連合野の機能を活性化させる。
作用	注意力、集中力を改善させる。

1日も早い使用許可が望まれています

平成24年8月24日より、成人への使用に制限のあったアトモキセチン（商品名ストラテラ）が解禁され、成人後にADHDと診断された患者に対しても使用できるようになりました。これまでは、18歳未満にしか許可されていなかったのですが、これにより、成人のADHDに悩む人への治療の幅が広がったといえます。

ADHDの特性である多動性や衝動性といった症状については、これらの薬物の投与により、著しい改善が見られていることは証明されています。またその薬物によって依存や耐性が生じることはありません。

その一方で、いまだ18歳未満にしか処方が許可されていない薬もあり、日本国内での解禁が待たれます。

自分自身を客観的に見てみましょう

特性を受け入れて自分を認めましょう

発達障害を「発達アンバランス症候群」と呼ぶ考え方があることは前述しました。ＡＤＨＤやアスペルガー症候群の人は、まず自分を受け入れ、認めることが大事です。

子ども時代に親や教師から叱咤激励され、受け入れられずに過ごした経験から、うつ病や不安障害などの合併症を引き起こす人がたくさんいます。定型発達児に比べ、ストレスに対する抵抗力が低いので大きな緊張やプレッシャーに弱い傾向にあります。そのため、相手に否定されたり冷たく扱われたりすると、強い不安を感じ、合併症になってしまうのです。

ですから、本人はもちろん、家族、周囲の人などに発達障害であることを受容してもらうことが必要なのです。

解決ポイント

●自分に合った働き方を見つけよう

①落ち着きがない場合、体を動かすことが多い仕事を見つける。

②集中力が必要なときは、個室に入るなどして集中する努力をする。

③フレックスタイムを認めてもらう。

④ひらめき、アイデアを大事にし、企画として形にする。

⑤時間管理が苦手な場合、過密なスケジュールを入れない。

⑥マナー違反があったら具体的に指摘してもらう。

⑦理解のある上司、同僚がいる部署に配属してもらう。

⑧忘れることがないよう、指示をしてくれる人を近くに置いてもらう。

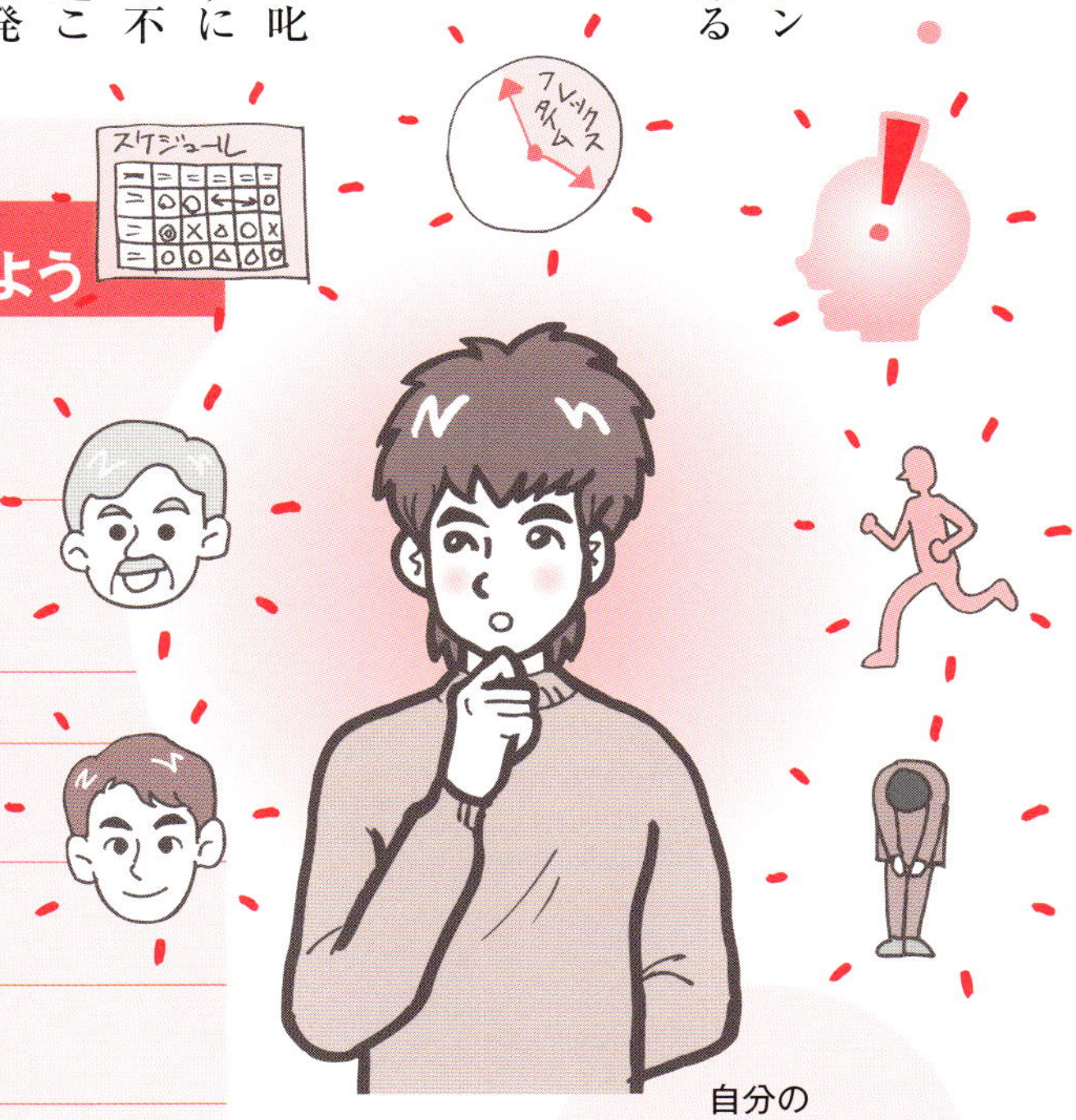

自分の得意なこと、できることなどを客観的に考えてみましょう。

併発しやすい障害や病気について①

大人の発達障害には合併症が見られます

いろいろな精神障害の成り立ちを調べると、ＡＤＨＤやアスペルガー症候群などの発達障害が一因となっていることが多いようです。ですから、「発達障害は万病の元」といわれたりします。

ＡＤＨＤの分類は、多動・衝動性優勢型、不注意優勢型、混合型の３つです。不注意優勢型にはうつ病、不安障害、学習障害などの合併症が多く、ほかのふたつには行為障害、反社会性パーソナリティ障害、アルコール依存、薬物依存などの合併症が多いことがわかっています。

女性の場合は不注意優勢型が多いので、やはりうつ病、不安障害などが多く見られます。うつ病が長期化、慢性化して治りにくい人は、発達障害を疑い、医師に相談してみるのもいいでしょう。

うつ病について

大人の発達障害がうつ病を合併しやすいことは、国内外で報告されています。脳の機能障害、遺伝的な要因もありますが、成功体験が少なくて自己評価が低いことが大きな理由だと考えられます。

最悪の場合は自殺のおそれもあるので、きちんと受診して治療をすすめる必要があります。

うつ病の症状

- 気分がひどく落ち込む。
- 睡眠障害を起こす。
- 食欲不振が続く。
- 朝、早く目が覚める。
- 頭痛や全身のだるさを感じる。
- 何をするにも面倒になる。
- 仕事に身が入らない。
- 将来に希望が持てない。
- 趣味が楽しめない。
- 過去のミスに自責の念が募る。

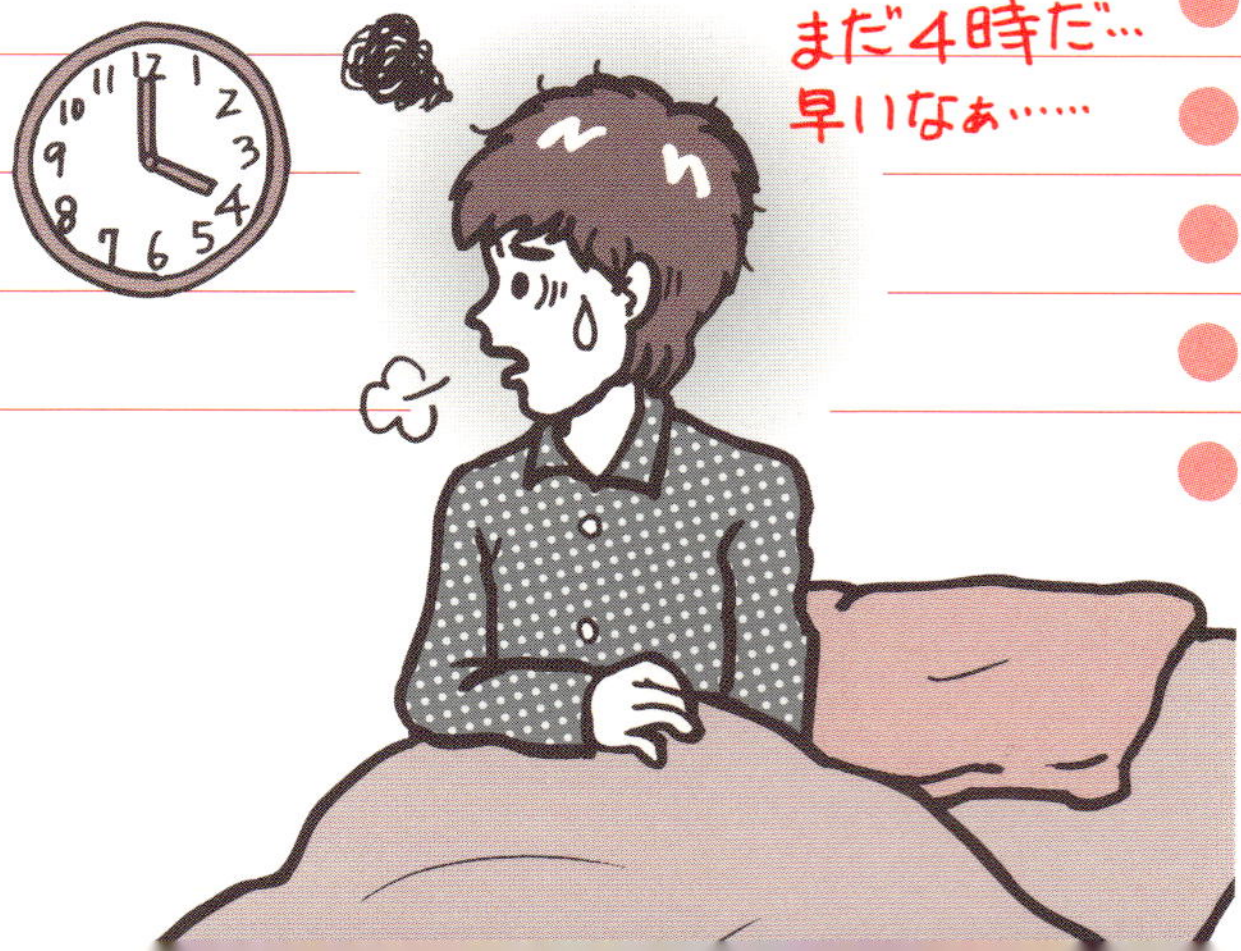

併発しやすい障害や病気について②

不安障害について

ADHDの人は、一方的にいいたいことをしゃべったりするために、神経が図太いと思われがちですが、実は大変な心配性です。

児童精神科医のジョセフ・ビーダーマンの調査では、大人のADHDの52%がふたつ以上の不安障害を合併していたと発表されました。カナダのマクスター大学の調査では、45%がなんらかの不安障害を併発していました。一般の人の不安障害の発生率が4%程度なので、かなりの高確率だと考えられます。

大人の発達障害によく見られる不安障害の種類

- 強迫性障害
- 社交不安障害
- パニック障害
- 心的外傷後ストレス障害
- 全般性不安障害

など

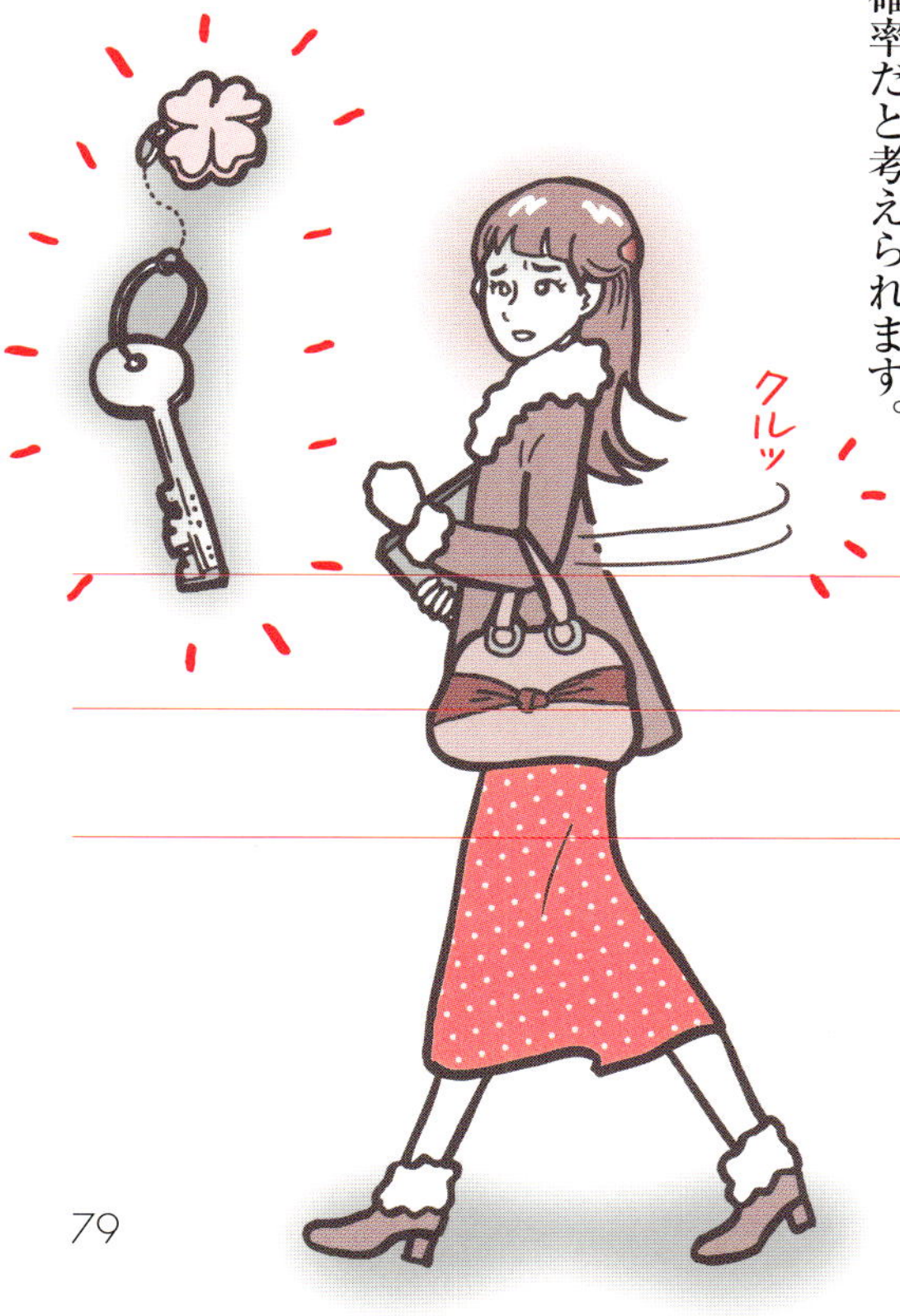

強迫行動の例

- 何度も手を洗わずにはいられない。
- 外出時にドアの鍵を何度も確認する。
- ガスコンロの元栓を、閉めたかどうか何度も確認する。
- 服の着脱、入浴の手順などがいつもと違ったとき、最初から何度もやり直す。
- 毎日同じパターンで行動しないと不安になる。
- ４や９という、縁起の悪い数字などが気になる。
- 本や家具が整然と順番どおりに並んでいないと気がすまない。

併発しやすい障害や病気について③

●社交不安障害について●

対人恐怖症とも呼ばれ、なんでもないことに強い不安や緊張を感じ、心や体にさまざまな症状がでます。中には、普通の人なら何も感じないようなことでも症状がでる人もいます。高じると、他人との接触を避けるようになり、ひきこもりやニートになってしまうこともあるでしょう。

こんな状況に置かれると強い不安を感じる

- 人前で自己紹介をする。
- 目上の人や知らない人と話をする。
- 会議で発言する。
- 人前で意見を述べる。
- 多くの人の前で歌う。

など

強い不安の例

- 手足がふるえる。
- 息苦しくなる。
- 大量の汗をかく。
- 動悸がする。
- 顔が赤くなる。
- 声がでなくなる。

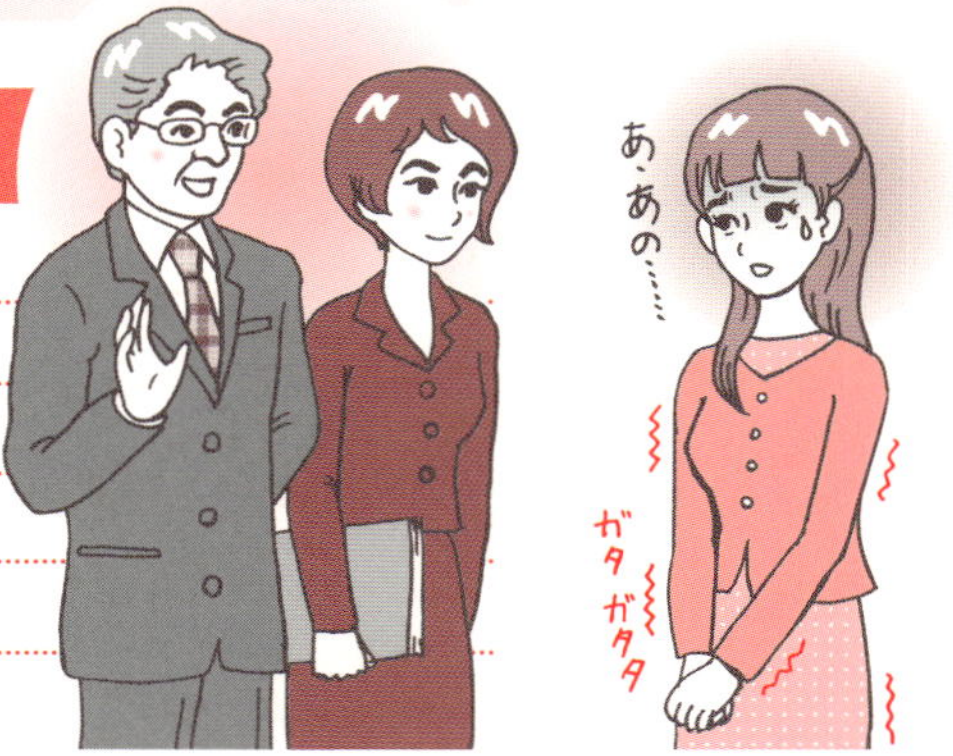

●パニック障害について●

ある日突然、めまい、心筋梗塞、呼吸困難などの発作が起こり、死の不安に襲われます。不安神経症とも呼ばれ、急に発症するのが特徴です。

一度発症すると再発への不安を抱き、防衛的になってひとりで外出ができなくなったり乗り物に乗れなくなったりします。こうした症状を「広場恐怖」といい、パニック障害の多くが広場恐怖を併発します

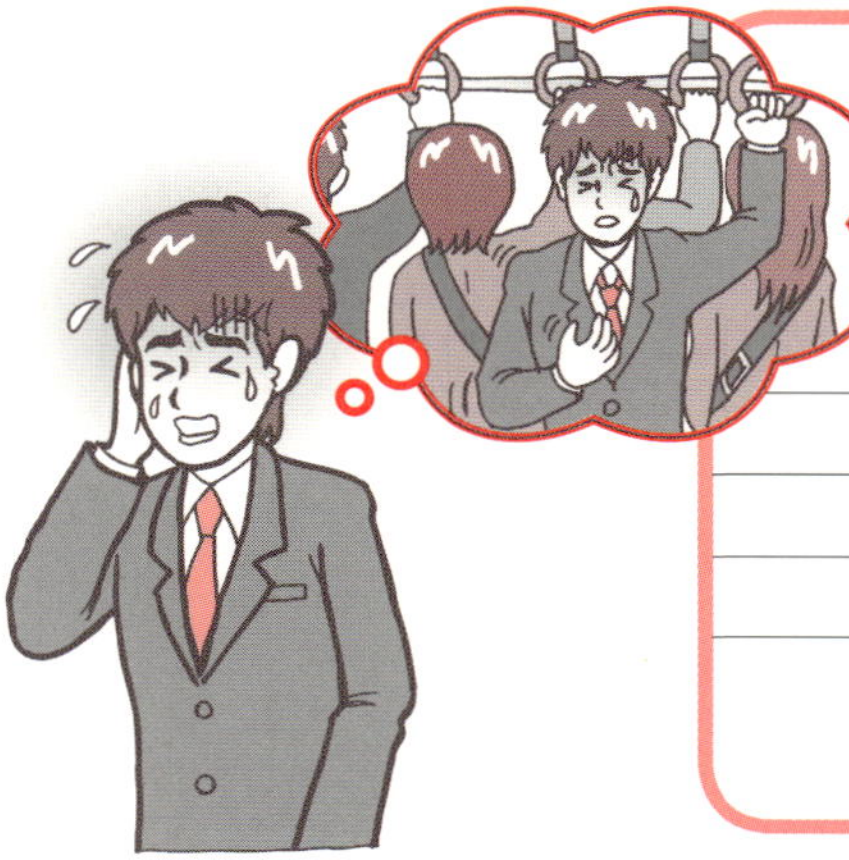

パニック発作の例

- めまいがする。
- 心臓がドキドキする。
- 手足、体がふるえる。
- 呼吸が速くなる。
- 息苦しくなる。
- 胸に痛みや不快感がある。
- 汗をかく。

など

併発しやすい障害や病気について④

原因となる心的外傷体験

戦争。
地震、津波、台風、火事などの災害。
飛行機や自動車などの事故。
児童虐待や家庭内暴力。
暴行、強姦、性的虐待などの犯罪被害。
など

身体的、精神的な症状の例

①フラッシュバック(再体験症状)▶▶▶
トラウマ体験を何度も思いだす。
繰り返し夢に見る。

②回避症状▶▶▶
トラウマ体験を想起させるようなものや事柄を避け、つらい感情を持たない代わりに感情が鈍くなったりする。

③過覚醒症状(精神的な過敏症状)▶▶▶
警戒心が極度に強くなり、
眠れなくなったり怒りっぽくなったりする。

●身体的な症状の例

筋肉の緊張。首や肩のこり。頭痛。
もうろう感。ふるえ。動悸。息苦しさ。
めまい。吐き気。悪寒。手足の冷え。頻尿。
下痢。疲れやすさ。不眠。など

●精神的な症状の例

慢性的な不安。緊張。
落ち着きのなさ。過敏。
イライラ。怒りっぽさ。
集中力の低下。
記憶力の低下。など

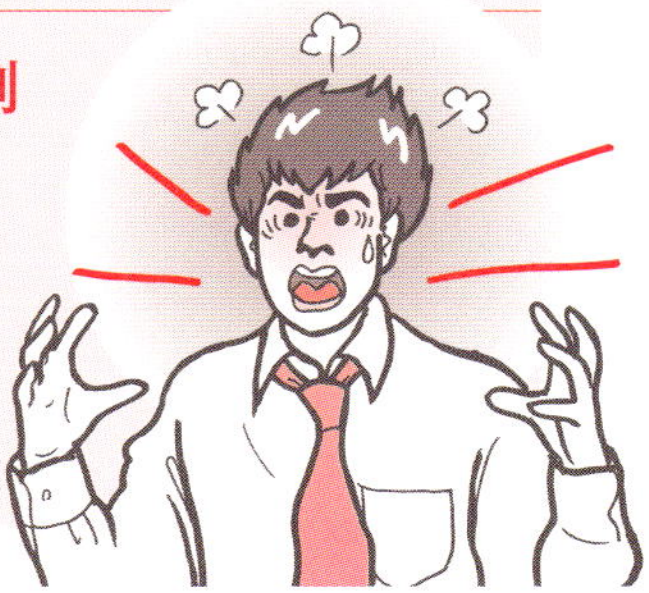

●心的外傷後ストレス障害について●

心に加えられた衝撃的な心的外傷体験＝トラウマが原因で、さまざまな身体的、精神的なストレス障害を起こす精神疾患です。ＰＴＳＤとも呼ばれます。大人のＡＤＨＤの人は、一般の人よりＰＴＳＤを合併しやすいことがわかっています。

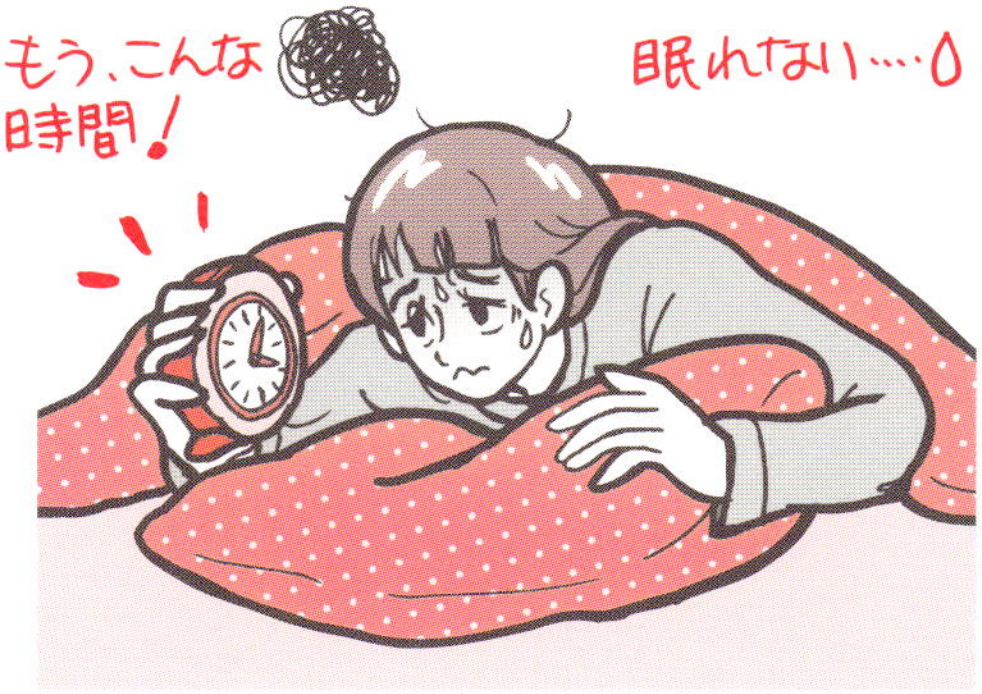

●全般性不安障害(不安神経症)について●

病気や悩みごとがないのに不安や心配がつきまとい、慢性的に続いて身体的、精神的な症状が現れる精神疾患です。大人のＡＤＨＤに合併するのは、衝動性、不注意などのために言動をコントロールできず、いつも不安を抱えているからだと考えられます。

併発しやすい障害や病気について⑤

パーソナリティ障害について

一般の人と比べ、著しくかたよった考え方や行動パターンのために、生活に支障がでてしまう精神疾患です。

大きくA群、B群、C群の3グループ、10タイプに分けられます。

大人の発達障害にはB群が、そして、B群の中でも特に境界性パーソナリティ障害、反社会性パーソナリティ障害、自己愛性パーソナリティ障害が密接に関連しています。

A群（風変わりなタイプ）

風変わりで自閉的。非現実的な妄想を持ちやすい。奇異で閉じこもりがちな性質。

妄想性パーソナリティ障害、統合失調型パーソナリティ障害、統合失調質パーソナリティ障害の３つのタイプがある。

B群（ドラマティックなタイプ）

感情の混乱がはげしい。演技的で情緒的。自己アピールをする。ストレスに弱い。周囲を振りまわす。他人を巻き込みやすい。

境界性パーソナリティ障害、反社会性パーソナリティ障害、自己愛性パーソナリティ障害、演技性パーソナリティ障害の４つのタイプがある。

C群（不安の強いタイプ）

神経質だがおだやか。自己主張が控えめ。

回避性パーソナリティ障害、依存性パーソナリティ障害、強迫性パーソナリティ障害の３つのタイプがある。

行為障害について

ＡＤＨＤとの関連性が強く指摘されています。たとえば、攻撃的な態度、反社会的な行動を繰り返すことがあります。自分が理解されない絶望感から悲しみが増し、周囲に敵意を抱いて、非行に走ってしまうのです。本来持つ素因と、そうした人を取り巻く環境の影響が原因だと考えられます。周囲の支えで心の葛藤を解決し、環境を整えて対応することが必要とされます。

境界性パーソナリティ障害

- パーソナリティが非常に不安定で気分がひょう変する。
- 周囲の人を理想化したり、激しい怒りをぶつけたりする。
- 薬物、アルコール、セックスなどに依存しやすい。
- 過食、無謀運転など、強い衝動性がある。

反社会性パーソナリティ障害

- 社会の規範意識や他者への共感性がとぼしい。
- 他人をだましたり傷つけたりする。
- 暴力、破壊、窃盗をしても自責の念を感じない。
- ＡＤＨＤの人がかかる危険性は一般の人の10倍とされる。

自己愛性パーソナリティ障害

- 自分は特別に優秀だと思い込む。
- ファンタジーの世界にとらわれる。
- 周囲からいつも賞賛され尊敬されることを求める。
- 他人への共感性がとぼしい。
- 自分のために他人を平気で利用する。

行為障害の症状

●大人の意見を聞かない。●反抗的な態度をとる。●人や動物に対する攻撃性がある。●重大な校則違反をする。●他人をだます。●万引きを繰り返す。●ひったくりをする。●所有物の破壊を繰り返す。●窃盗、傷害などの事件を起こす。など

併発しやすい障害や病気について⑥

睡眠障害の影響

- 昼間の居眠りが多い。
- 前日の睡眠時間によって気分の波が大きい
- キレやすい。
- 学業や仕事に集中できない。
- 不注意、多動性、衝動性が悪化する

睡眠障害について

睡眠覚醒リズムが不規則で乱れやすい障害です。寝つきや寝起きが悪く、睡眠効率も悪いので、7～8時間寝たつもりでも実際には眠りが浅くて4～5時間しか寝ていないということもあります。

夜間は無意識のうちに体が動くので、寝相が大変悪く、子どものころから夜驚症《やきょうしょう》（突然起きて泣きわめく）、夢中遊行《むちゅうゆうこう》（無意識に歩きまわる）、寝言、歯ぎしり、夜尿症《やにょうしょう》などが多いのも特徴です。心身の健全な発達に必要な成長ホルモンや脳内の重要な物質は夜間の深い眠りの間に分泌されます。脳に機能障害があり睡眠障害が起こると、それらの物質が十分ではなくなるために心と体のバランスが崩れるのです。発達障害がうつ病を併発しやすいのはこのためです。また、ゲームやインターネットの依存症になると、寝るのも忘れて没頭するので睡眠覚醒リズムをさらに悪化させてしまいます。

チック症、抜毛癖などについて

ADHDやアスペルガー症候群の人は、チック、爪かみ、貧乏ゆすり、抜毛などの習癖がある人が多いのもわかっています。親の過干渉や支配的な養育態度などにストレスを感じるため、症状が起こると考えられています。

チック症はADHDの男性に多く、重度の慢性チックになると脳波の異常をともないやすいといわれます。

抜毛癖は女性に多く、小学生から中学生に発症し、成人になっても続くことがあります。抜いた毛を食べる食毛症になる人もいて、毛が腸内に移動して腸閉塞を起こしたり、胃液で結石化して胃潰瘍を発症することもあります。

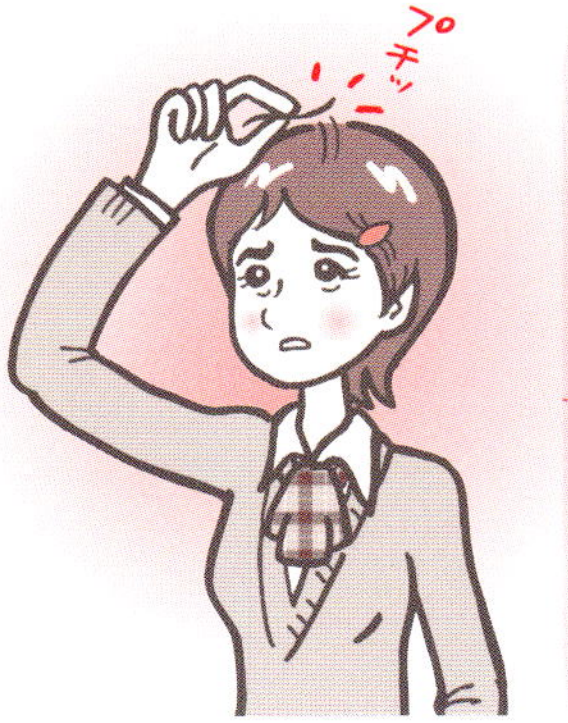

チック症の例

まばたきが止まらない。肩をビクッと動かす。頭を振る。顔をしかめる。口を曲げる。音声チック（ため息のような声をだす、咳払いをする、汚い言葉をいう）。など

抜毛癖の例

自分の毛髪を抜く。まゆげを抜く。まつげを抜く。すね毛を抜く。ペットの毛を抜く。人形の毛を抜く。など

併発しやすい依存症について①

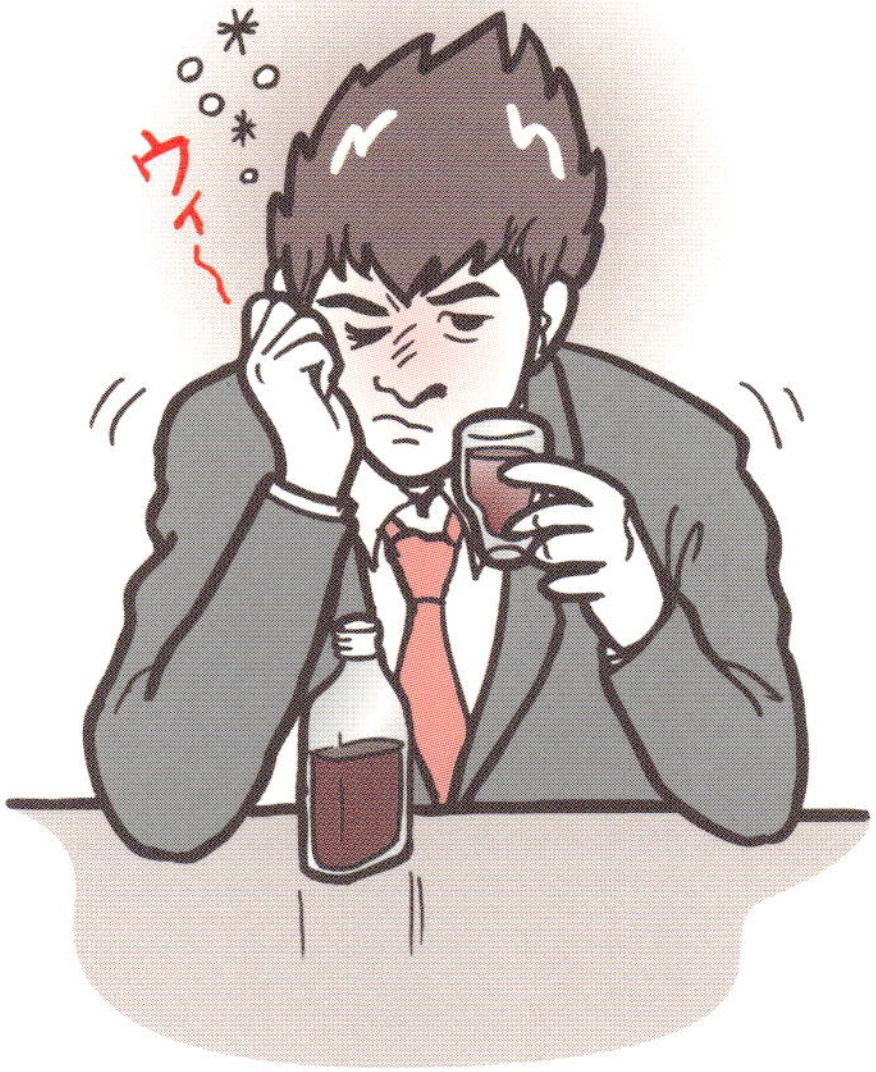

物質依存について

アルコール依存、薬物依存、タバコ依存、コーヒー依存など、「もの」に依存することがあります。これは、集中力や活力を高めるための中枢刺激作用、不安やイライラを静めるための抗不安作用を求めているためだと考えられます。

アルコール依存はうつ病と密接に関係し、アルコールを乱用するとうつ病になりやすく、うつ病になるとアルコールを乱用しやすくなります。これは、脳の前頭葉の、セロトニン系の欠乏と密接に関係しているとされています。

薬物やタバコに依存するのは、覚醒レベルを上げて集中力を高めたいからだと考えられます。コーヒーに含まれるカフェインにも覚醒作用があり、注意力・集中力が高まるようです。

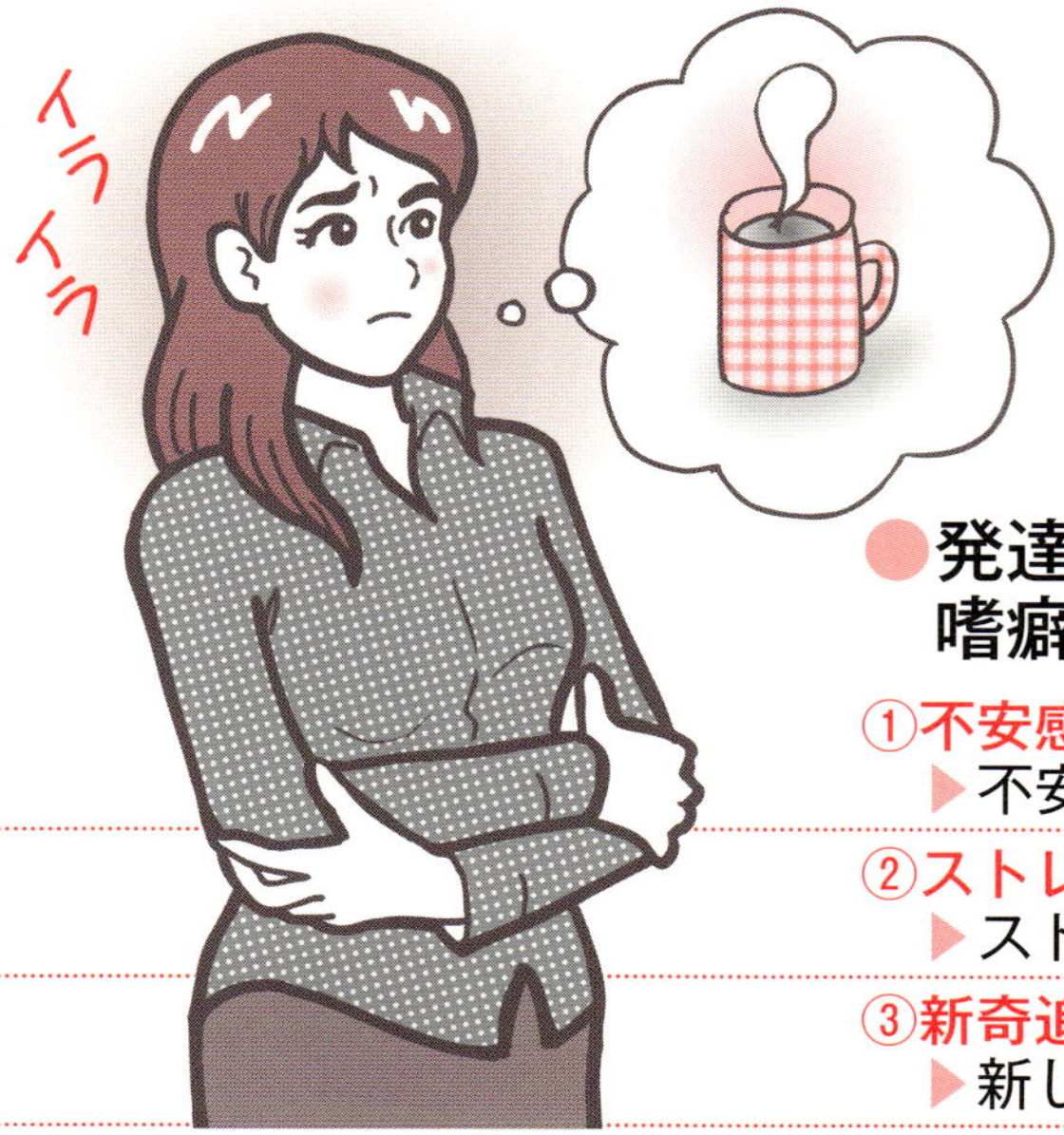

発達障害者が依存症や嗜癖行動に走りやすい理由

①不安感が強くて感情が不安定。
▶不安をやわらげてくれるものに依存する。

②ストレス耐性が低い。
▶ストレス解消の手段になるものに依存する。

③新奇追求傾向が強い。
▶新しい刺激を与えてくれるものに依存する。

④衝動性が強い。 ▶衝動が抑えられない。

併発しやすい依存症について②

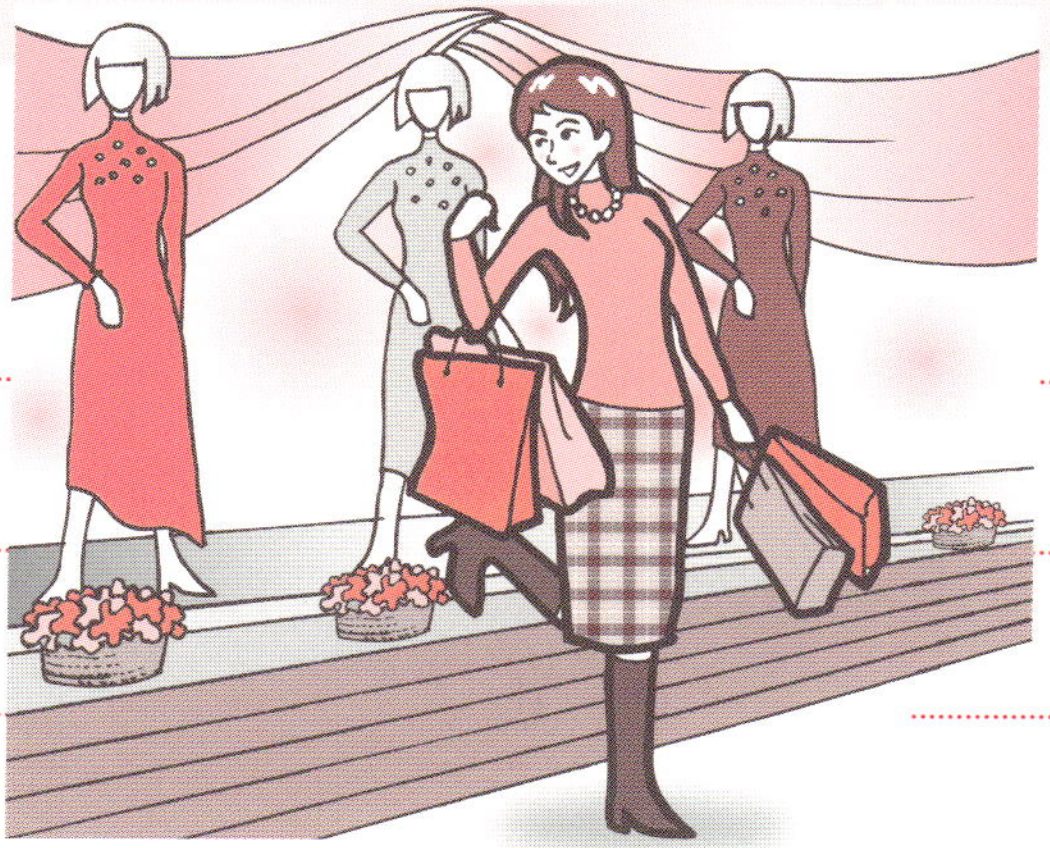

●買い物依存

買うことに満足感を得る。

買い物をはじめると
「ハイな気分」になる。

買い終わって浪費すると
自己嫌悪感を抱く。

買った品物はどうでもよくなる。

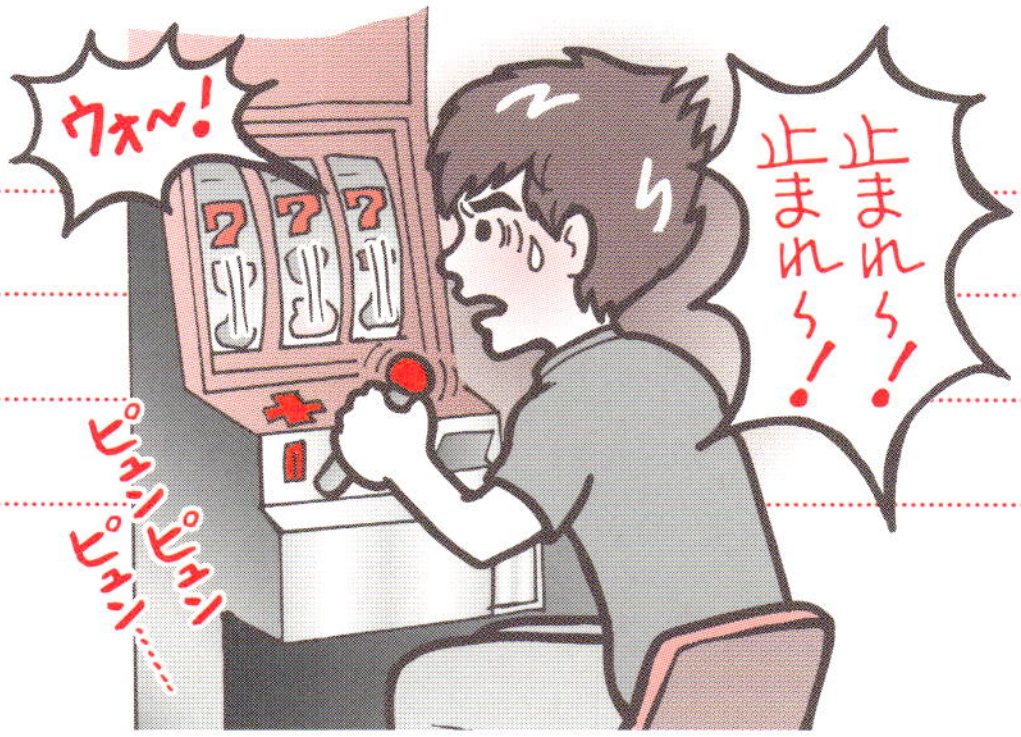

●ギャンブル依存

高揚感がある。

日常から逃避できる。

自分の意志でやめられない。

金銭感覚がマヒする。

自己破産や犯罪に
手を染めかねない。

●セックス依存

セックスをしないでは
いられない。

交渉相手を次々と替える。

性感染症や望まぬ妊娠をする
危険性がある。

行為依存について

恋愛依存、ギャンブル依存、買い物依存、セックス依存など「行為」に依存する人もいます。

その要因は、低い自尊心や自己評価、ストレス耐性の低さ、感情の不安定さなどがからんでいると考えられます。また、なんらかの要因により、脳内のドーパミン系の活性が低く、脳が「快感の欠乏状態」になって物質依存や嗜癖《しへき》行動を求めているのではないかといわれています。

併発しやすい依存症について③

人間関係依存について

恋愛依存、夫婦間暴力などの対人への関係性に依存することもあります。

大人の発達障害が抱える問題のひとつに性的な問題があります。特に女性の場合、性欲が強くなりすぎて異性関係が乱れたりするのです。また男女を問わず、異性にのめり込むと自分の全エネルギー、時間、お金を集中させ、ハマってしまう傾向にあります。性欲の対象や現れ方が通常から著しくかたよっている場合もあります。

多動性、衝動性が優勢なタイプは、行為障害に陥りやすく、反社会的な人格になってしまい成人してから犯罪に至ることもあります。そうしたタイプの人は感情を抑えることができずに、家庭内で暴力をふるうことがあるのです。

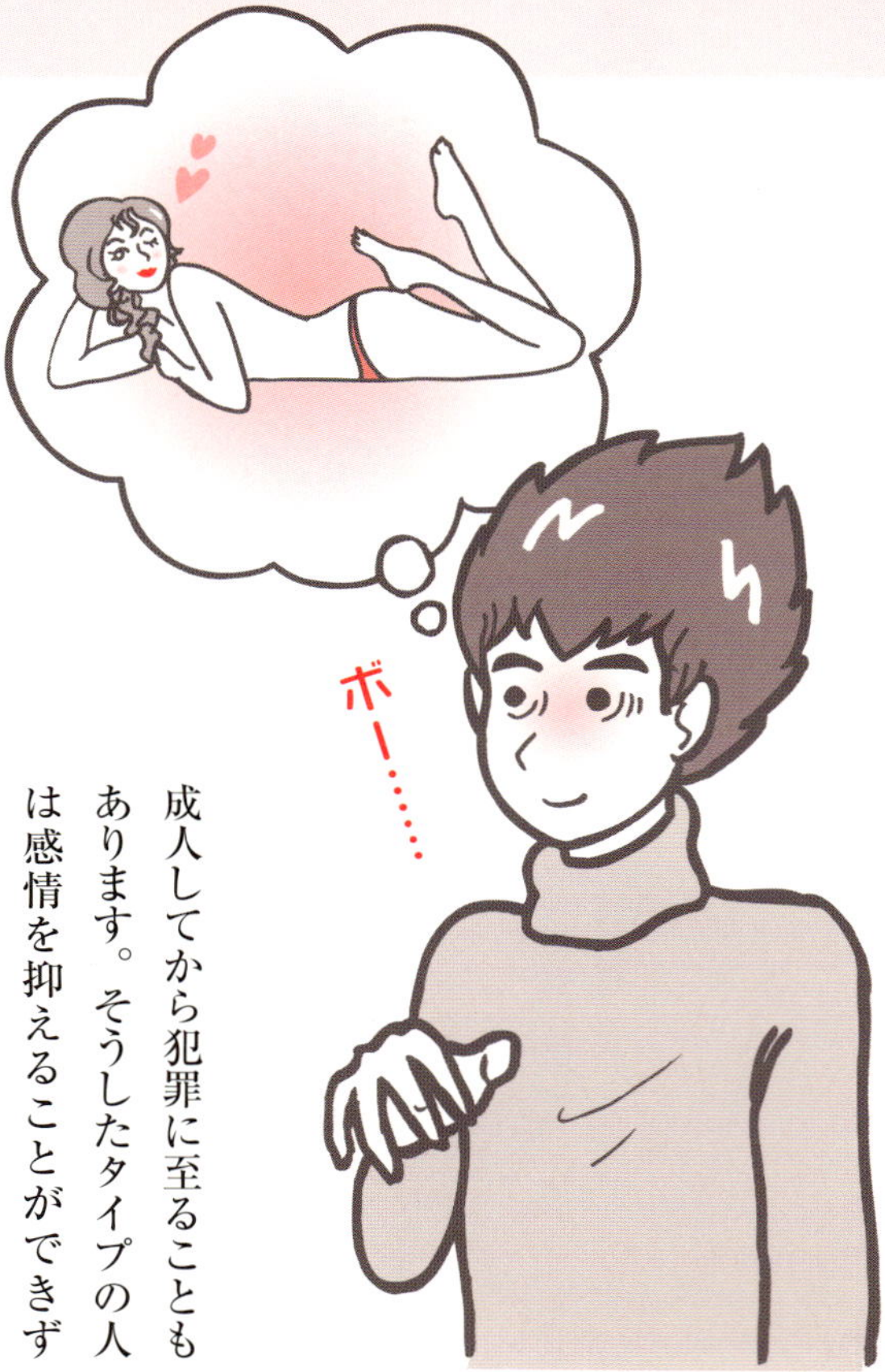

予防や治療が可能です

反社会的な行動は予防や治療が可能です。学童期に親が発達障害に気づき、薬物療法、心理療法などを適切に行って、家庭と学校の環境調整をしっかりとしていくことが必要です。家族と教師がその子を十分に理解し、受け入れてあげること、そして、適切な治療と指導を行えば、反社会的行動は100％予防できるのです。

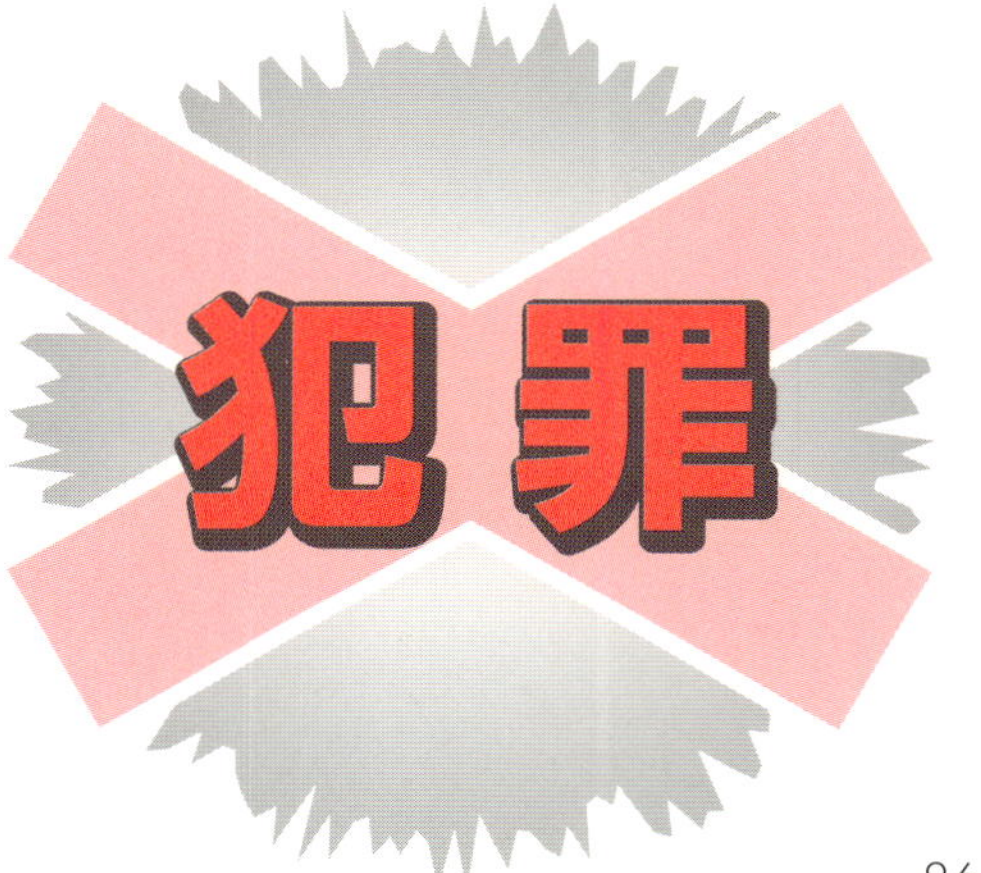

社会参加のためには周囲の理解を得ましょう

失敗やトラブルはまわりの人の協力で乗り切りましょう

大学を卒業し、まじめで誠実に仕事をこなそうとしている人でも、ミスやトラブルが多くて発達障害を疑うことがあります。失敗の連続、仕事がたまるとどこから手をつけていいかわからない、となると、自分が好きになれずに落ち込むこともあるでしょう。

しかし、自分の言動に気づき、見つめ直して現状を認めると気が減入ることがなくなります。考え方が前向きになっていくと、社会に適応できるようになっていきます。

周囲の人には、手助けや助言を求めて理解してもらいましょう。発達障害であることを伝えて協力してもらうことがベストです。ただし、カミングアウトする場合は、そのメリットとデメリットをよく考えて慎重に行いましょう。

カミングアウトするメリット

- 周囲の人に協力してもらえる。
- ミスがあっても大問題に発展しない。

カミングアウトするデメリット

- 障害がある、ということで偏見を持たれる。
- 最初から重要なポストに置いてもらえない。

解決ポイント

長所を活かして短所をカバーするコツ

①周囲の人に理解と配慮を求める。

②正確に処理できるとわかっている仕事をこなす。

③人とコミュニケーションを取らなくてもすむ部署で働く。

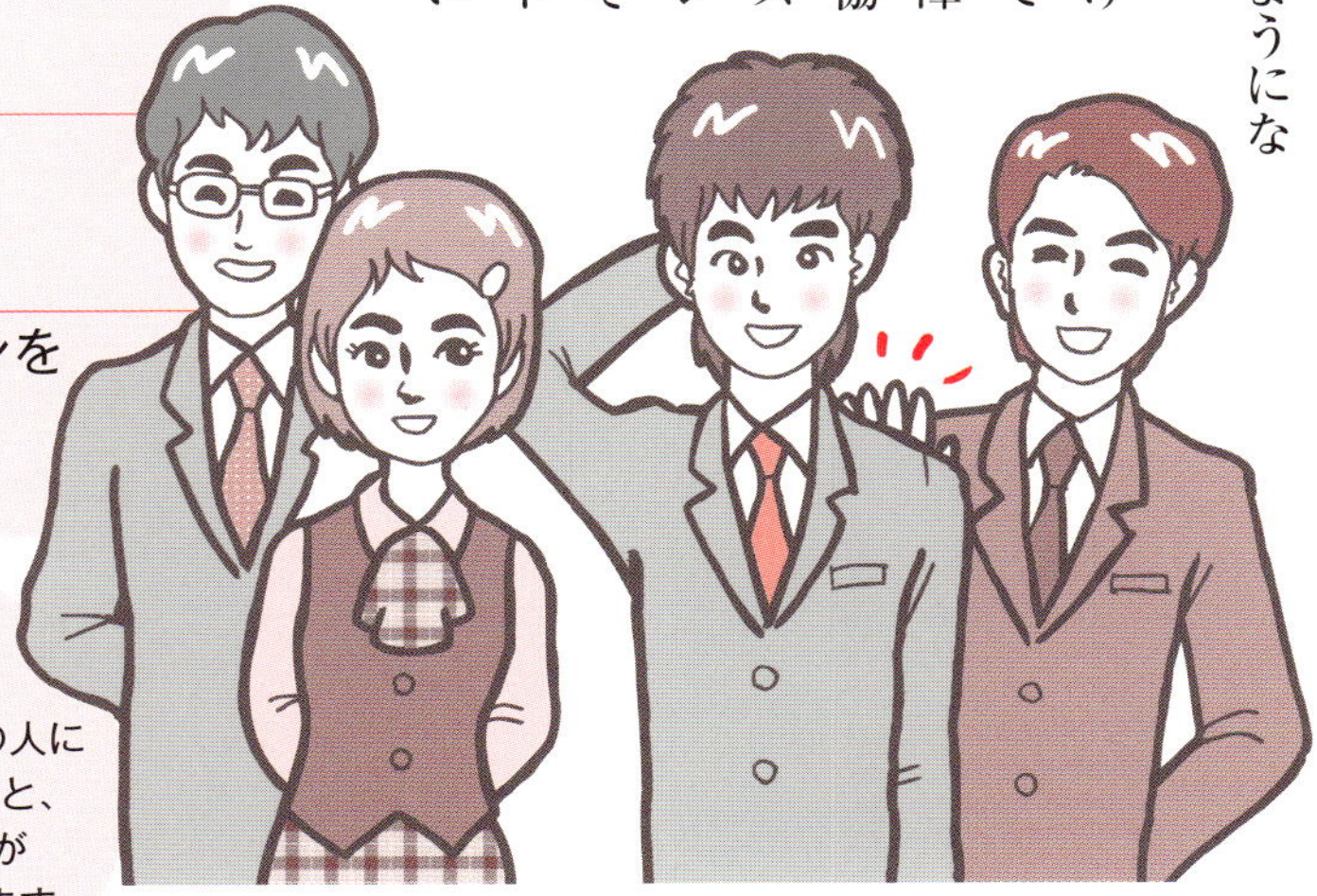

発達障害であることを周囲の人に理解してもらうと、落ち込むことがなくなっていきます。

生活の中のトラブルをなくしていきましょう

まわりの人に迷惑をかけずに快適に暮らしましょう

職場では、混乱しないようにひとつずつ作業をこなし、パニックにならないようにするといいでしょう。

時間が守れない人は、携帯電話のアラームを利用したり、周囲に迷惑でなければキッチンタイマーやICレコーダーなどを使ったりして対応しましょう。時間ギリギリの行動を避け、常に10分前を目指します。待ち合わせの場所などは、インターネットで事前に調べましょう。忘れ物をしがちな人は、大事なものを自分の身につけておくのがいいでしょう。

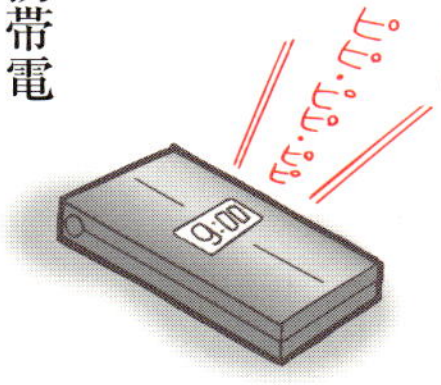

解決ポイント

仕事上でトラブルなく過ごすコツ

① やるべきことのスケジュールを管理する。
② 自分専用の仕事マニュアルをつくる。
③ 仕事はひとつずつ順番に片づける。
④ 携帯電話のアラームなどを使って時間の管理をする。
⑤ 忘れそうなものは、置き場所を決めておくことを習慣づける。
⑥ 明日の持ち物は玄関や自室の出入り口に置く。
⑦ 大事なものは体からはなさない。

コミュニケーション上手になって楽しく過ごしましょう

相手の態度や表情から、気持ちをくみ取る練習をしましょう。相手が急に怒りだしたりしたら、一方的に話しすぎた、気に障ることをいった、相手の話を聞いていなかったなどの原因があるはずですから、自分の特性を話しておきましょう。そして、まずは謝ること。何かを主張するときは相手の意見も聞くようにし、双方のよいところを採用するといいのです。

人の話をさえぎって意見をいったり失言したりしないよう、余計なことをいわないクセをつけるのも人間関係を築くには大事なことです。沈黙は「金」という言葉もあります。

聞き上手になるには、笑顔で相づちを打ちながら聞き、相手を否定しないのがコツ。必要なことはメモを取ります。自分の価値観で相手を批判しない、人の長所はほめるなど、注意点を覚えておきましょう。

解決ポイント

生活上でトラブルなく過ごすコツ

① 人を怒らせたらすぐに謝る。
② 相手の気持ちを察することを状況観察して学ぶ。
③ 依頼の仕方、断り方を覚える。
④ 出し抜けに話しかけたり意見をいったりしない。
⑤ 得意、不得意を周囲にわかってもらう。
⑥ 連絡や指示、大事なことは必ずメモを取る。
⑦ よく使う言葉はリスト化しておく。
⑧ 自分の価値観だけで人を判断しない。
⑨ 会話のマナーを覚える。
⑩ 服装のマナーを覚える。
⑪ 食事のマナーを覚える。

発達障害による女性特有の悩みとはなんでしょう

●大人の女性の発達障害の症状

①家事や雑用が順序立ててできない。

②金銭、時間、書類などの管理ができない。

③自己評価が大変低い。

④うつ病、不安障害、摂食障害、買い物依存などを併発しやすい。

⑤性的な問題を抱えやすい。

⑥月経前不機嫌性障害が重くなりやすい。

●女性の発達障害が見つかりにくいワケ

①問題行動が目立つ多動性、衝動性が少ない。

②発見されにくい不注意優勢型が女性に圧倒的に多い。

③性格がおとなしく、攻撃性やマナー違反が少ない。

●女性の発達障害は見つかりづらいのです●

長年、女性の発達障害は見逃され、成人女性にはADHDやアスペルガー症候群は存在しないといわれてきました。しかし、90年代に入ってから、女性にも発達障害が存在することがわかり、注目を集めるようになったのです。

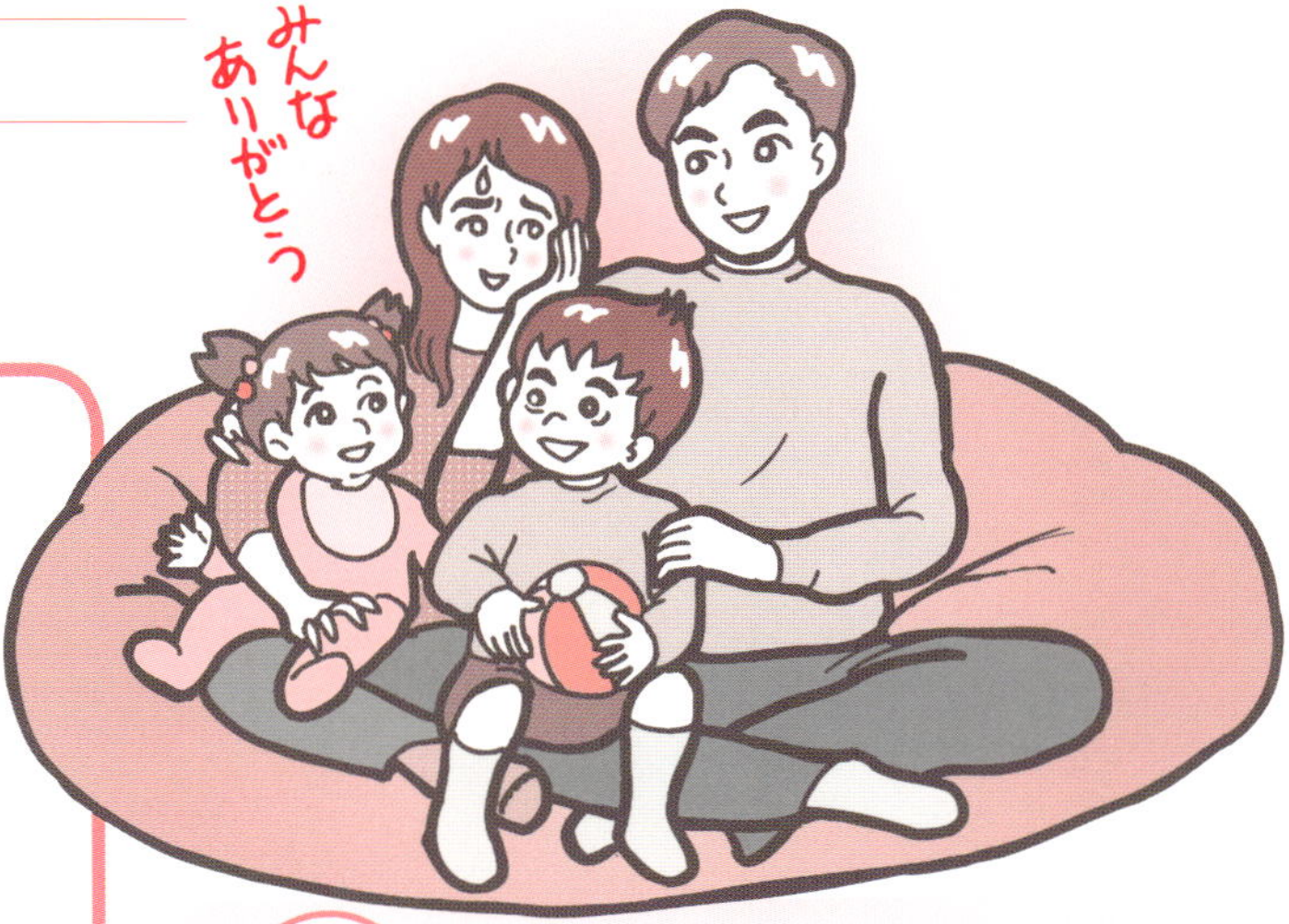

解決ポイント

●家族に協力をあおぐ。

●段取りが悪くても、少しずつやるべきことをこなすようにする。

●不得意なことは人に任せる。

パニック状態になったときの対処法を知っておきましょう

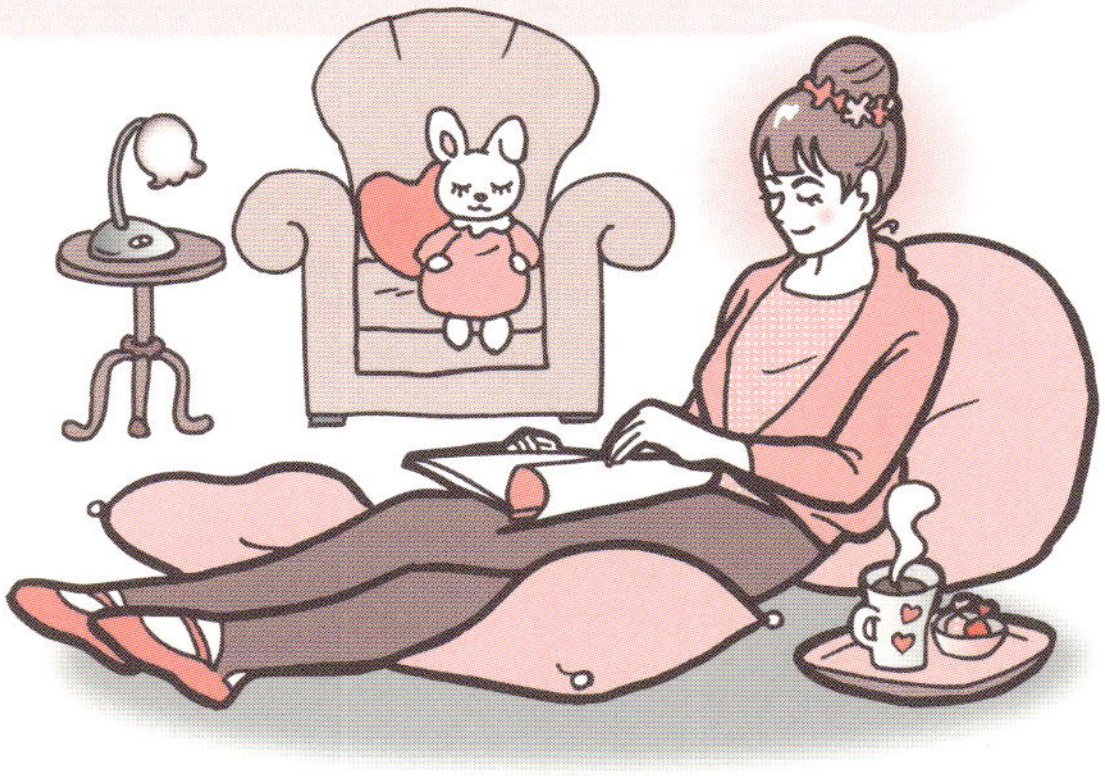

解決ポイント

●パニックを避けるコツ

①やるべきことを具体的に指示してもらう。

②スケジュールや場所の変更は、あらかじめ具体的に伝えてもらう。

③パニックになったときの、ひとりになれる場所を確保しておく。

●パニックを静めるコツ

①トイレで顔を洗う。

②個室に入ってゆっくり深呼吸をする。

③ひとりでゆっくりコーヒーやお茶を飲む。

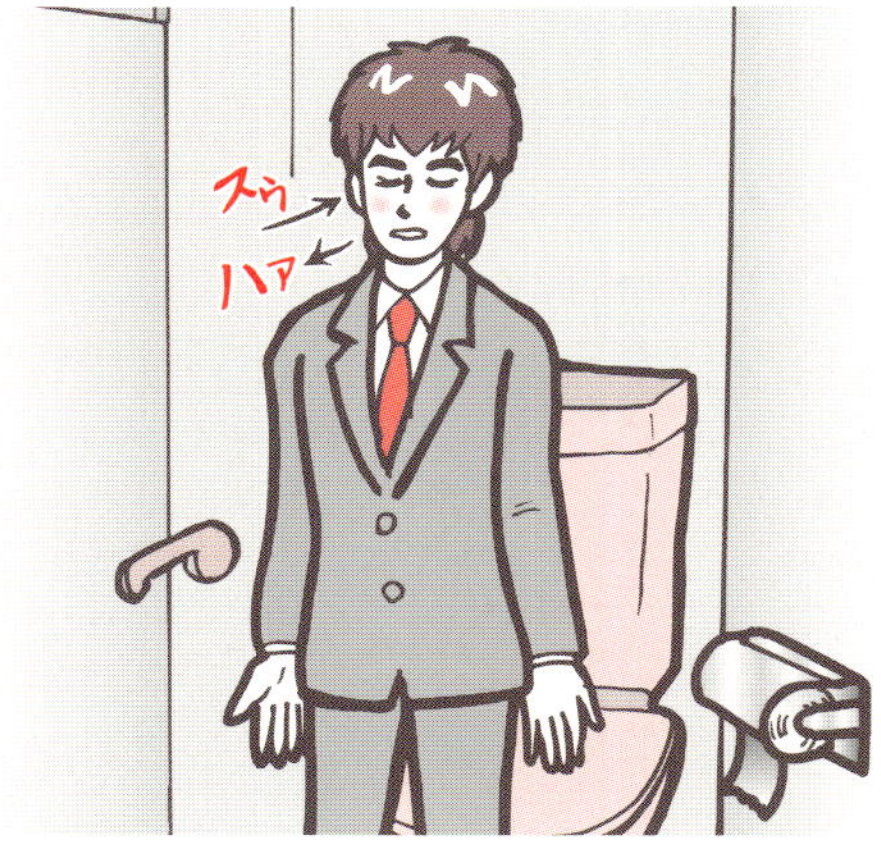

ひとりになれる場所を確保しておきましょう

人から叱られたり予定が急変したりするとパニックを起こす人がいます。大声を出したり固まって動けなくなることもあるでしょう。そうした場合、ひとりになってクールダウンできる場所を確保し、気持ちが落ち着くまでジッとしていましょう。パニックになりそうな予感がしたら、とにかく心を静めることです。

職場の人や家族には協力してもらい、落ち着ける場所に連れていってもらいます。また、常におだやかに話してもらい、変更事項は早めに知らせてもらえるよう、お願いしておきましょう。感情が不安定なのは発達障害の症状なので仕方ないことです。パニックの原因は落ち着いてから自分で確認すればいいので、悩んだりする必要はありません。

ひきこもりやニートにならないために

親も本人も、できるだけ早く発達障害に気づくこと

最近は精神科や心療内科を受診する人が増えてきましたが、実態的にはその約8割が発達障害の影響を受けていると考えられています。その多くは、うつ病、不安障害、対人恐怖症、強迫神経症、社交不安障害、睡眠覚醒リズム障害などを合併しています。学童期に気づいて受診していれば、薬物療法やカウンセリング、生活技能訓練（ソーシャル・スキル・トレーニング）などを受け、問題の多くが改善します。思春期に気づいたとしても、特性を活かすための進路や職業選択の可能性があります。しかし、大人になるまで放置され対処されなければ社会に適応できません。ニートやひきこもりを避けるには、とにかく発達障害に早く気づくことが大事なのです。

社会性を身につけておきましょう

多少変わった言動があっても、成績がよくて部活に励み、家庭環境に恵まれていると発達障害には気づかれません。発達のアンバランスの程度が軽いと、見過ごされてしまうのです。しかし、受診の機会がないまま過ごしてしまうと、職場に適応できずに辞めて転職を繰り返したり、合併症で苦しんだり、ニートやひきこもりになって社会生活に参加できなくなるリスクが大きくなります。

いくら高い学力があっても社会性がなければ自立ができません。社会性、対人スキル、生活スキル、コミュニケーション能力を身につけておきましょう。

解決ポイント

● 発達障害者がひきこもりにならないために

①発達障害に気づいて受診し、自分の特性を認める。
②最低限の社会性を身につける。
③自分の特性を活かせる適職に就く。
④家族や周囲の人の理解を得て支えてもらう。

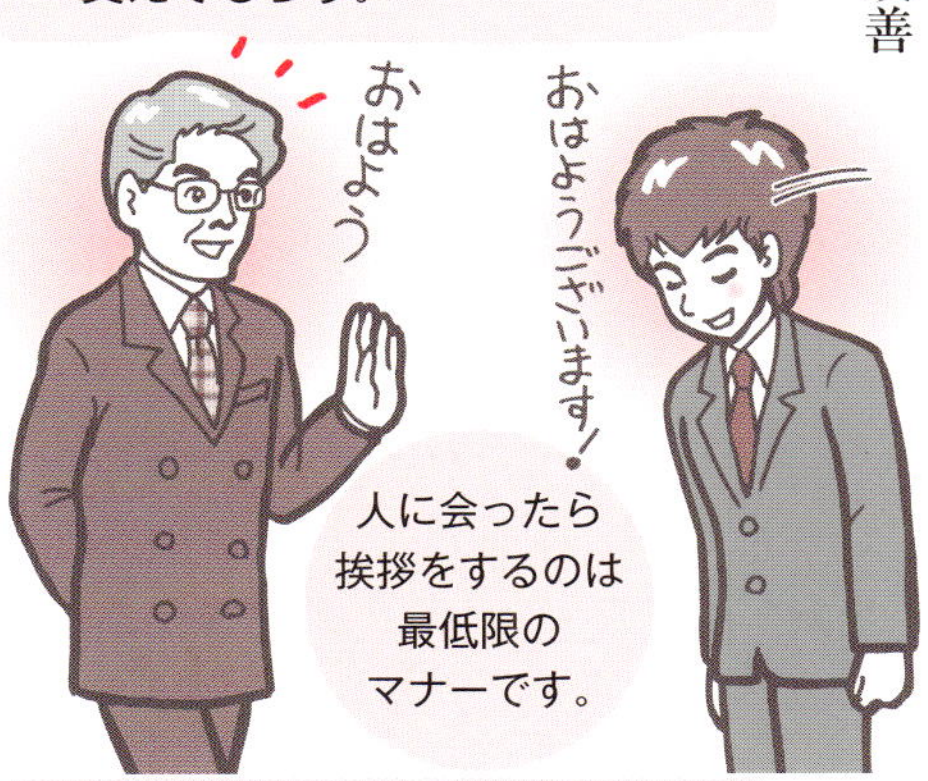
おはよう
おはようございます！
人に会ったら挨拶をするのは最低限のマナーです。

解決ポイント

● 最低限の社会性を身につけましょう

①きちんとあいさつする。
②他人の話を最後まで聞く。
③頼まれごとは気持ちよく引き受ける。
④人と協力して仕事をする。
⑤身だしなみに気を配る。
⑥休まず、遅刻せず、きちんと働く。
⑦報告・連絡・相談ができる。

ゲームやインターネットにのめり込んではいけません

不登校やひきこもりがキッカケの依存症について

ADHDやアスペルガー症候群の人は、テレビやゲーム、インターネット、パソコン、携帯電話などにハマりやすく、寝る時間を削ってのめり込む傾向が顕著です。最近、目立っているのはゲーム依存、インターネット依存です。長時間のゲームは脳の活動を低下させるといわれます。また、言語や社会性の発達、認知能力、注意集中能力などが阻害されるとも報告されています。

悪徳サイトにアクセスし、お金をだまし取られる、ネットをつうじて異性と知り合い性犯罪に巻き込まれる、薬物乱用に走るなど、社会経験がとぼしくて警戒心がない人を狙う犯罪は多発しています。くれぐれも注意し、ゲームやインターネットには依存的にならないようにしてください。

ゲーム・インターネット依存になる原因と考えられること

①セルフコントロールが苦手。
②感情が不安定。
③新奇追求の傾向がある。
④対人スキルが未熟である。
⑤脳の機能障害がある。

ゲームが原因と思われる子どもの問題

①突然、かんしゃくを起こす。
②友だちと遊べない。
③話しかけても視線が合わない。
④言葉がうまくしゃべれない。

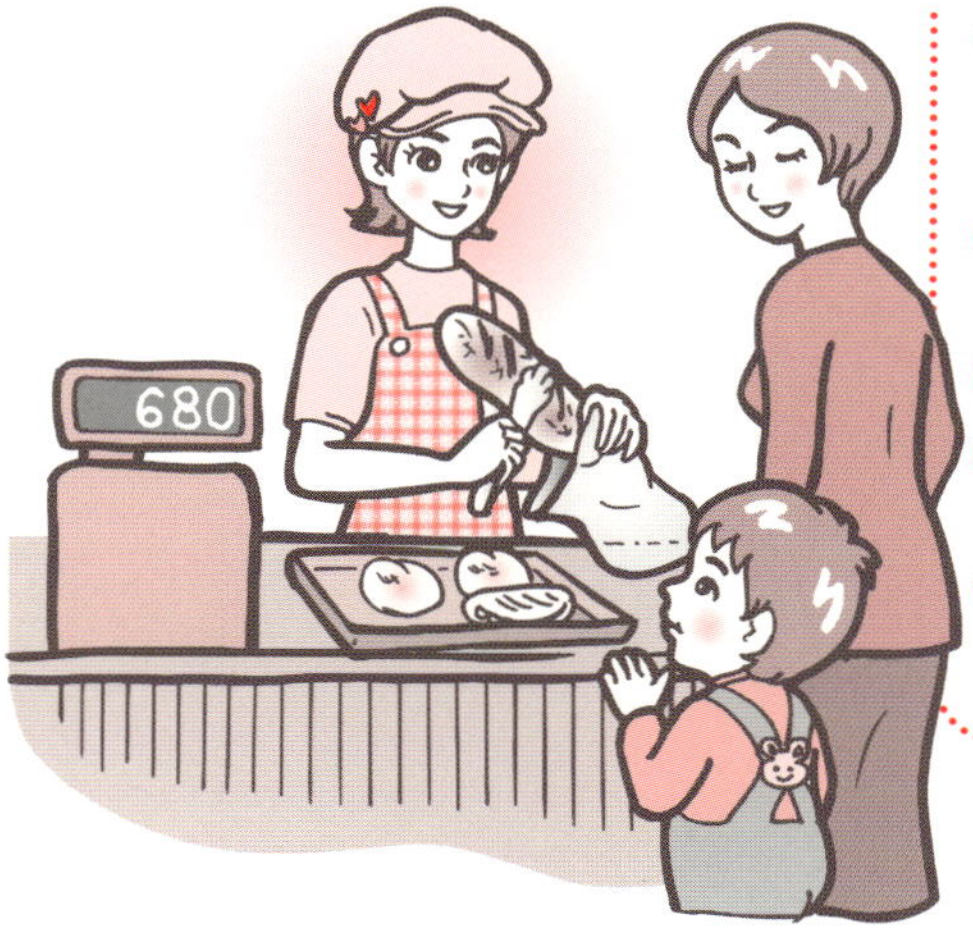

社会性をのばすのに最適なのは部活とアルバイトです

ひきもこりやニートにならず、社会性を身につけるためには、「部活」と「アルバイト」が適しています。発達障害に気づいた親が、積極的に勧め、協力していくことが大切です。

部活はサッカーや野球やバスケットなど、チームプレーができるものがおすすめです。そうした運動が苦手なら水泳、陸上、柔道、剣道などの競技でもいいでしょう。体力をつけておくと不登校もなくなります。

そして、社会にでる前にはアルバイトを経験することです。できれば少人数の職場で、やさしくほめてくれる責任者のいる職場がいいでしょう。ストレスの少ない場所で社会性を身につけましょう。

ストレスの対処法を覚えておきましょう

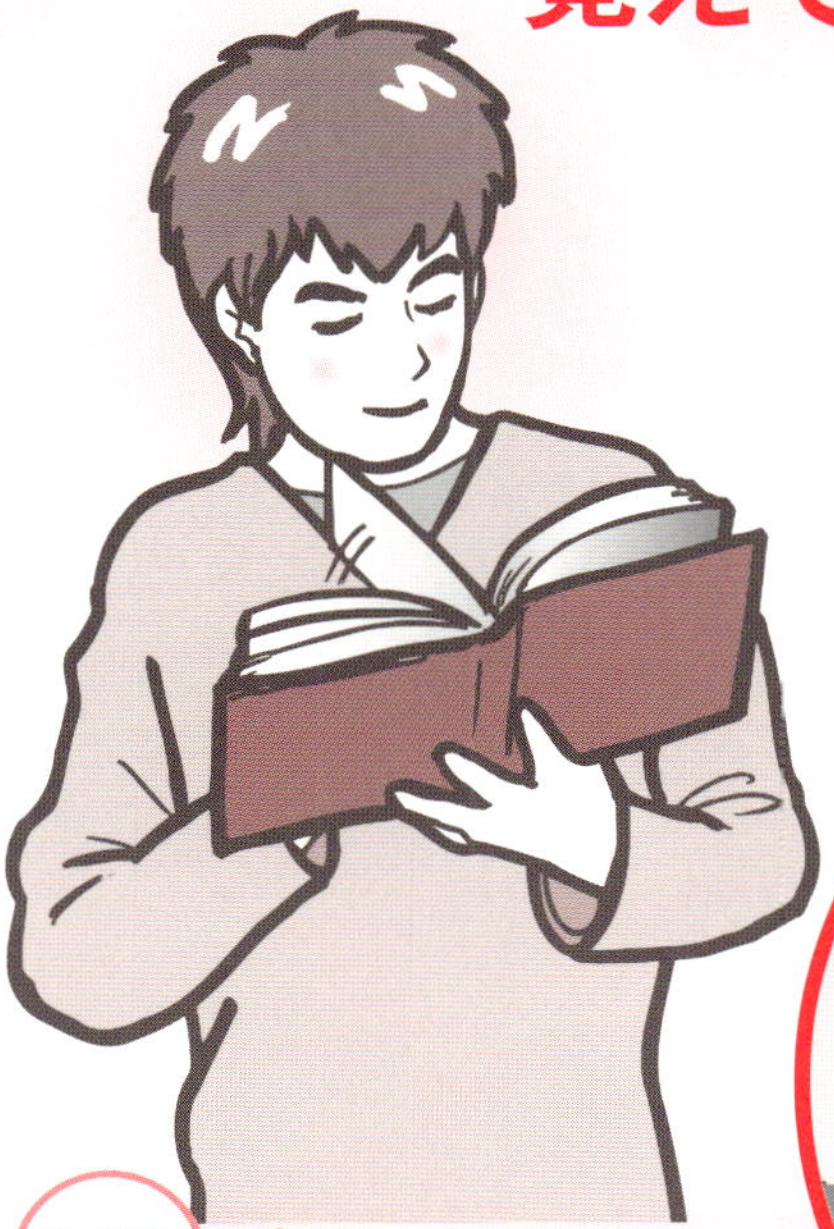

ひとりになる時間と空間を持ちましょう

ストレスを受けるとパニックになったり発達障害の合併症を引き起こしたりします。自分なりの対処法＝ストレスコーピングを考えておきましょう。

集中力が続かない人は、ひとりになる時間と空間を確保しておくのも大事です。多動傾向がある人は、移動に階段を使う、休憩時間は体を動かすなど、自分なりの息抜きを工夫してみましょう。

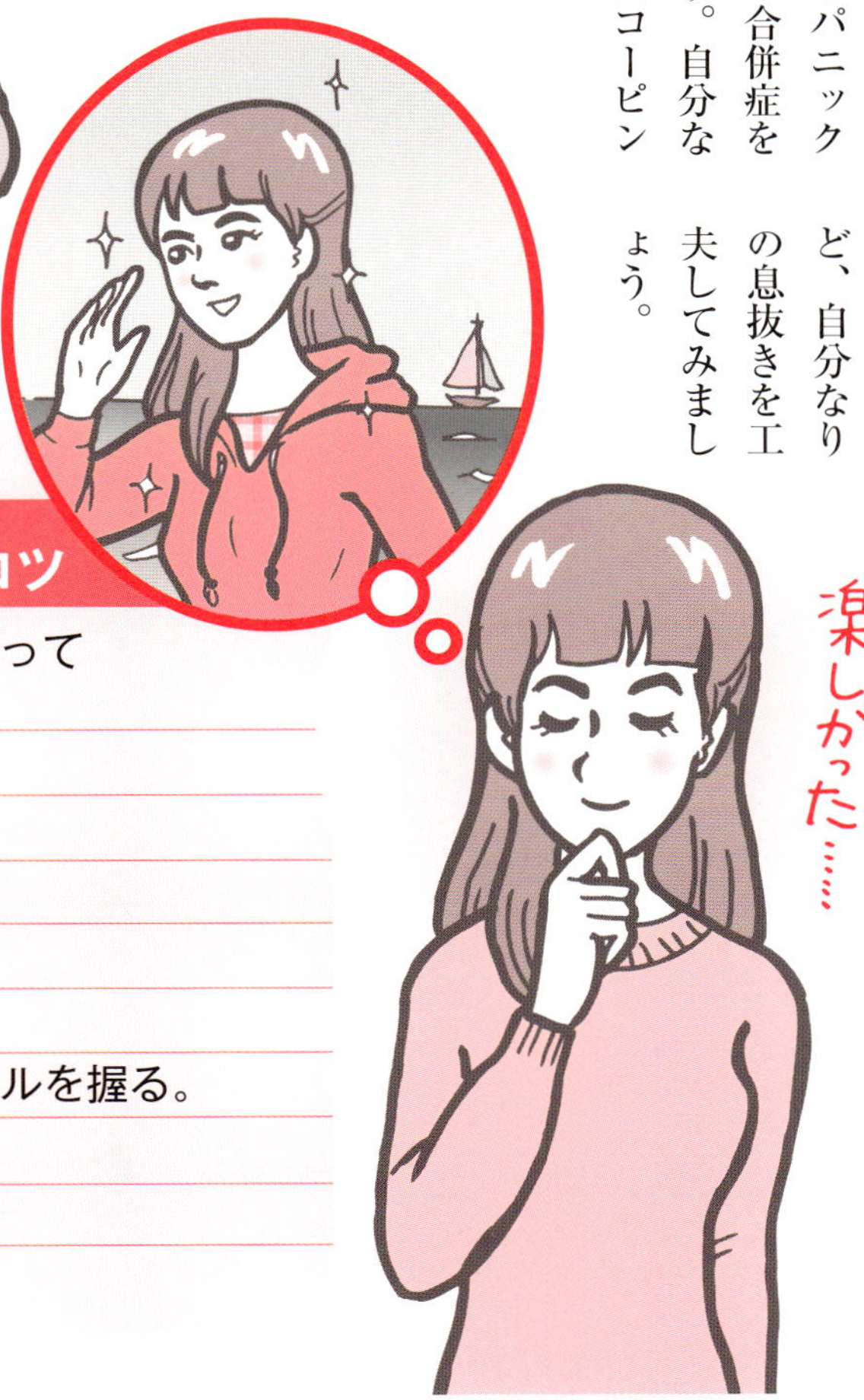

解決ポイント

ストレスコーピングのコツ

①携帯電話のアラームなどを使って1時間に一度は休憩する。
②好きな本を読む。
③好きな音楽を聴く。
④リラックス法を見つける。
⑤散歩をする。
⑥オフィス内は階段を使う。
⑦イライラしたらスポンジボールを握る。
⑧旅行したことを思いだす。
⑨コーヒーやお茶を飲む。
⑩趣味を見つける。

適職を見つけるためには どうしたらいいでしょう

発達障害者に向いている仕事

①知的専門職の場合。
- 弁護士（企業弁護士ではなく法廷弁護士）
- 外科医
- 救命救急医
- 警察官
- 消防士
- 新聞・雑誌の記者
- 作家
- ジャーナリスト
- 報道カメラマン
- 各種ディレクター
- プロデューサー

など

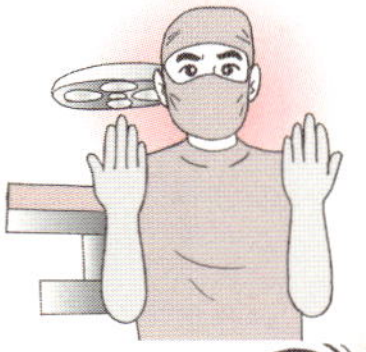

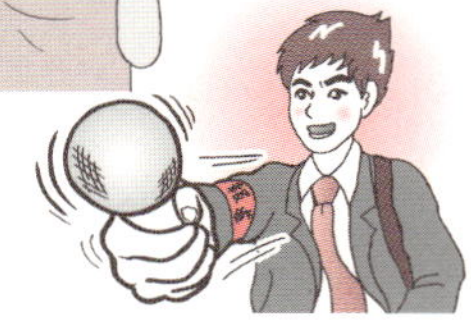

②視覚的な思考に長けている場合。
- カメラマン
- イラストレーター
- スタイリスト
- 漫画家
- 画家
- 建築業全般（建築、設計技師、大工など）
- コンピューター・プログラマー
- ＣＧアニメーター
- 広告関係全般
- 各種デザイナー（ファッション、グラフィックなど）

など

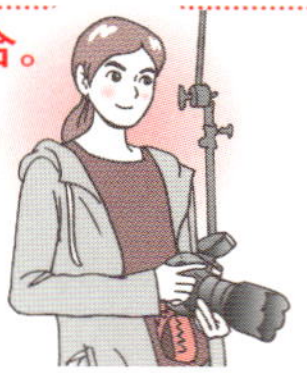

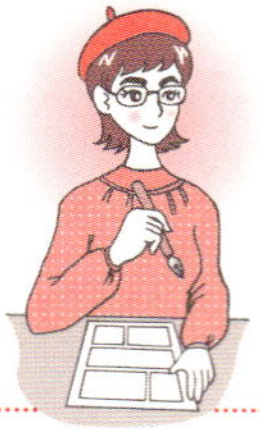

③ひらめきを活かす場合。
- 科学者
- 研究者
- 発明家

など

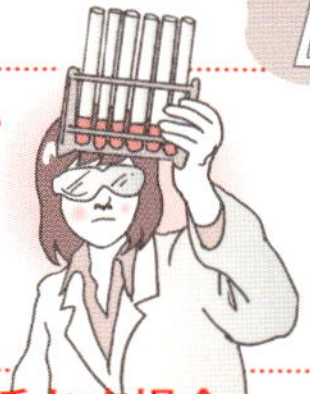

④専門的な知識や技能を活かす場合。
- 税理士
- 会計士
- 図書館司書
- 調律師（ピアノなど）
- 校正者
- 翻訳家
- 自動車整備士

など

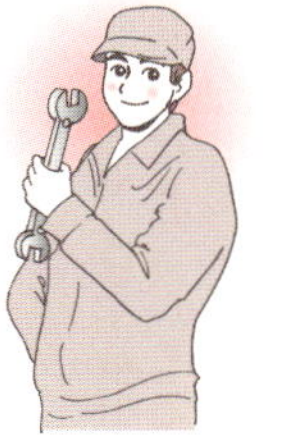

自分に合った仕事を見つけましょう

発達障害者には強い刺激と変化に満ちた仕事が向いています。逆に、ルーティンワークが続くような仕事にはすぐに飽きてしまうでしょう。

ただし、急な変更やとっさの対応は苦手です。自分に合った職業に就けるような努力をして、周囲の人にも協力してもらいましょう。

発達障害者に向いていない仕事

①高度な協調性や対人スキルが必要とされる営業関係や接客関係の仕事。

②すぐれた管理能力が要求される人事、経理、総務関係の仕事。

③ミスが大事故に直結するような交通、運輸関係（運転士、パイロット、航空管制官など）の仕事。

④複数の要求を同時にこなす必要がある飲食関係（コック、ウエイター、ウエイトレスなど）の仕事。

⑤変更や不測の事態への臨機応変な対応が求められる旅行関係の仕事。

⑥相場がめまぐるしく変わる金融関係の仕事。

⑦柔軟な対応が要求される各種の予約係や顧客窓口（コールセンター、お客さま窓口など）の仕事。

自己否定感が強くなったときはどうしたらいいでしょう

感情が不安定になり、ストレスがたまります

人からどう思われているかにとても敏感で、大変傷つきやすいのがＡＤＨＤの特徴です。自己評価が低く、ひどい心配性になって感情が不安定になります。ささいなこともストレスになり、精神的なトラブルに陥ってしまうこともあります。

自己否定感からくるトラブル

- 人間関係に不安や緊張を抱く。
  ▶▶▶ 対人不安
- 病気にかかることを恐れる。
  ▶▶▶ 心気不安
- 他人（親、友人、パートナー）に依存する。
  ▶▶▶ 分離不安
- なんでも完璧にしないと気がすまない。
  ▶▶▶ 完全癖不安
- 自分の容姿、体臭、口臭などを必要以上に気にする。
  ▶▶▶ 身体醜形恐怖、自己臭恐怖

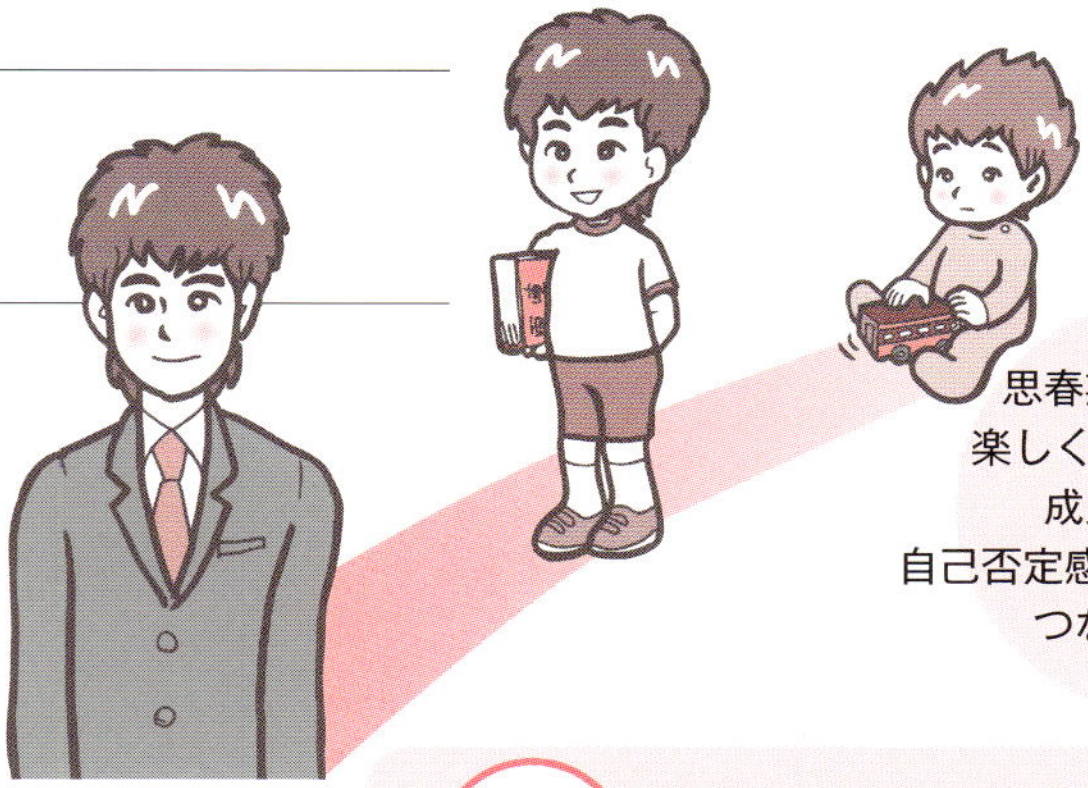

思春期～青年期を楽しく過ごすことが、成人になって自己否定感を抱かないことにつながります。

発達障害の人に自尊心が育ちにくいワケ

①成功体験が少ない。
②周囲の人からの評価が低い。
③親や教師から叱咤激励ばかりされる。
④できることとできないことの差が大きい。
⑤脳機能障害がある（ドーパミンという快感を高める神経系が未発達である）。

解決ポイント

- 思春期、青年期までに合併症を起こさないことが、自己否定感を抱かないことにつながる。
- 片づけや与えられた仕事をできる範囲で実行する。
- 感情のコントロールができるように、なるべくカッとならない。
- カウンセリングを受ける。

心理療法と認知行動療法を知りましょう

●心理療法＝カウンセリング

①診断にともなう気持ちの整理。
②自分の抱える問題の整理。
③適切な行動の理解。
④社会スキルの学習。

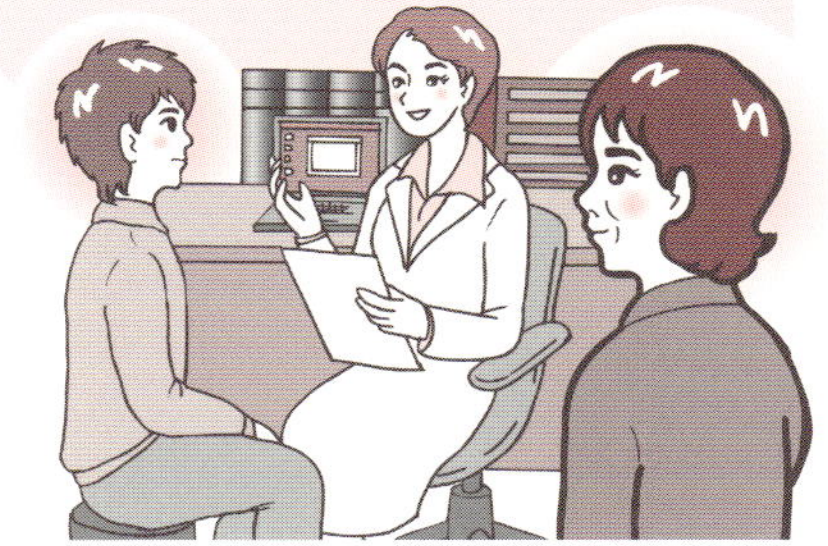

●心理療法で自責感を軽減しましょう

心理療法はトラウマや心因などが原因の不安障害やパーソナリティ障害などの治療に重要な役割を担います。発達障害の場合も、合併症などの予防に有効です。心が広くて包容力のある治療者を選ぶと、安心感や自責感の軽減が体験できるでしょう。家族も一緒にカウンセリングを受けると、発達障害者であることを受け入れられるようになり、本人の変化や成長をうながします。

認知のひずみの例

- ●マイナス思考▶▶▶すべて悲観的に考える。
- ●過度の一般化▶▶▶個別の出来事を全体のことと置きかえてしまうこと。
- ●すべき思考▶▶▶～しなければならない、～でなければならない、と考える。
- ●二者択一的思考▶▶▶よいか悪いか、完全か不完全か、と考える。
- ●個人化傾向▶▶▶自分に無関係なことでも関係があることのように判断する。

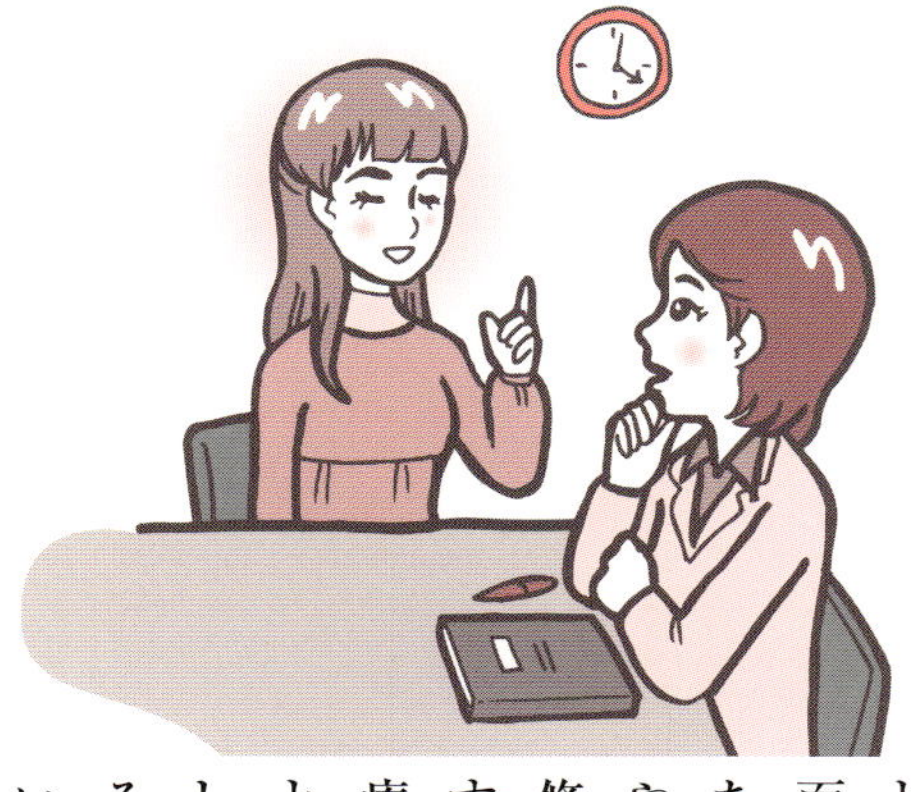

●認知行動療法は「考え方の枠組み」のひずみを直します

人はみんな、その人の「考え方の枠組み」を持っています。その枠組みがひずんでいると現状把握が正確にできず、冷静な判断も難しくなります。これを「認知のひずみ」といいますが、認知行動療法はそのひずみを見直すことで、かたよった思考回路にはまり込んでしまった考え方のパターンから抜けだすための方法です。治療者とマンツーマンになり、ひとつひとつの場面や状況を例にあげてとらえ方や考え方などを修正していきます。こうした治療を受けていくと、社会に適応した行動が取れるようになっていきます。

家族は距離を保って見守るのがベストです

協力者ができることを知りましょう

幼いころからバカにされたり叱られたりしてきた人は、「自分なんて価値のない人間だ」とすっかり自信をなくしています。心の傷が深く、いじけたりあきらめたりすることが多くなっているのです。

家族は、そうした発達障害者の気持ちを受け止めてやり、がんばっていることを認めてあげましょう。

ミスやトラブルがあると、家族のせいにすることもあると思います。すると家族は、「悪いのは私のほうだ。責任は私にある」と背負い込むこともあるでしょう。しかし、そうした共依存の関係ではよい方向にいきません。干渉せずに自立をうながすことを忘れないようにしてください。

そして、さまざまな問題はひとつずつ解決していきましょう。スモールステップで取り組むのがいいのです。

●家族のやるべきこと

①できることを見つけ、ほめてあげる。

②ひとりで静かに過ごせる時間を与える。

③問題解決はスモールステップで進める。

●家族が協力できること

①専門医の話を一緒に聞く。

②コミュニケーションをよく取り、信頼関係を築く。

③得意、不得意なことを把握し、助言や手助けをする。

④周囲の人にわからないようなサイン（ウインク、鼻を触るなど）を決めておき、非常識な行動をしたりしたときには、シークレットサインで行動をうながす。

⑤スケジュールや行動管理表は見えるように貼っておく。毎日、一緒にチェックする。

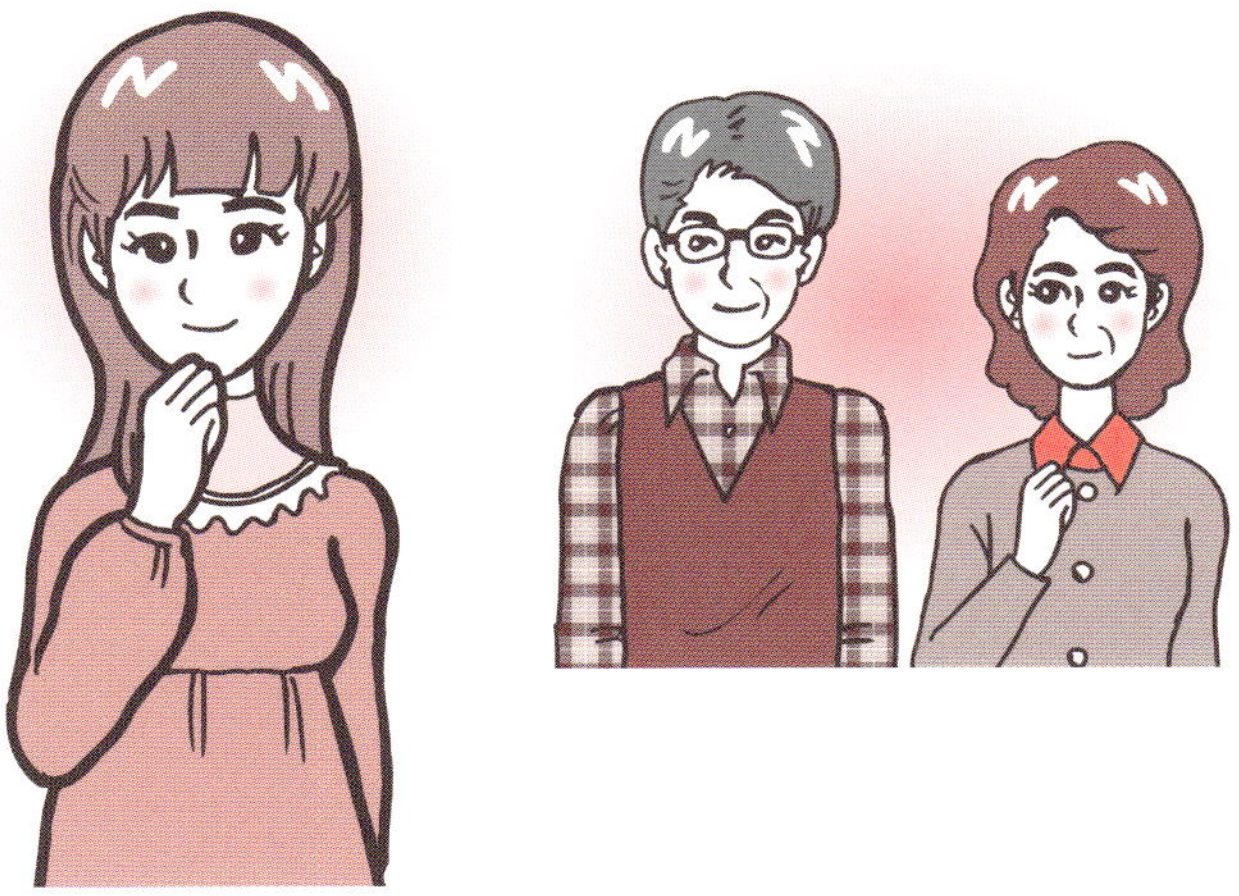

発達障害の偉人たち④

まだまだいる天才たち

これまでに、徒然草にでてくる高僧、織田信長、坂本龍馬、エジソン、アインシュタインなどが発達障害であったことをお話ししました。

彼らは脳の発達がアンバランスで、だれもが簡単にできることができずに家庭や職場で大変な苦労を強いられました。しかしそのいっぽうで、すばらしい長所を活かし、だれにもマネできないほどの集中力や好奇心を発揮し、すぐれた特性を世にしらしめることができたのです。実際に、歴史に名を残す偉人や天才には、発達障害を抱えていたと考えられる人物がたくさんいます。

● 歴史に名を残した発達障害だと推測される人物たち ●

◎作家
ニコラエヴィチ・トルストイ
バーナード・ショー
エドガー・アラン・ポー
アーネスト・ヘミングウェイ
アガサ・クリスティ
南方熊楠(みなかたくますぐ)
三島由紀夫
太宰治

◎発明家
トーマス・エジソン
ライト兄弟
グラハム・ベル

◎科学者
アルバート・アインシュタイン
ガリレオ・ガリレイ
アイザック・ニュートン

◎政治家
ウィンストン・チャーチル
ドワイト・アイゼンハワー
ベンジャミン・フランクリン
エイブラハム・リンカーン
ベニート・ムッソリーニ
ナポレオン・ボナパルト

◎芸術家
ヴァン・ベートーヴェン
アマデウス・モーツァルト
ジョン・レノン
レオナルド・ダ・ヴィンチ
パブロ・ピカソ
ヴァン・ゴッホ
ココ・シャネル

◎映画監督
ウォルト・ディズニー

◎スポーツ選手
ベーブ・ルース

◎俳優
スティーブ・マックイーン
トム・クルーズ
ジャック・ニコルソン

◎武士
源義経
織田信長
坂本龍馬
平賀源内

◎実業家
スティーブ・ジョブズ
ビル・ゲイツ

発達障害の才能を活かすには

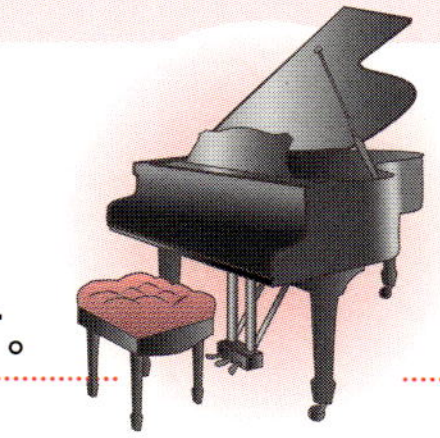

①発達障害者の特性と適職を知る。▶▶▶ 専門的な知識や技能を活かす。

②専門教育でサポートする。▶▶▶ その分野の専門的な知識や技能、資格などが身につくようなサポートが必要。

③就労支援とキャリア・ガイダンスに努める。▶▶▶ 得意分野で活躍できるよう、職業選択に協力する。

発達障害は何歳からでも治せます！

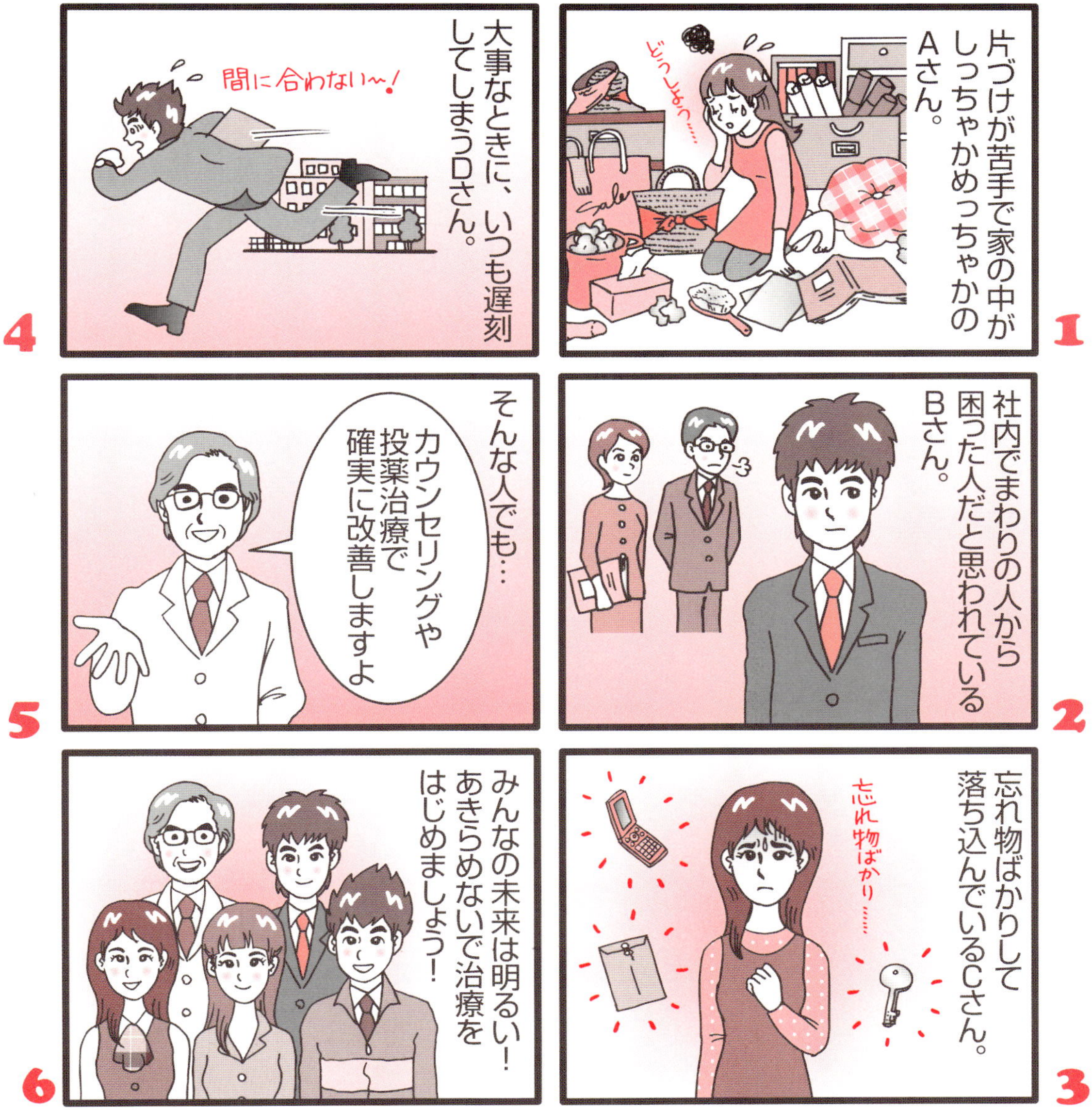
1
片づけが苦手で家の中がしっちゃかめっちゃかのAさん。
どうしよう……
2
社内でまわりの人から困った人だと思われているBさん。
3
忘れ物ばかりして落ち込んでいるCさん。
忘れ物ばかり……
4
大事なときに、いつも遅刻してしまうDさん。
間に合わない〜！
5
そんな人でも…
カウンセリングや投薬治療で確実に改善しますよ
6
みんなの未来は明るい！あきらめないで治療をはじめましょう！

巻末資料

発達障害に関する相談・支援機関

発達障害者支援センター 一覧

（平成24年10月現在）

北海道	北海道発達障害者支援センター「あおいそら」	☎ 0138-46-0851
	北海道発達障害者支援道東地域センター「きら星」	☎ 0155-38-8751
	北海道発達障害者支援道北地域センター「きたのまち」	☎ 0166-38-1001
札幌市	札幌市自閉症・発達障がい支援センター「おがる」	☎ 011-790-1616
青森県	青森県発達障害者支援センター「ステップ」	☎ 017-777-8201
岩手県	岩手県発達障がい者支援センター「ウィズ」	☎ 019-601-2115
宮城県	宮城県発達障害者支援センター「えくぼ」	☎ 022-376-5306
仙台市	仙台市発達相談支援センター「アーチル」	☎ 022-375-0110
秋田県	秋田県発達障害者支援センター「ふきのとう秋田」	☎ 018-826-8030
山形県	山形県発達障がい者支援センター	☎ 023-673-3314
福島県	福島県発達障がい者支援センター	☎ 024-951-0352
茨城県	茨城県発達障害者支援センター	☎ 029-219-1222
栃木県	栃木県発達障害者支援センター「ふぉーゆう」	☎ 028-623-6111
群馬県	群馬県発達障害者支援センター	☎ 027-254-5380
埼玉県	埼玉県発達障害者支援センター「まほろば」	☎ 049-239-3553
さいたま市	さいたま市発達障害者支援センター	☎ 048-859-7422
千葉県	千葉県発達障害者支援センター「CAS（きゃす）」	☎ 043-227-8557
千葉市	千葉市発達障害者支援センター	☎ 043-303-6088
東京都	東京都発達障害者支援センター「TOSCA（トスカ）」	☎ 03-3426-2318
神奈川県	神奈川県発達障害支援センター「かながわＡ（エース）」	☎ 0465-81-3717
横浜市	横浜市発達障害者支援センター	☎ 045-290-8448
川崎市	川崎市発達相談支援センター	☎ 044-223-3304
山梨県	山梨県福祉保険部こころの発達総合支援センター	☎ 055-254-8631

長野県	長野県発達障害者支援センター	☎ 026-227-1810
岐阜県	岐阜県発達支援センター「のぞみ」	☎ 058-233-5116
	伊自良苑発達障害者支援センター	☎ 0581-36-2175
静岡県	静岡県発達障害者支援センター（診療所あいら）	☎ 054-286-9038
静岡市	静岡市発達障害者支援センター「きらり」	☎ 054-285-1124
浜松市	浜松市発達相談支援センター「ルピロ」	☎ 053-459-2721
愛知県	あいち発達障害者支援センター	☎ 0568-88-0811（内 2222）
名古屋市	名古屋市発達障害者支援センター「りんくす名古屋」	☎ 052-757-6140
三重県	三重県自閉症・発達障害支援センター「あさけ」	☎ 059-394-3412
	三重県自閉症・発達障害支援センター「れんげ」	☎ 0598-86-3911
新潟県	新潟県発達障がい者支援センター「RISE（ライズ）」	☎ 025-266-7033
新潟市	新潟市発達障がい支援センター 「JOIN（ジョイン）」	☎ 025-234-5340
富山県	富山県・自閉症発達障害支援センター「あおぞら」	☎ 076-438-8415
	富山県発達障害者支援センター「ありそ」	☎ 076-436-7255
石川県	石川県発達障害支援センター	☎ 076-238-5557
	発達障害者支援センター「パース」	☎ 076-257-5551
福井県	福井県発達障害児者支援センター「スクラム福井」嶺南（敦賀）	☎ 0770-21-2346
	福井県発達障害児者支援センター「スクラム福井」福井	☎ 0776-22-0370
	福井県発達障害児者支援センター「スクラム福井」奥越（大野）	☎ 0779-66-1133
滋賀県	滋賀県発達障害者支援センター「いぶき」	☎ 0749-52-3974
京都府	京都府発達障害者支援センター「はばたき」	☎ 0774-68-0645
京都市	京都市発達障害者支援センター「かがやき」	☎ 075-841-0375
大阪府	大阪府発達障がい者支援センター「アクトおおさか」	☎ 06-6100-3003
大阪市	大阪市発達障害者支援センター「エルムおおさか」	☎ 06-6797-6931
堺市	堺市発達障害者支援センター	☎ 072-275-8506
兵庫県	ひょうご発達障害者支援センター「クローバー」	☎ 0792-54-3601
	加西ブランチ	☎ 0790-48-4561
	芦屋ブランチ	☎ 0797-22-5025
	豊岡ブランチ	☎ 0796-37-8006
	宝塚ブランチ	☎ 0797-71-4300

神戸市	神戸市保健福祉局発達障害者支援センター	☎078-382-2760
奈良県	奈良県発達障害支援センター「でぃあ～」	☎0742-62-7746
和歌山県	和歌山県発達障害者支援センター「ポラリス」	☎073-413-3200
鳥取県	鳥取県発達障がい者支援センター『エール』	☎0858-22-7208
島根県	島根県東部発達障害者支援センター「ウィッシュ」	☎050-3387-8699
	島根県西部発達障害者支援センター「ウィンド」	☎0855-28-0208
岡山県	おかやま発達障害者支援センター	☎086-275-9277
	おかやま発達障害者支援センター　県北支所	☎0868-22-1717
広島県	広島県発達障害者支援センター	☎082-497-0131
広島市	広島市発達障害者支援センター	☎082-568-7328
山口県	山口県発達障害者支援センター「まっぷ」	☎083-929-5012
徳島県	徳島県発達障害者支援センター	☎088-642-4000
香川県	香川県発達障害者支援センター「アルプスかがわ」	☎087-866-6001
愛媛県	愛媛県発達障害者支援センター「あい・ゆう」	☎089-955-5532
高知県	高知県立療育福祉センター発達支援部	☎088-844-1247
福岡県	福岡県発達障害者支援センター「ゆう・もあ」	☎0947-46-9505
	福岡県発達障害者支援センター「あおぞら」	☎0942-52-3455
北九州市	北九州市発達障害者支援センター「つばさ」	☎093-922-5523
福岡市	福岡市発達障がい者支援センター「ゆうゆうセンター」	☎092-845-0040
佐賀県	佐賀県発達障害者支援センター「結」	☎0942-81-5728
長崎県	長崎県発達障害者支援センター「しおさい（潮彩）」	☎0957-22-1802
熊本県	熊本県発達障害者支援センター「わっふる」	☎096-293-8189
大分県	大分県発達障がい者支援センター「イコール」	☎097-586-8080
宮崎県	宮崎県中央発達障害者支援センター	☎0985-85-7660
	宮崎県延岡発達障害者支援センター	☎0982-23-8560
	宮崎県都城発達障害者支援センター	☎0986-22-2633
鹿児島県	鹿児島県発達障害者支援センター	☎099-264-3720
沖縄県	沖縄県発達障害者支援センター「がじゅま～る」	☎098-982-2113

情報●厚生労働省　http://www.mhlw.go.jp/
発達障害情報・支援センター　http://www.rehab.go.jp/ddis

さまざまな依存症に対する相互支援団体

主に依存症に悩む本人、その家族たちが集まってミーティングを行い、
その悩みや問題を分かち合うことによって、お互いを助け合おうという自助グループです。

（平成24年10月現在）

●アルコール依存症

「全日本断酒連盟」 ☎ 03-3863-1600 http://dansyu-renmei.or.jp/

「AA 日本ゼネラルサービスオフィス」 ☎ 03-3590-5377 http://aajapan.org/

●薬物依存症

「日本ダルク本部」 ☎ 03-3891-9958 http://www.darc-dmc.info/

「ナルコティクスアノニマスジャパン」 http://najapan.org/

●摂食障害

「日本アノレキシア・ブリミア協会」 ☎ 03-3302-0710 http://naba1987.web.fc2.com/

「オーバーイーターズ・アノニマスジャパン」 http://oajapan.capoo.jp/

●ギャンブル依存症

「ギャンブラーズ・アノニマスジャパン」 http://www.gajapan.jp/

「ギャマノン日本サービスオフィス」 http://sites.google.com/site/gamanonjapan/

※ギャマノンは、ギャンブル依存症に悩む当事者の家族・友人のための自助グループです。

●脅迫的買い物・浪費・借金依存症

「デターズ・アノニマスジャパン」 http://kaimonorouhi.jimdo.com/

●セックスおよび恋愛依存症

「セクサホーリクス・アノニマスジャパン」 http://sa-japan.org/

星野仁彦医師が診察する病院・クリニック

本書の監修者である星野仁彦先生に診察と治療を希望される方は、下記の病院、またはクリニックにご連絡ください。

星ヶ丘病院
〒963-0211 福島県郡山市片平町字北三天７番地
☎ 024-952-6411（完全予約制です）

ロマリンダクリニック（診療は女性のみ）
〒963-8002 福島県郡山市駅前２丁目 11 番１号
☎ 024-924-1161（完全予約制です。また診療費は自由診療になります）

監修者紹介

星野仁彦（ほしの・よしひこ）

1947年福島県生まれ。
1973年福島県立医科大学卒業。
1984年米国エール大学児童精神科に留学。
2001年福島県立医科大学神経精神科助教授を退職し、
同年福島学院大学短期大学教授、メンタルヘルスセンター初代所長に就任。
2003年、福島学院大学福祉心理学部教授を経て、
2007年福島学院大学大学院福祉心理学部教授・学部長に就任。現職。
専門は、児童青年精神医学、精神薬理学、スクールカウンセリング。

●著書

『幼児自閉症の臨床』（新興医学出版社）
『登校拒否児の治療と教育』（日本文化科学社）
『ガンと闘う医師のゲルソン療法』（マキノ出版）
『発達障害に気づかない大人たち』（祥伝社）
『子どものうつと発達障害』（青春出版）など多数

〈参考文献〉

『発達障害に気づかない大人たち』星野仁彦／祥伝社
『発達障害に気づかない大人たち〈職場編〉』星野仁彦／祥伝社
『それって、大人のＡＤＨＤかもしれません』星野仁彦／アスコム
『「空気が読めない」という病』星野仁彦／ＫＫベストセラーズ
『知って良かった、アダルトＡＤＨＤ』星野仁彦／ＶＯＩＣＥ

編集協力／櫻井香緒里＋フロッシュ
カバー・デザイン／CYCLE DESIGN
本文デザイン／菅沼 画
カバー・本文イラスト／月山きらら
校閲／校正舎楷の木
編集担当／横塚利秋

＊本書に関するご感想、ご意見、ご質問がございましたら、書名記入の上、
下記メール・アドレス宛にお願いいたします。
firstedit@tatsumi-publishing.co.jp

「大人の発達障害を的確にサポートする！」

2012年11月1日　初版第1刷発行
2019年7月10日　初版第7刷発行

監修者　星野仁彦
発行者　穂谷竹俊
発行所　株式会社日東書院本社
〒160-0022　東京都新宿区新宿2丁目15番14号　辰巳ビル
TEL：03-5360-7522（代表）
FAX：03-5360-8951（販売）
URL：http://www.TG-NET.co.jp

印刷所／図書印刷株式会社　製本所／株式会社宮本製本所

ISBN 978-4-528-01913-3　C2047